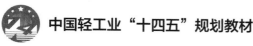 中国轻工业"十四五"规划教材　　高等学校食品营养与健康专业系列教材

NUTRITION FOR CHRONIC DISEASES

慢性病营养学

黄家强◎主编

U0219847

中国轻工业出版社

图书在版编目（CIP）数据

慢性病营养学 / 黄家强主编 . —北京：中国轻工
业出版社，2024.9
ISBN 978-7-5184-4709-1

Ⅰ. ①慢… Ⅱ. ①黄… Ⅲ. ①慢性病—营养学
Ⅳ. ①R442.9 ②R153.9

中国国家版本馆 CIP 数据核字（2024）第 064144 号

责任编辑：武艺雪 责任终审：许春英
文字编辑：赵萌萌 责任校对：朱燕春 封面设计：锋尚设计
策划编辑：马 妍 版式设计：砚祥志远 责任监印：张 可

出版发行：中国轻工业出版社（北京鲁谷东街 5 号，邮编：100040）
印 刷：三河市万龙印装有限公司
经 销：各地新华书店
版 次：2024 年 9 月第 1 版第 1 次印刷
开 本：787×1092 1/16 印张：17.25
字 数：409 千字
书 号：ISBN 978-7-5184-4709-1 定价：52.00 元
邮购电话：010-85119873
发行电话：010-85119832 010-85119912
网 址：http：//www.chlip.com.cn
Email：club@chlip.com.cn
版权所有 侵权必究
如发现图书残缺请与我社邮购联系调换
220552J1X101ZBW

本书编写人员

主　　编　黄家强　中国农业大学

副主编　方　冰　中国农业大学
　　　　　周继昌　中山大学

参　　编（按姓氏笔画排序）
　　　　　王鹏杰　中国农业大学
　　　　　石文标　中国农业大学
　　　　　吕　聪　中国农业大学
　　　　　陈　洪　四川农业大学
　　　　　何晶晶　中国农业大学
　　　　　罗永挺　中国农业大学

前　言

随着经济社会不断发展，我国经历了从"吃得饱"到"吃得好""吃得营养健康"的深层次饮食方式的转变，人们的营养和健康意识不断增强。然而，伴随着生活水平的极大提高，饮食营养过剩、环境污染胁迫、体育锻炼缺乏等问题日益突出，由此导致的慢性疾病呈现病因错综复杂、病程长而难愈的特点，慢性疾病相关的营养学问题亟待解决。

本教材共六章，着重介绍健康人群营养、营养筛查与营养评价、营养缺乏性疾病、代谢性疾病、心脑血管疾病和消化系统与泌尿系统慢性病营养学基础知识。本教材坚持与时俱进，参考《中国居民膳食指南（2022）》《中国居民膳食营养素参考摄入量（2023 版）》等，参阅大量国内外营养学领域的文献，吸收前沿信息、新理念和新技术。每章开头设有学习目标，结尾设有思考题，方便学生快速掌握每章的重点和难点，各章内容配以图表，力求图文并茂，通俗易懂，注重内容的科学性、系统性和实用性。希望学生通过本教材的系统学习可以掌握慢性病营养学的基础理论和专业知识，培养和提高创新精神以及从事科学研究、教学、管理或独立开展专门技术工作的能力，最终为推进健康中国建设和保障人民生命健康的伟大事业贡献力量。

本教材由中国农业大学黄家强担任主编，教材编写分工如下：第一章由中国农业大学何晶晶和方冰编写，第二章由中山大学周继昌编写，第三章由中国农业大学黄家强和王鹏杰编写，第四章由中国农业大学石文标编写，第五章由中国农业大学吕聪和罗永挺编写，第六章由四川农业大学陈洪编写。以上编者具有扎实的理论基础和丰富的实践经验。在此，谨向参与本教材编写的所有人员表示最衷心的感谢！

本教材适合作为高等学校食品营养与健康、食品科学与工程等相关专业的本科生和研究生教材，相关企业工作人员也可参考使用。

由于编者的学识和能力有限，本教材依然存在不足和缺憾，恳请各位读者提出宝贵的意见和建议，以便我们后续进行修正和完善。

编　者
2024 年 1 月

目　录

绪 论

学习目标

1. 掌握慢性病营养学的基本概念和研究内容。
2. 了解慢性病营养学的发展历程与发展趋势。
3. 理解学习慢性病营养学的重要意义。

思维导图

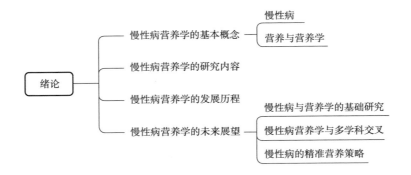

第一节 慢性病营养学的基本概念

一、慢性病

慢性非传染性疾病简称慢性病，是对一类起病隐匿、病因复杂、病程漫长、缺乏确切传染性生物病因证据的疾病的总称，而不是特指某一种疾病。本书主要介绍营养缺乏性疾病（蛋白质-能量营养不良、缺铁性贫血、佝偻病、维生素A缺乏症和硒缺乏症）、代谢性疾病（糖尿病、肥胖症、痛风、血脂异常和脂蛋白异常血症和骨质疏松症）、心脑血管疾病（高血压、冠状动脉粥样硬化性心脏病和脑血管疾病）和消化系统与泌尿系统慢性病（慢性胃炎与消化性溃疡、炎症性肠炎、慢性胆囊炎与胆结石、慢性肾炎与肾病综合征和慢性肾脏病）等常见的慢性病。

如今，慢性病已逐渐成为影响全球居民生命健康安全的一类疾病。据世界卫生组织（World Health Organization，WHO）统计，慢性病每年会造成4100万人死亡，占全球所有死亡人数的74%。在所有慢性病死亡病例中，77%发生在低收入和中等收入国家，该比例有可能随着贫富差距拉大而继续增加，严重阻碍了低收入和中等收入国家的发展。在所有慢性病死亡人数中，心血管疾病死亡人数最多（1790万人），其次是癌症（930万人）、慢性呼吸道疾病（410万人）和糖尿病（200万人，包括糖尿病引起的肾脏疾病死亡人数）。

慢性病是遗传、生理、环境和行为因素共同作用的结果，其危险因素复杂难控，这使得慢性病的预防和治疗都面临较大困难。吸烟、过量饮酒、不健康饮食（如高脂高糖饮食）、缺乏运动等个体的危险行为都会增加慢性病的患病风险。以上危险行为会导致人体发生危险的代谢变化，包括高血压、高血糖、高血脂和超重/肥胖。WHO 数据显示，烟草每年会造成 800 多万人死亡（包括接触二手烟引起的死亡），每年过量饮酒导致的 300 万例死亡中超过 50% 死于慢性病（包括癌症），每年有 180 万例死亡可归因于盐或钠的过量摄入，每年有 83 万例死亡可归因于缺乏运动。除了个体的行为、代谢因素外，环境因素是导致慢性病的另一大危险因素。环境空气质量、饮用水水源水质、土壤环境质量等因素会直接或间接影响许多慢性病的发生和发展。另外，社会经济因素也是不可忽视的重要因素。贫困与慢性病的发生紧密相连，慢性病带来的高昂医疗费用又进一步加剧贫困。

控制慢性病的危险因素是预防和治疗慢性病的重要手段，需要各方的一起努力。为有效防治慢性病，降低慢性病带来的巨大医疗负担，全力保障人民的生命健康安全，依据《"健康中国 2030"规划纲要》，2017 年国务院办公厅发布了《中国防治慢性病中长期规划（2017—2025 年）》。该规划指出："慢性病是严重威胁我国居民健康的一类疾病，已成为影响国家经济社会发展的重大公共卫生问题。"同时提出 8 项策略与措施：①加强健康教育，提升全民健康素质；②实施早诊早治，降低高危人群发病风险；③强化规范诊疗，提高治疗效果；④促进医防协同，实现全流程健康管理；⑤完善保障政策，切实减轻群众就医负担；⑥控制危险因素，营造健康支持性环境；⑦统筹社会资源，创新驱动健康服务业发展；⑧增强科技支撑，促进监测评价和研发创新。

二、营养与营养学

（一）营养与健康

营养与健康通常会联系在一起出现，营养是健康的原因，健康是营养的结果。具体来说，营养是指人类从外界摄入食物，通过体内消化、吸收和代谢，维持生长发育、满足生理功能、保持健康状态的生物学行为。因此，营养表示的是一种"作用""行为"或"过程"，而不是食物或养料的近义词。健康的定义则更为广泛，WHO 定义健康是指生理健康、心理健康、社会适应良好和道德健康四个方面的健全状态，而不仅是没有疾病或是体格健壮。健康与疾病之间的临界状态被称为亚健康状态，该状态下各种仪器及检验结果为阴性，但人体有各种各样的不适感觉。亚健康状态与现代社会人们不健康的生活方式以及所承受的社会压力不断增大有密不可分的关系。基于人类对营养与健康的向往，营养学应运而生。营养学是研究人体营养规律、营养与健康的关系以及营养改善措施的一门科学，主要内容包括人体对营养的生理需要、各类食物的营养功能、不同人群的营养评价、营养与社会发展等。

（二）营养素

营养和营养素两个词常出现混淆，例如"营养丰富""富有营养""有无营养"，实际上是指"营养素丰富""富有营养素""有无营养素"。营养素即具有营养功能的物质，用于维持机体繁殖、生长发育和生存等一切生命活动，主要包括碳水化合物、脂肪、蛋白质、水、矿物质、维生素六大类，近年来膳食纤维被列为第七大营养素。营养素的分类多种多样，根据来源不同可以分为必需营养素和非必需营养素，根据含量不同可以分为宏量营养素和微量营养素。其中碳水化合物、脂肪和蛋白质在体内氧化会释放能量，因此又被称为产能营养素。为指导我国居民合理营养，预防营养缺乏和过量，中国营养学会制定了《中国居民膳食营养素参考摄入量》，并在 2023 年发布了第九版。

（三）食品

营养的前提是机体从外界获取食物，食物又与食品密不可分。食物是指能够满足机体正常生理和生化能量需求，并能延续正常寿命的物质。《中华人民共和国食品安全法》对食品的定义是各种供人食用或者饮用的成品和原料以及按照传统既是食品又是中药材的物品，但是不包括以治疗为目的的物品。因此，简单而言，食品是流通于市场受法律监管的食物，是人类通过营养实现健康的关键一环。根据来源不同，一般将食品分为内源性物质成分和外源性物质成分两大类，内源性物质成分是食品本身具有的成分，外源性物质成分则是食品在加工、生产、运输、摄食全过程中人为添加或混入的其他成分。在营养学领域，绿色食品、无公害食品、保健食品等食品的热度只增不减，而转基因食品则一直处于争议之中。

在营养干预中，保健食品曾获得众多消费者的青睐。《中华人民共和国食品安全法》定义保健食品为声称具有保健功能或者以补充维生素、矿物质等营养物质为目的的食品，即适宜于特定人群食用，具有调节机体功能，不以治疗疾病为目的，并且对人体不产生任何急性、亚急性或慢性危害的食品。与保健食品相似的一类食品是特殊医学用途配方食品。特殊医学用途配方食品简称"特医食品"，在法律属性上依然是食品。特医食品是指为满足进食受限、消化吸收障碍、代谢紊乱或者特定疾病状态人群对营养素或者膳食的特殊需要，专门加工配制而成的配方食品，包括适用于 0～12 月龄的特殊医学用途婴儿配方食品和适用于 1 岁以上人群的特殊医学用途配方食品。根据不同临床需求和适用人群，GB 29922—2013《食品安全国家标准　特殊医学用途配方食品通则》将特殊医学用途配方食品分为三类，即全营养配方食品、特定全营养配方食品和非全营养配方食品。

（四）平衡膳食

平衡膳食，又称合理膳食、健康膳食，是指各种营养素和能量满足机体正常需要的膳食。平衡膳食可以使摄食者得到的热量和营养素达到生理需要量，同时要求摄入的各营养素具有适当的比例，达到生理平衡。此外，平衡膳食还要求食品的加工方式合理，尽可能减少食物本身各种营养素的损失，具有较高的消化利用率，要求食物具有良好的感官性状、安全卫生、无污染。平衡膳食需要具备合理的膳食制度，定时定量进食，养成良好的饮食习惯。平衡膳食的具体内容将在第二章"健康人群营养"中进行详细介绍。

第二节　慢性病营养学的研究内容

慢性病营养学的研究内容聚焦于"慢性病"和"营养学"两大关键词，旨在阐明慢性病的病理生理学、临床表现和诊断方法等，以及如何通过营养学手段来防治慢性病。主要解决以下问题：①健康人群的膳食模式和营养特性；②营养筛查与营养评价；③慢性病的病理特征与诊断；④营养干预防治慢性病。

慢性病营养学的研究内容主要包括以下几个方面。首先，研究健康人群的膳食模式和营养特性。通过比较不同地区的膳食模式，总结优劣，提出针对特定地区的平衡膳食饮食模式。例如，中国营养学会在 2022 年发布了最新版的《中国居民膳食指南》《中国居民平衡膳食宝塔》和《中国居民平衡膳食餐盘》。分析包括婴幼儿、儿童和青少年、老年人、孕妇和乳母在内的各类人群的营养特性，提出膳食营养素参考摄入量（dietary reference intakes，DRIs），其中主要包括 4 项内容：平均需要量（estimated average requirement，EAR）、推荐摄入量（recommended nutrient intake，RNI）、适宜摄入量（adequate intake，AI）和可耐受最高摄入量（tolerable upper intake level，UL）。根据以上膳食模式和营养特性进行营养配餐和食谱编制。其次，总结营养筛查和营养评价的方式方法。营养筛查和营养评价是开展规范化营养支持工作的先决步骤，是设计营养干预方案防治慢性病的依据。开展营养筛查需要熟悉相关的标准、工具和流程，开展营养评价需要掌握膳食调查、病史问询、体格检查、实验室检查和临床检查的方法。最后，研究慢性病的病理特征进行营养干预。慢性病的发生和发展复杂多变，需要充分研究其病因和病理生理学。在此基础上，总结慢性病的临床表现，对差异明显的进行合理分类。之后设计营养支持方案对慢性病进行预防和治疗，为患者提供膳食指导。此外，还需要开展慢性病的流行病学研究。

第三节　慢性病营养学的发展历程

慢性病营养学属于营养学学科下临床营养学、食品营养学等科目的交叉分支，其发展历程依托于营养学的发展史，同时也推动营养学的发展。

营养学的发展源远流长，中医养生学是营养学的起源。早在 7000 多年前，神农尝百草便开启了营养学的研究。西周时期，官方医政制度将医学分为四大类，《周礼·天官》中记载"食医掌和王之六食、六饮、六膳、百馐、百酱、八珍之齐"，说明了食医的重要地位。战国至西汉时期，《黄帝内经·素问》提出了与当代平衡膳食相契合的饮食原则"五谷为养，五果为助，五畜为益，五菜为充"，被认为是世界上最早的膳食指南。唐朝时期，一代名医孙思邈提出了"治未病"和"食疗"的概念。明朝时期，著名医药学家李时珍的《本草纲目》记载了300多种动植物性食物并详细阐述了其用途。此外，我国古代一直流传的"医食同源、药食同根"思想与平衡膳食防治疾病有异曲同工之处。

现代营养学开始于18世纪中叶，随着文艺复兴和工业革命的推动，物理、化学等自然学科得到了极大的发展。"营养学之父"拉瓦锡提出了"呼吸是氧化燃烧"的理论，现代营养学由此发展。随后，蛋白质、脂肪、碳水化合物、微量元素等营养素的研究陆续展开。

对于慢性病营养学，随着人们对健康要求的不断提高，同时慢性病已成为威胁人类健康的常见疾病，西方国家率先对此展开行动。自20世纪70年代以来，西方国家实施多个慢性病干预项目，其中最有影响力的是芬兰1972年实施的北卡累利阿项目，该项目是世界上第一个以社区为基础的大型心血管病综合预防项目。该项目通过健康教育、预防服务、环境改变、信息监测等干预措施使慢性病死亡率下降、风险因素减少、健康行为增加，对我国慢性病防治具有重要的启示作用。进入21世纪，我国慢性病形势越来越严峻，中国营养学会先后在2014年、2017年、2021年分别成立了营养与慢病控制分会、糖尿病营养分会、肥胖防控分会，旨在提升我国营养与慢性病防治的科研工作水平。目前，慢性病营养学的各项工作依然在不断推进。

第四节　慢性病营养学的未来展望

由于慢性病的复杂性和难控性，在未来，慢性病不仅是营养学、临床医学、康复医学、公共卫生学、中医学等学科的研究重点，也是国家宏观政策的重要倾向。本书将在以下三大方面对慢性病营养学的发展趋势进行展望。

一、慢性病与营养学的基础研究

目前常见慢性病的发病机制、病理变化、治疗靶点依然存在很多未知，这需要诸多科研人员对慢性病相关科研难题进行攻关。此外，慢性病的病程漫长且病情迁延不愈，这给基础科学研究带来诸多挑战。一方面，可以利用先进的细胞与分子生物学技术，寻找慢性病的特异性生物标志物；另一方面，从基因组学和基因多态性出发，可以解析慢性病患者和健康人群的基因差异。与此同时，营养学中已知或未知营养素的结构和作用有待进一步被揭示，筛选特定营养素代替药物用于防治慢性病则是慢性病营养学的重中之重。

二、慢性病营养学与多学科交叉

随着科技的发展，多学科交叉已成为科学研究的热点形式。在慢性病的大背景下，营养学与其他学科如经济学、材料学、管理学、环境科学、计算科学等交叉融合，催生出营养经济学、营养材料学、营养管理学、营养环境学、计算营养学等新兴学科，有利于推动慢性病营养学的发展。

三、慢性病的精准营养策略

精准营养是营养学的最终期望。针对不同慢性病患者的临床表现，给予个性化的膳食指导和护理干预，有利于病情的快速恢复。慢性病的精准营养策略旨在更精准地评估一般人群膳食营养摄入和营养状况，寻找新的生物标志物并建立多维评价体系，对健康状态的动态评估和对慢性病风险的精准预测；更深入地理解个体对膳食营养暴露或干预产生差异应答背后的机制，提供个性化的膳食营养和生活方式指导从而更有效地改善健康状况、预防和控制慢性病，为人类的健康做出更大的贡献。

思考题

谈谈你对慢性病营养学的认识。

育人课堂

中国生物化学和
营养学之父——吴宪

第一章

健康人群营养

学习目标

1. 掌握膳食模式、平衡膳食、膳食指南等核心概念。
2. 了解各类人群的营养需求。
3. 了解营养配餐、食谱编制和食谱评价的理论和方法。

思维导图

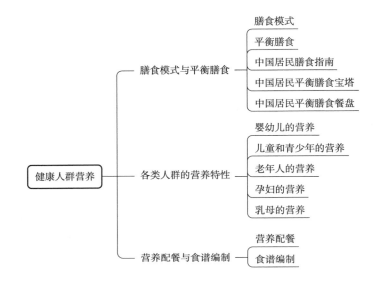

营养主要来自日常膳食，通过合理配置膳食中各类食物的种类和数量，能够为人群提供充足、适宜的营养，对于预防和改善慢性疾病，促进人群健康具有重要的意义。健康人群的营养特征是慢性病营养学的基础。不同国家、地区、年龄、生理状态的人群，对营养的需求不一样。了解不同人群的营养需求特征，并能根据需求特征进行营养配餐和食谱编制，是通过营养改善人群健康的必经之路，也是营养相关专业学生必须掌握的核心技能。因此，在本章中，我们将介绍膳食模式、平衡膳食的概念，不同人群的营养需求，以及营养配餐、食谱编制相关的理论依据和方法。

第一节　膳食模式与平衡膳食

一、膳食模式

（一）膳食模式的概念

膳食模式（dietary pattern）又称膳食结构或食物结构，指一个地区的居民长期形成的饮食结构、习惯及消费频率，包括食物的种类、数量、比例或不同食物、饮料等的组合。它可表示膳食中各种食物间的构成关系，并可根据各类食物所提供的能量及各种营养素的数量和比例来评价膳食模式的组成是否合理。

一个地区的膳食模式主要取决于人体对营养的生理需求和生产供应条件提供食物资源的可能，其形成与社会经济文化、宗教信仰、营养知识水平等因素有关，并可能影响到人群疾病谱的变化。通过膳食模式的分析与评价，可以了解人们的膳食质量、饮食习惯、生活水平、环境资源等多方面情况以及膳食模式与人体健康间的关系。膳食模式不是一成不变的，通过适当的干预可以促使其向更利于健康的方向发展。

（二）膳食模式对健康的重要作用

全球疾病负担研究显示，不合理的膳食是中国人疾病发生和死亡的最主要因素，2017 年中国居民 310 万人的死亡可以归因于膳食不合理。近年来，世界各国膳食指南更加关注膳食模式的平衡、合理及健康，一种膳食模式的不同组成部分可能具有协同作用，能够比单个食物或营养素更全面地影响人类整体健康状况和疾病风险。健康的膳食模式可以帮助婴儿、青少年身体生长，成人获得和保持健康的体重，减少发生慢性疾病的风险，促进身体健康。图 1-1 为中国成年居民不良膳食因素对心血管代谢性疾病死亡的影响。

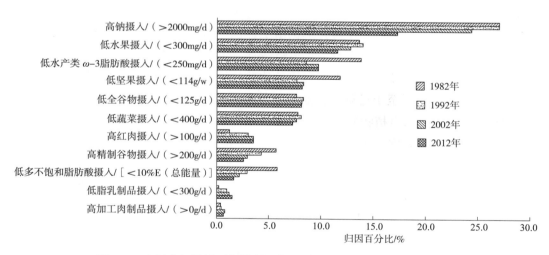

图 1-1　中国成年居民不良膳食因素对心血管代谢性疾病死亡的影响

（三）膳食模式的类型及特点

根据膳食中动物和植物性食物所占的比例，以及能量、碳水化合物、蛋白质和脂肪的供能比作为划分标准，可将世界不同地区的膳食模式分为以下五种经典类型。

1. 东方膳食模式

东方膳食模式是中国、印度、巴基斯坦和非洲一些国家的典型膳食模式。在食物构成上，特点是以植物性食物为主，谷类食物消费量大，年人均消费量达 200kg；动物性食物为辅，人均消费量仅 10~20kg。在营养素供给上，该类型的膳食能量基本可满足人体需要，膳食纤维充足，但植物性食物提供的能量占近 90%，蛋白质及脂肪摄入量均较低，动物性蛋白质仅占蛋白质总量的 10%~20%，低者不足 10%，来自动物性食物的营养素如铁、钙、维生素 A 摄入不足。这类膳食容易出现蛋白质-能量营养不良，导致健康状况不良、劳动能力降低，但从另一方面看，以植物性食物为主的膳食模式，膳食纤维充足，动物性脂肪较低，有利于冠心病和高脂血症的预防。

2. 西方膳食模式

西方膳食模式是多数欧美国家的典型膳食模式。在食物构成上，特点是动物性食物多，植物性食物少，肉、蛋、乳是食物的主体，谷物类消费量较少。在营养素供给上，该模式是以高能量、高脂肪、高蛋白质、低膳食纤维为主要特点，虽然其膳食质量比较好，但是会造成营养过剩。营养过剩是肥胖病、心血管病、糖尿病等慢性疾病的共同危险因素，因此这种膳食模式给欧美国家居民的健康带来不利影响。心脏病、脑血管疾病和恶性肿瘤已成为欧美国家居民的三大死亡原因，尤其是其居民心脏病死亡人数明显高于其他国家的患病死亡人数。

3. 日本传统膳食模式

日本传统膳食模式介于典型的东、西方膳食模式之间，既有以粮食为主的东方膳食传统特点，也吸取了欧美国家膳食长处。以日本为代表，特点是膳食中动物性食物与植物性食物比例比较适当。在营养素供给上，该种膳食模式宏量营养素供能比较合理，能量来源中碳水化合物约占 58%，脂肪 26%，蛋白质 16%。其中动物蛋白占总蛋白的 43%，动物性蛋白质中水产类蛋白质的比例接近 50%。这种膳食模式类型能量能够满足人体需要，又不至于过剩；少油、少盐、多海产品，蛋白质、脂肪和碳水化合物的供能比例合适；来自植物性食物的膳食纤维和来自动物性食物的营养素如铁、钙等均比较充足，同时动物脂肪又不高，有利于避免营养缺乏病和营养过剩性疾病。

4. 地中海膳食模式

地中海膳食模式主要指意大利、希腊、法国、西班牙、葡萄牙等地中海国家的膳食模式，特点是富含植物性食物，蔬菜水果摄入量高。饮食结构主要以水果、蔬菜、马铃薯、谷类、豆类、果仁等植物性食物为基础；食物的加工程度低、新鲜度较高，以当季、当地的食物为主，尽量避免精加工食物和甜食；橄榄油作为食用油是地中海饮食的核心；每天食用适量的干酪和酸乳；每周食用适量鱼、禽、蛋；每月食用几次红肉（猪、牛、羊肉及其产品）；大部分成年人有饮用葡萄酒的习惯。在营养素供给上，此膳食模式的突出特点是饱和脂肪酸摄入量低，不饱和脂肪酸摄入量高，复合碳水化合物摄入量较高。很多文献报道了关于地中海饮食降低心血管疾病、糖尿病等发病风险，是世界公认的健康膳食结构之一。

5. DASH 膳食模式

除了上述以动物性和植物性食物的构成比例来划分形成的四种经典膳食模式外，

还有一种降血压膳食方案（dietary approaches to stop hypertension，DASH），与地中海饮食一起被认为是极具影响力的健康膳食模式的代表。DASH 膳食模式是 1997 年在美国开展的一项大型高血压防治计划中，美国国立卫生研究院、美国国家心肺和血液研究所制定并提出的，该饮食强调摄入足够的蔬菜、水果、低脂（或脱脂）乳，以维持足够的钾、镁、钙等离子的摄取，并尽量减少饮食中盐和油脂（特别是富含饱和脂肪酸的动物性油脂）的摄入量，可以有效地降低血压。因此，现在常以 DASH 膳食作为预防及控制高血压的膳食模式。大量证据表明，除高血压外，DASH 膳食还可以预防骨质疏松、癌症、心脏病、脑卒中和糖尿病等。DASH 膳食也连续多年被评为年度最佳综合饮食方式。

（四）我国居民膳食模式

我国居民的传统膳食更接近以植物性食物为主的东方膳食，总的来说有以下两个特点：食物的摄取以谷类、薯类、蔬菜为主，高碳水化合物、高膳食纤维、低动物脂肪；动物性食物摄取偏少，动物性脂肪供能比在 10% 以下。乳类制品消费不多。但是随着人们生活水平的不断提高，我国居民膳食模式也发生了变化，根据 2021 年的研究报告显示，我国居民膳食消费升级，膳食结构从"粮菜型"转变为多元型的"粮肉菜果"模式，形式由传统家庭烹饪型向现代便捷型转变。目前传统膳食模式的长期稳定性相对较高，居民健康膳食饮食更倾向于地中海膳食模式或均衡膳食模式（粗杂粮、富含蔬菜、蛋类、豆制品、海产品）作为一种健康的饮食模式。

中国地域辽阔，受经济发展、传统饮食文化的影响，不同地区居民的膳食模式差异很大。我国以浙江、上海、江苏等为代表的江南地区膳食可以作为东方健康膳食模式的代表。该区域膳食以米类为主食，新鲜蔬菜水果摄入量充足；动物性食物以猪肉和鱼虾类为主；鱼虾类摄入相对较高，猪肉摄入量低；烹饪清淡少油少盐，比较接近理想膳食模式。流行病学和慢性病监测发现，具有这一模式特点的人群，不仅预期寿命比较高，而且发生超重肥胖、2 型糖尿病、代谢综合征和脑卒中等疾病的风险均较低。

二、平衡膳食

（一）平衡膳食的概念

平衡膳食模式是中国营养学会组织专家科学设计的、能最大限度地满足不同人群营养与健康需要的饮食模式，它提倡食物种类齐全、比例合理，并兼顾经济发展水平、食物资源状况和传统饮食习惯。它是根据居民膳食营养素参考摄入量、居民营养与健康状况所推荐的食物种类和比例，能最大限度地满足不同年龄阶段健康人群的生理和营养健康需要而设计的膳食。

平衡膳食以植物性食物为主，动物性食物为辅，少油、少盐、少糖，碳水化合物供能比为 50%~65%，脂肪供能比为 20%~30%，蛋白质和其他重要营养素充足，兼顾人体需要和环境的可持续性。整体而言，平衡膳食是一个很好的饮食模式，可以作为饮食的"奋斗目标"。但平衡膳食不是唯一健康的饮食模式，甚至也不是最健康的饮食模式，不能把平衡膳食当作唯一正确的选择。实际上，在世界范围内还有其他很好的饮食模式可以参考。

合理营养是健康的物质基础，而平衡膳食又是合理营养的根本途径。获得平衡膳食是制定膳食营养素供给量标准的基本原则，也是研究人类营养学以达到提高全民健康水平的最终目的。

（二）平衡膳食的基本要求

应供给足够的能量和营养素，保证机体生长发育、修复组织、维持和调节体内的各种生理活动，提高机体的抵抗力和免疫功能，适应各种环境和条件下的机体需要。其供给量以能达到膳食营养素参考摄入量标准为宜。

膳食中的营养素种类、数量、质量及相互间的配比都必须适合人体不同生理状况的实际需要。膳食中的产能营养素，即碳水化合物、脂肪和蛋白质之间比例适宜，在总能量中所占比例分别应为：碳水化合物 50%~65%，脂肪 20%~30%，蛋白质 10%~15%；膳食蛋白质中必需氨基酸种类齐全，达到氨基酸总量的 40%；饱和脂肪酸、单不饱和脂肪酸、多不饱和脂肪酸比例恰当；不同种类的维生素、矿物质之间比例平衡；保证一定量的膳食纤维摄入量。

食物对人体无毒无害，保证安全食物不应含有对人造成危害的各种有害因素，食品中的微生物、有毒成分、化学物质、农药残留、食品添加剂、真菌及其毒素等应符合我国食品安全国家标准的规定。

合理的加工与烹调食物的加工与烹调应尽量减少营养素的损失并保持良好的感官性状，力求达到色、香、味、养齐全，促进食欲、提高消化吸收率。

建立合理的膳食制度及良好的饮食习惯，膳食制度包括进餐次数、时间间隔和膳食分配。根据不同人群的生理需要和生活、学习、劳动性质安排合理的膳食制度和良好的进餐环境，有助于食物的消化吸收。我国居民习惯一日三餐，学龄前及学龄儿童实行三餐一点制，并养成不挑食、不偏食、不暴饮暴食的良好饮食习惯，使摄入的食物能充分进行消化吸收和利用。

三、中国居民膳食指南

膳食指南是健康教育和公共政策的基础性文件，是国家推动食物合理消费、提升国民科学素质、实施健康中国-合理膳食行动的重要措施。自 1989 年以来，我国已先后发布 5 版居民膳食指南，在不同时期对指导居民通过平衡膳食改变营养健康状况、预防慢性病、增强健康素质发挥了重要作用。

最新的《中国居民膳食指南（2022）》由一般人群膳食指南、特定人群膳食指南、平衡膳食模式和膳食指南编写说明三部分组成。与《中国居民膳食指南（2016）》相比，新版指南增加了"高龄老年人"指导准则；突出了食物量化概念和营养的结合，更加强调了膳食模式、食物份量、分餐、不浪费等启迪新饮食方式变革的倡导。在核心部分和附录中增加了大量图表和食谱，使其具有更强的可读性和可操作性。与2016版膳食指南相比，《中国居民膳食指南（2022）》从6条"核心推荐"变为8条"膳食准则"。

准则一：食物多样合理搭配

坚持谷类为主的平衡膳食模式。每天的膳食应包括谷薯类、蔬菜水果、畜禽鱼蛋乳和豆类食物。平均每天摄入12种以上食物，每周25种以上，合理搭配。每天摄入谷类食物200~300g，其中包含全谷物和杂豆类50~150g；薯类50~100g。

准则二：吃动平衡，健康体重

体重是评价人体营养和健康状况的重要指标，运动和膳食平衡是保持健康体重的关键。各个年龄段人群都应该坚持每天运动、维持能量平衡、保持健康体重。体重过低和过高均易增加疾病的发生风险。推荐每周应至少进行5d中等强度身体活动，累计150min以上；坚持日常身体活动，主动身体活动最好每天6000步；注意减少久坐时间，每小时起来动一动，动则有益。

准则三：多吃蔬果、乳类、全谷、大豆

蔬菜水果、全谷物和乳制品是平衡膳食的重要组成部分。餐餐有蔬菜，保证每天摄入300~500g的新鲜蔬菜，深色蔬菜应占1/2。天天吃水果，保证每天摄入200~350g的新鲜水果，果汁不能代替鲜果。吃各种各样的乳制品，摄入量相当于每天300mL以上液态乳。经常吃全谷物、大豆制品，适量吃坚果。

准则四：适量吃鱼、禽、蛋、瘦肉

鱼、禽、蛋和瘦肉可提供人体所需要的优质蛋白质、维生素A、B族维生素等，有些也含有较高的脂肪和胆固醇。目前我国畜肉消费量高，过多摄入对健康不利，应当适量食用。动物性食物优选鱼和禽类，鱼和禽类脂肪含量相对较低，鱼类含有较多的不饱和脂肪酸。蛋类各种营养成分齐全，瘦肉脂肪含量较低。过多食用烟熏和腌制肉类可增加部分肿瘤的发生风险，应当少吃。推荐成年人平均每天摄入动物性食物总量120~200g，相当于每周摄入鱼类2次或300~500g、畜禽肉300~500g、蛋类300~350g。

准则五：少盐少油，控糖限酒

我国多数居民食盐、烹调油和脂肪摄入过多，是目前肥胖、心脑血管疾病等慢性病发病率居高不下的重要因素，因此应当培养清淡饮食习惯，推荐成年人每天摄入食盐不超过5g、烹调油25~30g，避免过多动物性油脂和饱和脂肪酸的摄入。过多摄入添加糖可增加龋齿和超重的发生风险，建议不喝或少喝含糖饮料，推荐每天摄入糖不超过50g，最好控制在25g以下。儿童青少年、孕妇、乳母不应饮酒，成年人如饮酒，一天饮酒的酒精量不超过15g。

准则六：规律进餐，足量饮水

规律进餐是实现合理膳食的前提，应合理安排一日三餐，定时定量、饮食有度，不暴饮暴食。早餐提供的能量应占全天总能量的 25%~30%，午餐占 30%~40%，晚餐占 30%~35%。水是构成人体成分的重要物质并发挥着多种生理作用。水摄入和排出的平衡可以维护机体适宜水合状态和健康。建议低身体活动水平的成年人每天饮 7~8 杯水，相当于男性每天喝水 1700mL，女性每天喝水 1500mL。每天主动、足量饮水，推荐喝白水或茶水，不喝或少喝含糖饮料。

准则七：会烹会选，会看标签

食物是人类获取营养、赖以生存和发展的物质基础，在生命的每一个阶段都应该规划好膳食。了解各类食物营养特点，挑选新鲜、营养素密度高的食物，学会通过食品营养标签的比较，选择购买较健康的包装食品。烹饪是合理膳食的重要组成部分，学习烹饪和掌握新工具，传承当地美味佳肴，做好一日三餐，家家实践平衡膳食，享受营养与美味。如在外就餐或选择外卖食品，按需购买，注意适宜份量和荤素搭配，并主动提出健康诉求。

准则八：公筷分餐，杜绝浪费

日常饮食卫生应首先注意选择当地的、新鲜卫生的食物，不食用野生动物。食物制备生熟分开，储存得当。多人同桌，应使用公筷公勺、采用分餐或份餐等卫生措施。勤俭节约是中华民族的文化传统，人人都应尊重和珍惜食物，在家在外按需备餐，不铺张不浪费。从每个家庭做起，传承健康生活方式，树饮食文明新风。社会餐饮应多措并举，倡导文明用餐方式，促进公众健康和食物系统可持续发展。

四、中国居民平衡膳食宝塔

中国居民平衡膳食宝塔（chinese food guide pagoda，以下简称"宝塔"）是根据《中国居民膳食指南（2022）》的准则和核心推荐，把平衡膳食原则转化为各类食物的数量和所占比例的图形化表示（图 1-2）。

中国居民平衡膳食宝塔形象化的组合，遵循了平衡膳食的原则，体现了在营养上比较理想的基本食物构成，宝塔共分 5 层，各层面积大小不同，体现了 5 大类食物和食物量的多少。5 大类食物包括谷薯类、蔬菜水果、动物性食物、乳及乳制品和大豆及坚果类以及烹调用油盐。食物量是根据不同能量需要量水平设计，宝塔旁边的文字注释，标明了在 1600~2400kcal（1kcal=4.1855kJ）能量需要量水平时，一段时间内成年人每人每天各类食物摄入量的建议值范围。

五、中国居民平衡膳食餐盘

中国居民平衡膳食餐盘（food guide plate）是按照平衡膳食原则，描述了一个人一

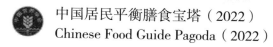

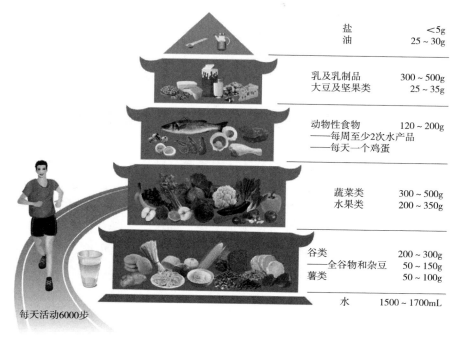

图 1-2 中国居民平衡膳食宝塔（2022）

餐中膳食的食物组成和大致比例（图 1-3）。餐盘更加直观，一餐膳食的食物组合搭配轮廓清晰明了。餐盘分成 4 部分，分别是谷薯类、动物性食物和富含蛋白质的大豆及其制品、蔬菜和水果，餐盘旁的一杯牛乳提示其重要性。此餐盘适用于 2 岁以上人群，是一餐中食物基本构成的描述。

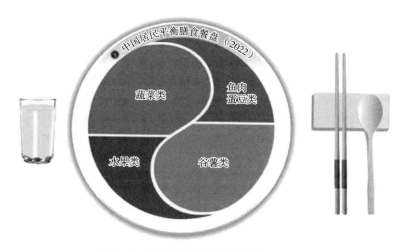

图 1-3 中国居民平衡膳食餐盘（2022）

与膳食平衡宝塔相比，平衡膳食餐盘更加简明，给大家一个框架性认识，用传统文化中的基本符号，表达阴阳形态和万物演变过程中的最基本平衡，一方面更容易记忆和理解，另一方面也预示着一生中天天饮食，错综交变，此消彼长，相辅相成的健康生成自然之理。2 岁以上人群都可参照此结构计划膳食，即便是对素食者而言，也很容易将肉类替换为豆类，以获得充足的蛋白质。

第二节   各类人群的营养特性

人体所需要的各种营养物质主要从膳食中获取。自然界供人类食用的食物种类繁多，营养价值各不相同。此外，不同人群所需要的各种营养素含量也各不相同。营养素摄入不足或过剩都会造成各种健康问题。因此，全面了解各类食物的天然组成成分、主要营养特点，不同的人群根据各自的生理需要，进行科学膳食搭配十分重要。本节内容尝试介绍各类人群的代谢特点、营养需求和膳食指南，尽可能全面地、客观地为各类健康人群提供营养摄取的参考。

一、婴幼儿的营养

人从出生到 3 周岁为婴幼儿期。出生后至满 2 周岁阶段，构成生命早期 1000d 关键窗口期中 2/3 的时长，该阶段的良好营养和科学喂养是儿童近期和远期健康最重要的保障。生命早期的营养和喂养对体格生长、智力发育、免疫功能等近期及后续健康持续产生至关重要的影响。婴幼儿期是人的一生中最重要的时期之一，是生长发育的第一个高峰期，身高、体重迅速增长，各器官系统不断发育，对营养的需要相对较成年人高。婴幼儿期营养状况的好坏，对体格和智力发育具有非常重要的影响。

（一）婴幼儿的生理特点

从出生至 28d 为新生儿期。由于内外环境变化很大，生理调节和适应能力不成熟，新生儿容易发生体温不升、体重下降和各种疾病，不仅发病率高，死亡率也高。新生儿消化器官发育未成熟，唾液分泌少，淀粉酶含量低，对淀粉类食物的消化能力较差，胃容量小，消化酶活力差，对脂肪的消化和吸收较差，但消化蛋白质的能力较好。肾脏结构不成熟，如果蛋白质和矿物质摄入过多，容易发生水肿。

出生后 28d~1 岁为婴儿阶段，1~3 岁为幼儿阶段。婴幼儿期是快速生长发育的时期，各项生理功能在逐步发育完善，但是消化代谢功能仍然不成熟，抵抗不良刺激的能力仍然较差，对营养的要求比较高。

（二）婴幼儿的营养需求

1. 能量

婴幼儿的能量需要除了包括基础代谢、活动、食物的特殊动力作用和排泄耗能外，还包括快速生长发育所需的能量储存，维持能量摄入与消耗的正平衡是婴幼儿健康成长的基础。婴幼儿基础代谢率高，随着年龄的增加而逐渐降低，足月儿基础代谢能量需要量为 43~60kcal/（kg·d），是成人基础代谢能量需要的 2~3 倍。通过对 0~24 月龄的婴幼儿的双标水法（doubly labeled water，DLW）测量总能量（total energy expenditure，TEE）的资料进行分析，发现体重是预测婴幼儿 TEE 的独立因素，而月龄、性别、身高虽然与 TEE 显著相关，但不能独立于体重预测 TEE。根据 DLW 的资料，得出了 0~24 月龄婴幼儿的 TEE 的三套预测公式，包括母乳喂养、人工喂养及混合喂养的婴儿 TEE 计算公式。其中母乳喂养的公式为 TEE（MJ/d）= −0.635+0.388×体重（kg），TEE（kcal/d）= −152.0+92.8×体重（kg）；混合喂养的公式为 TEE（MJ/d）= −0.416+0.371×体重（kg），TEE（kcal/d）= −99.4+88.6×体重（kg）。混合喂养的公式 2004 年被 WHO/联合国粮食及农业组织（Food and Agriculture Organization of the United Nations，FAO）/联合国大学（United Nations University，UNU）报告采纳作为计算 0~12 月龄婴儿能量需要量时 TEE 的依据。

2. 蛋白质

蛋白质是婴幼儿代谢和机体各器官、组织和细胞合成必需的原材料，蛋白质的质和量对婴幼儿的健康和成长非常重要。由于生长发育的需要，婴儿对必需氨基酸的平均需要量按每千克体重计算高于成人，人乳中蛋白质的氨基酸模式是婴儿最理想的氨基酸需要模式，母乳喂养有利于满足儿童对蛋白质和必需氨基酸的需要量，并减少肝脏和肾脏负担。牛乳中蛋白质约为人乳的 2 倍，但是牛乳中酪蛋白分子大，不利于婴儿的吸收，因此不适宜 1 岁以内的婴儿直接饮用。婴幼儿膳食中要保证优质蛋白质占蛋白质总摄入量的 1/2，如牛乳、鸡蛋、肉末、豆腐等均是优质蛋白质的来源。

（1）0~6 月龄　现推荐 0~6 月龄婴儿蛋白质的适宜摄入量（adequate intake，AI）为 1.5g/（kg·d）。对于非母乳喂养的婴儿，考虑到配方乳蛋白质的质量低于母乳，因此非母乳喂养的婴儿蛋白质的 AI 应适当增加。

（2）7~12 月龄　根据成人蛋白质平均需要量（estimated average requirement，EAR）和推荐摄入量（recommended nutrient intake，RNI），用代谢体重法得到 7~12 月龄婴儿蛋白质的 EAR 和 RNI 分别为 20g/d 和 25g/d。然而，婴儿期高蛋白摄入有会存在一定的风险，因此 6 个月时蛋白质的推荐摄入量现调整为 1.31g/（kg·d），1 岁以下下调到 1.14g/（kg·d）。

3. 脂类

（1）脂肪　脂肪是机体能量和必需脂肪酸的重要来源，也是重要的机体成分和能量储存形式，婴儿对脂肪的需要量按每千克体重计算高于成人。出生后前 6 个月的婴儿按每日摄入母乳 750mL 计，则可获得脂肪 36.5g/L，占总能量的 48.3%。2023 年中国营养学会推荐 0~6 月龄婴儿脂肪的 AI 为 48%E（总能量），在 FAO 推荐的 40%~60%E 范围内。7~12 月龄膳食脂肪的供能约为 36%，考虑到脂肪供能比的过渡，参照欧洲食品安全局（European Food Safety Authority，EFSA）推荐 7~12 月龄婴儿膳食脂肪的 AI 为 40%E。1~3 岁幼儿膳食由高脂含量的母乳或乳制品向成人混合膳食过渡。联合国粮食及农业组织（Food and Agriculture Organization of the United Nations，FAO）及 EFSA 报告指出，1~3 岁膳食脂肪供能应由 40%E 逐渐降低至 35%E。由于缺乏我国该年龄段幼儿膳食脂肪摄入量数据，借鉴 2010 年 FAO 及 EFSA 的推荐，我国 1~3 岁幼儿膳食脂肪 AI 定为 35%E。

（2）脂肪酸 必需脂肪酸对婴幼儿神经髓鞘的形成和大脑及视网膜光感受器的发育和成熟具有非常重要的作用，婴幼儿对必需脂肪酸缺乏较敏感，膳食中缺乏必需脂肪酸易导致婴幼儿皮肤干燥或发生脂溶性维生素缺乏。饱和脂肪酸（saturated fatty acid，SFA）能在人体合成，目前未见国际组织和国家推荐其 AI，也未设定宏量营养素可接受范围（acceptable macronutrient distribution ranges，AMDR）的下限。多不饱和脂肪酸（polyunsaturated fatty acid，PUFA）：n-6PUFA 包括亚油酸（linoleic acid，LA）、γ-亚麻酸和二十碳四烯酸（arachidonic acid，ARA）。亚油酸是膳食中最主要的 n-6PUFA，也是必需脂肪酸，有广泛的食物来源。现推荐 0~6 月龄婴儿 ARA 的 AI 为 150mg/d。《中国居民膳食营养素参考摄入量（2023 版）》（以下简称中国 DRIs）推荐 7~12 月龄婴儿亚油酸的 AI 为 4.6g/d，约为总能的 6.0%。1~3 岁幼儿经历从母乳到食物的过渡，膳食构成比较复杂，目前尚无数据计。n-3PUFA 包括 α-亚油酸（α-linolenic acid，ALA）、二十碳五烯酸（ethernet for plant automation，EPA）和二十二碳六烯酸（docosahexaenoic acid，DHA）。其中 ALA 是膳食最主要的 n-3PUFA，也是必需脂肪酸，与亚油酸不同，α-亚麻酸的食物来源有限，膳食摄入量较低。现推荐 0~6 月婴儿 ALA 的 AI 为 500mg/d，供能为总能量的 0.87%。7~12 月龄婴儿母乳平均摄入量减少到 600mL/d，另添加辅食，现推荐 7~12 月龄婴儿 α-亚麻酸的 AI 为 510mg/d，为总能量的 0.66%。由于缺乏我国 1~3 岁幼儿膳食 α-亚麻酸摄入量的调查数据，参照我国成人 ALA 的 AI，推荐 1~3 岁幼儿 ALA 的 AI 为 0.60%E。与美国 2005 年推荐的 AI 为 0.7g/d 接近。DHA-EPA 可以起到改善身体的内分泌的功效，也能够增强身体免疫力，加速血液循环，有很高的营养价值，有身体所需要的不饱和脂肪酸，可以促进神经系统的细胞生长，治疗自身的免疫缺陷。因此，DHA 和 EPA 对于婴儿发育是至关重要的，现推荐婴幼儿儿 DHA 的 AI 为 100mg/d。

4. 碳水化合物

（1）0~6 月龄 母乳被认为是婴儿的最佳食物来源，能够满足最初几个月的全部营养需要。母乳中的碳水化合物主要以乳糖为主，此外，还有少量葡萄糖、半乳糖和低聚糖等。鉴于母乳能够满足婴儿 6 个月内的碳水化合物需要，故确定 0~6 个月婴儿的碳水化合物的 AI 为 60g/d。

（2）7~12 月龄 婴儿的需要量制定通常利用母乳为基础，累加辅食添加碳水化合物量，计算 7~12 月的婴儿需要。我国缺乏辅食中碳水化合物的数据，因此根据小婴儿 AI 60 g 为基础制定。采用成人的代谢体重比，推算 7~12 月的婴儿需要为 82g/d，约为 85g/d。

5. 矿物质

（1）钙 婴儿出生时体内钙含量占体重的 0.8%，到成年时增加为体重的 1.5%~2.0%，这表明在生长过程中需要储存大量的钙。母乳喂养的婴儿一般不会引起明显的钙缺乏。人乳中含钙量约为 242mg/L，以每天 750mL 乳汁计，母乳喂养婴儿可摄入钙 182mg/d。虽然人乳中的钙含量比牛乳中的低，但是其钙磷比例（2.3：1）较牛乳中的（1.4：1）合理，人乳中钙吸收率高，纯母乳喂养的 0~6 月龄婴儿不易缺钙。中国 DRIs 建议婴儿钙的 AI 在 6 个月前为 200mg/d，6 个月后为 350mg/d；1~3 岁年龄段幼儿钙的 RNI 为 500mg/d。建议 0~6 月龄婴儿钙的 UL 为 1000mg/d，6 月龄~4 岁为 1500mg/d。

（2）铁 正常新生儿体内总铁量有 300mg 左右，基本上可满足出生后 4 个月内婴儿对铁的需求。母乳中的铁含量低（约 0.45mg/L），但其吸收率高，也能满足婴儿对铁的需求。婴儿在 4~5 个月后铁储备逐渐消耗，且随着生长铁的需求量也在增加，母乳中的铁不能满足婴幼儿对铁的需求，6 月龄~2 岁最易发生缺铁性贫血，急需从膳食中或通过补充剂摄入铁。强化铁的配方乳、动物性食物如肝泥、肉末、血制品等都是铁的良好来源。中国 DRIs 推荐，铁的 AI 推荐值为：0~6 月龄铁 0.3mg/d，7~12 月龄 10mg/d，1~3 岁婴幼儿 10mg/d。

（3）锌 锌对机体免疫功能、激素调节、细胞分化以及味觉形成等过程有重要影响。婴幼儿缺锌可表现为食欲缺乏、生长停滞、性发育不良、脑发育受损、味觉异常或异食癖、认知行为改变等。在正常新生儿体内锌也有一定量的储备，但母乳中锌含量相对不足。母乳喂养的婴儿在 4~5 个月后体内储存的锌逐渐消耗，也需要从膳食中补充。较好的锌的来源包括婴儿配方食品、肝泥、蛋黄等。中国 DRIs 推荐，锌的 AI 为：0~6 月龄 1.5mg/d，7~12 月龄 3.2mg/d，1~3 岁 4.0mg/d。

（4）碘 碘在促进体格发育、脑发育和调节新陈代谢过程中发挥着重要的作用。婴儿期碘缺乏可引起以智力低下（不可逆性神经损害）、体格发育迟缓为主要特征的克汀病。中国 DRIs 推荐，婴儿出生后的前 6 个月碘的 AI 为 85μg/d，7~12 月龄的 AI 为 115μg/d，1~3 岁的 RNI 为 90μg/d。

除上述的微量元素，其他矿物质如钾、钠、镁、铜、氯、硫等也为机体生长发育所必需，但母乳及配方乳喂养的健康婴儿均不易缺乏。

6. 维生素

母乳中的维生素尤其是水溶性维生素含量受乳母的膳食和营养状态的影响。膳食均衡的乳母，其乳汁中维生素一般能满足婴儿的需要。用非婴儿配方乳喂养婴儿时，则应注意补充各种维生素。几乎所有的维生素在缺乏时都会影响婴幼儿的生长发育，其中关系最为密切的有以下几种：

（1）维生素 A　婴幼儿维生素 A 摄入不足可以影响体重的增长，并可出现上皮组织角化、眼干燥症和夜盲症等缺乏症状；但维生素 A 过量摄入也可引起中毒，表现出呕吐、昏睡、头痛、皮疹等症状。中国 DRIs 推荐 0~6 月龄婴儿维生素 A 的 AI 为 300μg RAE/d，7~12 月龄为 350μg RAE/d，1~3 岁婴幼儿的 RNI 为 340μg RAE/d（男）或 330μg RAE/d（女）。母乳中含有较丰富的维生素 A，用母乳喂养的婴儿一般不需额外补充。常用的维生素 A 补充剂为浓缩鱼肝油，补充时注意要适量，过量会导致维生素 A 中毒。

（2）维生素 D　维生素 D 对于婴幼儿的生长发育十分重要，在维持血中钙、磷的稳定发挥着重要的作用，与骨钙和牙齿的形成发育有关。婴幼儿佝偻病发生的主要原因是维生素 D 的缺乏。母乳中的维生素 D 水平较低，因此应给婴幼儿适宜补充维生素 D，并且应多晒太阳。但应该注意的是如果长期过量摄入维生素 D 会引起中毒。中国 DRIs 推荐 0~12 月龄婴儿维生素 D 的 AI 为 10μg/d。

（3）维生素 E　其经胎盘转运给胎儿的效率低，新生儿组织中维生素 E 的储备少，尤其是早产儿和低出生体重儿易发生维生素 E 缺乏，细胞膜脆性增加，容易引起溶血性贫血症。中国 DRIs 推荐 0~6 月龄维生素 E 的 AI 为 3mg α-TE/d，7~12 月龄为 4mg α-TE/d，1~3 岁婴幼儿为 6mg α-TE/d。母乳中维生素 E 含量为 3.3~4.5mg α-TE/L，初乳中含量更丰富，因而婴儿维生素 E 的需要量通常可由母乳获得。牛乳中维生素 E 含量远低于人乳，因此牛乳喂养的婴幼儿需注意补充维生素 E。

（4）维生素 K　是形成凝血酶原等凝血相关蛋白质的必要营养素，其缺乏易引起出血性疾病。新生儿体内几乎无维生素 K 的储备，肠道内以双歧杆菌占优势合成维生素 K 菌群尚未建立，人乳中维生素 K 的含量也低（人乳约含维生素 K_2~10μg/L，牛乳及婴儿配方乳粉约为人乳的 4 倍），因而新生儿尤其是纯母乳喂养儿易出现维生素 K 缺乏引起的出血性疾病。美国儿科学会建议对出生后不久的新生儿给予维生素 K（0.5~1mg）作为保护措施。中国 DRIs 推荐 0~6 月龄婴儿维生素 K 的 AI 为 2.0μg/d，7~12 月龄为 10μg/d，1~3 岁婴幼儿为 30μg/d。

（5）维生素 C　有抗氧化、提高机体免疫力、促进铁吸收等作用。中国 DRIs 推荐 0~1 岁维生素 C 的 AI 为 40mg/d，1~3 岁 AI 为 40mg/d。一般情况下，母乳喂养的婴儿不易缺乏维生素 C。人工喂养的婴儿应及时补充维生素 C，随着年龄的增大可进一步补充富含维生素 C 的新鲜蔬果，如深绿色蔬菜汁、橙汁等。

（6）维生素 B_1　是酶的重要组成部分，参与糖类代谢，每 1000kcal 能量需要维生素 B_1 为 0.5mg。中国 DRIs 推荐 0~6 月龄婴儿维生素 B_1 的 AI 约 0.1mg/d，7~12 月龄为 0.3mg/d，1~3 岁 RNI 为 0.6mg/d。当乳母膳食维生素 B_1 供应充足时，母乳中维生素 B_1 完全能满足婴儿的需要。

（7）维生素 B_2　参与人体内生物氧化与能量生成，并参与维生素 B_6 和烟酸代谢。乳汁维生素 B_2 比较稳定，是婴儿维生素 B_2 的充足来源。婴儿维生素 B_2 缺乏症状与成人相似。中国 DRIs 推荐 0~6 月龄婴儿维生素 B_2 的 AI 约 0.4mg/d，7~12 月龄为 0.6mg/d，1~3 岁 RNI 为 0.7mg/d（男）或 0.6mg/d（女）。

（8）维生素 B_{12}　维生素 B_{12} 缺乏与诱发巨幼红细胞贫血、同型半胱氨酸血症、神经损害有关。只要乳母血清中维生素 B_{12} 浓度正常，婴儿就可以通过母乳获得充足的维生素 B_{12}。膳食中维生素 B_{12} 来源于动物性食物，而植物性食物中基本上不含维生素 B_{12}。乳母为素食主义者，应注意给婴儿补充 $0.1\mu g/d$ 维生素 B_{12}，以预防维生素 B_{12} 缺乏。中国 DRIs 建议 $0\sim6$ 月龄婴儿维生素 B_{12} 的 AI 为 $0.3\mu g/d$，$7\sim12$ 月龄为 $0.6\mu g/d$，$1\sim3$ 岁 RNI 为 $1.0\mu g/d$。

（9）叶酸　叶酸与氨基酸代谢、核酸合成和 DNA 甲基化有关，缺乏时诱发婴幼儿巨幼红细胞贫血、同型半胱氨酸血症。中国 DRIs 推荐 $0\sim6$ 月龄婴儿叶酸 AI 约 $65\mu g$ DFE/d，$7\sim12$ 月龄为 $100\mu g$ DFE/d，$1\sim3$ 岁 RNI 为 $160\mu g$ DFE/d。

（10）水　婴幼儿体内水占体重的比例较大，单位体重的基础代谢率高于成人，而肾脏功能发育尚未成熟，更容易发生体液和电解质的失衡，因此，适宜的水摄入量对婴幼儿尤其重要。WHO 指出，$0\sim6$ 月龄婴儿应进行纯母乳喂养，不需要额外补充水分。我国 $0\sim6$ 月龄婴儿平均每日母乳摄入量约为 750mL/d，根据母乳中 $85\%\sim90\%$ 的含水量，因此推算出我国 $0\sim6$ 月龄婴儿的水适宜摄入量为 0.7L/d。

对于 $7\sim12$ 月龄的婴儿，我国母乳的平均摄入量约为 600mL/d，由母乳提供的水量约为 540mL/d，加上添加辅食和饮水提供的水量约为 330mL/d，从而计算出此阶段婴儿的总水适宜摄入量为 0.9L/d。我国 $1\sim2$ 岁幼儿的总水适宜推荐量为 1.3L/d，由于我国缺少 3 岁儿童水摄入量的数据，参考以上数据，仍为 1.3L/d。

（三）婴幼儿喂养指南

1. 6 月内婴儿喂养指南

6 月龄内婴儿处于 1000d 机遇窗口期的第二个阶段，营养作为最主要的环境因素对其生长发育和后续健康持续产生至关重要的影响。母乳中适宜水平的营养既能提供婴儿充足而适量的能量，又能避免过度喂养，使婴儿获得最佳的、健康的生长速率，为一生的健康奠定基础。因此，对 6 月龄内的婴儿应给予纯母乳喂养。

针对我国 6 月龄内婴儿的喂养需求和可能出现的问题，基于目前已有的科学证据，同时参考 WHO、联合国儿童基金会（United Nations International Children's Emergency Fund，UNICEF）和其他国际组织的相关建议，提出 6 月龄内婴儿母乳喂养指南。核心推荐如下 6 条：

（1）产后尽早开乳，坚持新生儿第一口食物是母乳。

（2）坚持 6 月龄内纯母乳喂养。

（3）顺应喂养，建立良好的生活规律。

（4）生后数日开始补充维生素 D，不需补钙。

（5）婴儿配方乳是不能纯母乳喂养时的无奈选择。

（6）监测体格指标，保持健康生长。

2. 7~24 月龄婴幼儿喂养指南

对于 7~24 月龄婴幼儿，母乳仍然是重要的营养来源，但单一的母乳喂养已经不能完全满足其对能量以及营养素的需求，必须引入其他营养丰富的食物。与此同时，7~24 月龄婴幼儿胃肠道等消化器官的发育、感知觉以及认知行为能力的发展，也需要其有机会通过接触、感受和尝试，逐步体验和适应多样化的食物，从被动接受喂养转变到自主进食。这一过程从婴儿 7 月龄开始，到 24 月龄时完成。这一年龄段婴幼儿的特殊性还在于父母及喂养者的喂养行为对其营养和饮食行为有显著的影响。顺应婴幼儿需求喂养，有助于健康饮食习惯的形成，并具有长期而深远的影响。

　　7~24 月龄婴幼儿处于 1000d 机遇窗口期的第三阶段，适宜的营养和喂养不仅关系到近期的生长发育，也关系到长期的健康。针对我国 7~24 月龄婴幼儿营养和喂养的需求，以及可能出现的问题，基于目前已有的证据，同时参考 WHO 等的相关建议，提出7~24 月龄婴幼儿的喂养指南。推荐以下 6 条：

　　（1）继续母乳喂养，满 6 月龄起添加辅食。

　　（2）从富含铁的泥糊状食物开始，逐步添加达到食物多样。

　　（3）提倡顺应喂养，鼓励但不强迫进食。

　　（4）辅食不加调味品，尽量减少糖和盐的摄入。

　　（5）注重饮食卫生和进食安全。

　　（6）定期监测体格指标，追求健康生长。

二、儿童和青少年的营养

（一）儿童和青少年的生理特点

　　儿童期一般分为两个阶段：3~6 岁为学龄前期，6~12 岁为学龄期，青少年期一般指 12~18 岁，是儿童到成人期的过渡时期。

　　儿童期处于快速发育的过程，活动能力加强，智力发育迅速，是饮食行为和生活方式形成的关键时期。学龄前儿童生长发育速度与婴儿期相比相对减慢，但仍然处于迅速生长发育之中，消化吸收能力已经逐渐接近成年人。学龄期儿童生长速度较之前趋于平稳，3 岁儿童乳牙已出齐，但消化能力仍有限，在行为方面独立性和主动性增强，对父母的要求易产生反抗（自我意识发展），导致挑食、偏食等不良饮食行为和营养不良。到小学高年级时逐渐进入第二个生长发育高峰，各内脏器官和肌肉系统发育很快，神经系统不断完善，智力发育迅速，活动量加大，新陈代谢旺盛，对各种营养素的要求比较高。

　　青春期是体格和智力发育的关键时期。在这个时期体格生长加速，第二性征出现，生殖器官及内脏功能日益发育成熟，大脑功能和心理的发育也进入高峰，身体各系统逐渐发育成熟，是人一生中最有活力的时期。进入青春期后，生长发育速度突然加快，这显示人体生长发育的第 2 个高峰。青春期的青少年除了身体的变化，个性特征也日益突出，情感生活日益丰富，性意识逐渐增强。他们开始关注身体的形象，对于身高和体重的变化非常敏感，影响着他们对食物的选择。女孩面临的非常大的一个变化是月经的到来，对食欲、食物摄入都会产生影响。青春期女性的营养状况甚至会影响下一代的健康，因此均衡营养尤为重要。

（二）学龄前儿童的营养需求

1. 能量

儿童能量需要量包括基础代谢、生长发育和合理活动的消耗。学龄前儿童较婴儿期生长缓慢，用于生长的能量需要相对减少，好动儿童需要的能量比安静儿童可能高2~4倍。考虑到儿童基础代谢耗能，活动耗能较低，且流行病学发现儿童肥胖发生率的增加，儿童总能量需要的估计量较以往有所下降。中国营养学会推荐的学龄前儿童每日能量需要男童高于女童，中国营养学会建议在中等体力活动水平下，学龄前男童膳食能量需要量（estimated energy requirement，EER）为 1250~1600kcal/d，女童为 1200~1450kcal/d。

2. 蛋白质

学龄前儿童摄入蛋白质最主要的目的是满足细胞，组织的增长、因此对蛋白质的质量，尤其是必需氨基酸的种类和数量有一定的要求。一般而言，儿童必需氨基酸需要量占总氨基酸需要的36%。中国营养学会建议学龄前儿童蛋白质的 RNI 为 30~35g/d，其中来源于动物性的蛋白质应占 50%。

3. 脂肪

儿童生长发育所需能量，免疫功能的维持，脑的发育和神经髓鞘的形成都需要脂肪，尤其是必需脂肪酸。由于学龄前儿童胃的容量相对较小，而需要的能量又相对较高，其膳食脂肪供能比高于成人。中国 DRIs 推荐 1~3 岁和 4~6 岁学龄前儿童膳食总脂肪的宏量营养素可接受范围（AMDR）分别为 35% 的总能量和 20%~30% 的总能量。建议使用含有 α-亚麻酸的大豆油，低芥酸菜籽油或脂肪酸比例适合的调和油为烹调油，在对动物性食品选择时，也可多选用鱼类等富含 n-3PUFA 的水产品。

4. 碳水化合物

经幼儿期的逐渐适应，学龄前儿童基本完成了饮食从乳和乳制品为主到以谷类为主的过渡。谷类所含有的丰富碳水化合物是其能量的主要来源，但不宜食用过多的糖和甜食，而应以含有复杂碳水化合物的谷类为主，如大米、面粉、红豆、绿豆等各种豆类。中国 DRIs 推荐学龄前儿童膳食总碳水化合物的 AMDR 为总能量的 50%~65%。

同时，适量的膳食纤维是学龄前儿童肠道所必需的。粗粮面包、麦片粥、蔬菜、水果是膳食纤维的主要来源。但过量的膳食纤维在肠道易膨胀，引起胃肠胀气，不适或腹泻，影响食欲或营养素的吸收。中国 DRIs 推荐 15 岁以下儿童膳食纤维的 AI 不超过 25g/d。

5. 矿物质

（1）钙 对于处于生长发育期的儿童和青少年而言，钙是牙齿和骨骼生长发育的关键矿物质，需要引起足够的重视。中国 DRIs 推荐学龄前儿童钙的 RNI 为 600mg/d，UL 为 2000mg/d。乳及乳制品含钙量高，吸收率高，是儿童理想的钙来源。豆类及其制品尤其是大豆，黑豆含钙也较丰富。此外，芝麻、小虾皮、海带等也含有一定的钙。要保证学龄前儿童钙的适宜摄入水平，每日乳的摄入量应不低于 300mL，但也不宜超过 600mL。

（2）碘　儿童是缺碘的敏感人群，中国 DRIs 推荐，学龄前儿童碘的 RNI 为 90μg/d，UL 是 200μg/d。含碘较高的食物主要是海产品，如海带、紫菜、海鱼、虾、贝类。为了保证摄入水平，除了必须使用碘强化食盐烹调食物外，还建议每周膳食至少安排 1 次海产食品。

（3）铁　铁缺乏引起缺铁性贫血是儿童期最常见的疾病。学龄前儿童铁缺乏的原因：一是儿童生长发育快，需要的铁较多；二是儿童内源性可利用的铁较少，其需要的铁较成人更依赖食物铁的补充；学龄前儿童的膳食中乳类食物仍占较大比重，其他富铁食物较少，也是铁缺乏的原因。铁缺乏儿童常有行为异常，如对外界反应差，易怒，不安，注意力不集中以及学习能力差。学习能力下降和睡眠时间延长。临床上表现为听力减弱，视力减弱，学习成绩不佳。铁缺乏还对儿童免疫力，行为和智力发育产生不可逆性影响。中国 DRIs 推荐，学龄前儿童铁的 RNI 为 10mg/d，UL 为 30mg/d。动物肝脏、动物血、瘦肉是铁的良好来源，膳食中丰富的维生素 C 可促进铁的吸收。

（4）锌　锌缺乏儿童常出现味觉下降，厌食甚至异食癖，嗜睡，面色苍白，抵抗力差而易患各种感染性疾病等，严重者生长迟缓。中国 DRIs 推荐，学龄前儿童铁的 RNI 为 5.5mg/d，UL 为 13mg/d。除牡蛎、扇贝外，鱼、禽、蛋、肉等蛋白质食物锌含量丰富，利用率也高。

6. 维生素

（1）维生素 A　维生素 A 对学龄前儿童生长，尤其是对骨骼生长有重要的作用。可考虑每周摄入 1 次含维生素 A 丰富的动物肝脏，每天摄入一定量的蛋黄，牛乳，或在医生指导下补充鱼肝油，获得可直接利用的视黄醇，也可每日摄入一定量的深绿色或黄红色蔬菜补充维生素 A 原（胡萝卜素）。由于学龄前儿童的咀嚼能力有限，叶菜应切碎，煮软，这种烹调方法，对维生素 C 的破坏较大，但胡萝卜素的损失相对较低。学龄前儿童的维生素 A 的 RNI 为 390μg RAE/d（男）或 380μg RAE/d（女）。

（2）B 族维生素　维生素 B_1，维生素 B_2 和烟酸在保证儿童体内的能量代谢以促进其生长发育方面有重要的作用。维生素 B_1 缺乏影响儿童的食欲，消化功能。膳食中维生素 B_1 主要来源于非精制的粮谷类、坚果、鲜豆、瘦肉和动物内脏，发酵生产的酵母制品也含有丰富的维生素 B_1。学龄前儿童的维生素 B_1 的 RNI 为 0.9mg/d。

维生素 B_2 缺乏可引起口角炎、舌炎、唇炎以及湿疹。缺铁性贫血的儿童常伴有维生素 B_2 缺乏。维生素 B_2 主要来源于各种瘦肉、蛋类、乳类、蔬菜水果也含少量。学龄前儿童的维生素 B_2 的 RNI 为 0.9mg/d（男）或 0.8mg/d（女）。

（3）维生素 C　维生素 C 主要来源于新鲜蔬菜和水果，尤其是鲜枣类，柑橘类水果和有色蔬菜，如柿子椒、油菜、韭菜、白菜、菜花等。维生素 C 对免疫功能以及慢性病有预防作用。学龄前儿童的维生素 C 的 RNI 为 50mg/d。

（三）学龄儿童的营养需求

1. 能量

学龄期儿童处于生长发育阶段，基础代谢率高，活泼爱动，体力、脑力活动量大，故学龄儿童需要的能量（按每千克体重计）接近或超过成人。中国营养学会建议在中等体力活动水平下，学龄男童膳食能量 EER 为 1600～2200kcal/d，女童为 1450～2000kcal/d。

2. 蛋白质

由于学龄儿童学习任务繁重，思维活跃、认识新事物多，必须保证供给充足的蛋白质。如果儿童缺少蛋白质的摄入，会出现生长发育障碍、抵抗力下降、智力发育迟缓、学习能力下降等较为严重的后果，对成年后的健康和发展也可能产生不利影响。所以儿童一定要保证充足的蛋白质摄入。中国营养学会建议学龄儿童蛋白质的 RNI 为 35～55g/d。

3. 脂肪

（1）总脂肪　脂肪针对学龄儿童的发展发育是有不能小视的功效的，尽管，太多的脂肪会影响到小孩的一切正常发育，导致肥胖症等状况，可是，如果不适当摄取脂肪也是会出现伤害身心健康的安全隐患的。学龄儿童脂肪的 AMDR 为总能量的 20%～30%。

（2）脂肪酸　饱和脂肪酸（saturated fatty acid，SFA）能在人体合成，控制膳食中 SFA 摄入量对改善高低密度脂蛋白（low-density lipoprotein，LDL）和高胆固醇血症有重要意义，现推荐学龄儿童的 AMDR 小于 8%E。单不饱和脂肪酸（monounsaturated fatty acid，MUFA）是可以在体内合成的脂肪酸，现不设定我国儿童 MUFA 的 AMDR，仅提出原则，即满足 n-6PUFA、n-3PUFA 适量摄入前提下，其余膳食脂肪供能由 MUFA 提供。过量的亚油酸摄入会影响到 6～15 岁儿童的免疫功能，因此有必要限制该年龄段儿童亚油酸的摄入。现推荐学龄儿童的 n-6PUFA 的 AI 为 4.0%E。n-3PUFA 包括 ALA、EPA 和 DHA，其中 ALA 是最主要的膳食 n-3PUFA，但 EPA 和 DHA 可由 AL 体内代谢衍生，由于该年龄段人群膳食构成逐渐成人化，现推荐学龄儿童 ALA 的 AI 为 0.6%E。由于缺乏该年龄段人群数据，暂无学龄儿童 EPA+DHA 的 AI。

4. 碳水化合物

首先，对于学龄儿童来说，最重要的是控制糖，碳水化合物不仅升高血糖，还容易导致蛀牙、肥胖、抵抗力低下等。高碳水食物可以给你的孩子提供能量，但这是短暂的，它会让血糖波动，随之而来的是对糖的依赖。当孩子减少这些精制碳水摄入后，血糖波动就会变小，不容易昏昏沉沉，精力更好，上课注意力也会更集中。因此，控制学龄儿童的碳水化合物摄入至关重要。学龄儿童膳食中碳水化合物的 AMDR 为总能量的 50%~65%为宜。

5. 矿物质

由于学龄儿童骨骼生长发育快，矿物质的需要量明显增加，必须保证供给充足。总体上来讲，学龄期儿童的主要矿物质需求种类和青少年相似，只是需求量上有些许差别。学龄前儿童的钙的 RNI 为 800~1000mg/d，铁的 RNI 为 12~16mg/d，锌的 RNI 为 7.0mg/d，碘的 RNI 为 90μg/d。

6. 维生素

由于体内三大营养素代谢反应十分活跃，学习任务重，因此有关能量代谢、蛋白质代谢和维持正常视力、智力的维生素必须保证充足供给，尤其要重视维生素 A 和维生素 B_2 的供给。学龄儿童维生素 A 的 RNI 为 430~560μg RAE/d（男）或 390~450μg RAE/d（女），维生素 B_2 的 RNI 为 1.0~1.0mg/d（男）或 0.9~1.0mg/d（女）。

（四）青少年的营养需求

青少年的能量需要量要满足基础代谢、身体活动、食物热效应以及生长发育。其中生长发育需要的能量包括新组织中合成及储存的能量，年龄越小，占总能量需要量比例越大，主要来自膳食的碳水化合物、脂类和蛋白质。

1. 能量

相比于学龄儿童，青少年人群对于能量消耗更大，逐渐接近于成人水平。为了生长发育期的健康，控制青少年能量摄入水平是至关重要的。中国营养学会建议在中体力活动水平下，男性青少年膳食能量 EER 为 2600~2950kcal/d，女性为 2200~2350kcal/d。

2. 蛋白质

青少年蛋白质需要量包括蛋白质的维持量以及生长发育所需储存量，中国 DRIs 中青少年蛋白质的 RNI 男女分别为 65~75g/d 和 55~60g/d。处于生长阶段的青少年对蛋白质缺乏更为敏感，常表现为生长迟缓、低体重、免疫功能下降等；过多蛋白质摄入也会使尿钙排泄增多、肝肾负担加重等。鱼、禽、肉、蛋、乳等动物性食物，以及大豆制品是优质蛋白的良好来源，其中优质蛋白的摄入量应占膳食总蛋白的 50%。青少年尤其应增加豆制品摄入，保证每日 20~25g。

3. 脂肪

（1）总脂肪　脂类为人体提供和储存能量，提供必需脂肪酸，可以促进脂溶性维生素的吸收，维持体温。适宜的脂类摄入量对于维持青少年的发育与健康必不可少。膳食脂肪摄入过多会增加超重肥胖、高血压、血脂异常等的风险；而脂肪摄入过低，会导致必需脂肪酸的缺乏，影响青少年正常的生长发育。我国 6~17 岁儿童膳食脂肪摄入量应占供能比的 20%~30%。

（2）脂肪酸　同样在青少年人群中过量的 SFA 会增加相应慢性疾病的风险，因此现推荐青少年 SFA 的 AI 小于 8%E。过量的亚油酸摄入同样会影响到青少年的免疫功能，因此有也必要限制该年龄段儿童亚油酸的摄入。现推荐青少年的 $n-6PUFA$ 的 AI 为 4.0%E。青少年人群的膳食构成更加成人化，现推荐青少年 ALA 的 AI 为 0.6%E。DHA 和 EPA 促进大脑及认知发育，建议青少年增加摄入富含 DHA 的海鱼。但由于目前对于青少年人群 $n-3PUFA$ 的摄入研究同样缺乏临床证据，因此也不对青少年的 DHA+EPA 做出推荐摄入量。反式脂肪酸对青少年生长及心血管系统损害较大，建议其供能比应小于 1%。应减少摄入含氢化植物油的加工食品，如威化饼干、奶油面包、派、夹心饼干等。

4. 碳水化合物

青少年碳水化合物 AI 应占膳食总能量的 50%~65%。应该摄入营养素密度高的食物，限制纯能量食物的摄入，减少含糖饮料、甜点等的摄入，后者与超重肥胖、龋齿发生关系密切。WHO 把添加到食品和饮料中的单糖（如葡萄糖、果糖）和双糖（如蔗糖或砂糖）以及天然存在于蜂蜜、糖浆、果汁和浓缩果汁中的糖统称为游离糖。WHO 及我国均建议青少年游离糖摄入量小于供能比的 10%，最好能控制在 5% 以内。

5. 矿物质

（1）钙　青少年骨骼生长迅速，这一时期骨量的增加量占到成年期的 45% 左右。青少年期的钙营养状况决定成年后的峰值骨量，每天钙摄入量高的青少年的骨量和骨密度均高于钙摄入量低者，进入老年期后骨质疏松性骨折的发病危险性降低。中国 DRIs 推荐青少年钙的 RNI 为 1000mg/d。

（2）铁　青春期男生比女生在体内增加更多的肌肉，肌蛋白和血红蛋白需要铁来合成。而青春期女生还要从月经中丢失大量铁，需要通过膳食增加铁的摄入量。中国 DRIs 推荐青少年铁的 RNI 为 16mg/d（男）或 18mg/d（女）。

（3）锌　由于生长发育迅速，特别是肌肉组织的迅速增加以及性的成熟，青少年体内锌的储存量增多，需要增加锌的摄入量，肉类、海产品、蛋类等都是锌的良好来源。中国 DRIs 推荐青少年锌的 RNI 为 8.5~11.5mg/d（男）或 7.5~8.0mg/d（女）。

（4）碘　青春期碘缺乏所致的甲状腺肿发病率较高，故这一时期应注意保证碘的摄入。中国 DRIs 推荐碘的 RNI 为 110~120μg/d。

6. 维生素

在青少年发展阶段，如果体内的维生素含量不足，容易导致身体虚弱，使正常的生长发育受到影响。为了更好地生长发育，一般需要补充维生素，把体内的维生素含量维持在正常范围之内，有助于健康生长。

与学龄儿童阶段一样，青少年期学生学习压力较大，用眼程度逐年上升，需要维持维生素 A 的供给。中国 DRIs 推荐青少年维生素 A 的 RNI 为 780~810μg RAE/d（男）或 670~730g RAE/d（女）。动物肝脏，如羊肝、鸡肝、猪肝含有丰富的维生素 A。植物性食物只能提供维生素 A 原——类胡萝卜素。胡萝卜素主要存在于深绿色或红黄色的蔬菜和水果中，如胡萝卜、青椒、芹菜、菠菜。与动物来源的维生素 A 比较，植物来源的胡萝卜素效价较低。

维生素精加工谷类的普及，使儿童维生素 B_1 的缺乏成为目前的营养问题。中国 DRIs 推荐青少年维生素 B_1 的 RNI 为 1.4~1.6mg/d（男）或 1.2~1.3mg/d（女）。维生素 B_1 广泛存在天然食物中，动物内脏如肝、心、肾、肉类、豆类和没有加工的粮谷类。

青少年紧张的学习生活，使其易发生维生素 B_2 缺乏症。中国 DRIs 推荐青少年维生素 B_2 的 RNI 为 1.4~1.6mg/d（男）或 1.2mg/d（女）。富含维生素 B_2 的食物主要是乳类、蛋类、肝脏。

中国 DRIs 推荐青少年维生素 C 的 RNI 为 95~100mg/d。新鲜的蔬菜、水果是维生素 C 丰富的食物来源。约 150 g 油菜（菜心）可提供 100mg 的维生素 C。

（五）儿童和青少年的膳食指南

1. 学龄前儿童膳食指南

本指南适用于满 2 周岁后至满 6 周岁前的儿童（又称学龄前儿童），是基于 2~5 岁儿童生理和营养特点，在一般人群膳食指南基础上增加的关键推荐。

2~5 岁是儿童生长发育的关键时期，也是良好饮食习惯培养的关键时期。足量食物，平衡膳食，规律就餐，不偏食不挑食，每天饮乳，多饮水，避免含糖饮料是学龄前儿童获得全面营养、健康生长、构建良好饮食行为的保障。

家长要有意识地培养孩子规律就餐，自主进食不挑食的饮食习惯，鼓励每天饮乳，选择健康有营养的零食，避免含糖饮料和高脂肪的油炸食物。为适应学龄前儿童心理发育，鼓励儿童参加家庭食物选择或制作过程，增加儿童对食物的认识和喜爱。

学龄儿童时期是学习营养健康知识、养成健康生活方式、提高营养健康素养的关键时期。了解和认识食物，学会选择食物、烹调和合理饮食的生活技能；传承我国优秀饮食文化和礼仪，对于儿童青少年自身健康和我国优良饮食文化传承具有重要意义。

学龄儿童的消化系统结构和功能还处于发育阶段。一日三餐的合理和规律是培养健康饮食行为的基本。应清淡饮食，少在外就餐，少吃含能量高、脂肪高或糖高的快餐。

足量饮水可以促进儿童健康成长，还能提高学习能力，而经常大量饮用含糖饮料会增加他们发生龋齿和超重肥胖的风险。要合理选择零食，每天饮水 800~1400mL，首选白开水，不喝或少喝含糖饮料，禁止饮酒。

学龄儿童的营养应均衡，以保持适宜的体重增长。偏食挑食和过度节食会影响儿童青少年健康，容易出现营养不良。暴饮暴食在短时间内会摄入过多的食物，加重消化系统的负担，增加发生超重肥胖的风险。超重肥胖不仅影响学龄儿童的健康，更容易延续到成年期，增加慢性病的危险。

充足、规律和多样的身体活动可强健骨骼和肌肉、提高心肺功能、降低慢性病的发病风险。要尽可能减少久坐少动和视屏时间，开展多样化的身体活动，保证每天至少活动 60min，其中每周至少 3 次高强度的身体活动、3 次抗阻力运动和骨质增强型运动；增加户外活动时间，有助于维生素 D 体内合成，还可有效减缓近视的发生和发展。

此外，户外活动有利于学龄前儿童身心发育和人际交往能力，应特别鼓励。在一般人群膳食指南的基础上，推荐如下 5 条：

（1）规律就餐，自主进食不挑食，培养良好饮食习惯。

（2）每天饮乳，足量饮水，正确选择零食。

（3）食物应合理烹调，易于消化，少调料、少油炸。

（4）参与食物选择与制作，增进对食物的认知与喜爱。

（5）经常户外活动，保障健康生长。

2. 学龄儿童和青少年膳食指南

学龄儿童正处于在校学习阶段，生长发育迅速，对能量和营养素的需要量相对高于成年人。充足的营养是学龄儿童智力和体格正常发育，乃至一生健康的物质保障，因此，更需要强调合理膳食、均衡营养。

学龄儿童期是学习营养健康知识、养成健康生活方式、提高营养健康素养的关键时期。学龄儿童应积极学习营养健康知识，传承我国优秀饮食文化和礼仪，提高营养健康素养，认识食物、参与食物的选择和烹调，养成健康的饮食行为。家长应学会并将营养健康知识融入到学龄儿童的日常。

在一般人群膳食指南的基础上，推荐如下 5 条：

（1）认识食物，学习烹饪，提高营养科学素养。

（2）三餐合理，规律进餐，培养健康饮食行为。

（3）合理选择零食，足量饮水，不喝含糖饮料。

（4）不偏食节食，不暴饮暴食，保持适宜体重增长。

（5）保证每天至少活动 60min，增加户外活动时间。

学龄儿童膳食指南也适用于青少年。

三、老年人的营养

随着社会和经济的发展，世界人口老龄化已经日趋明显。我国 60 岁以上的老年人占人口的 14.9% 以上，已经步入老龄社会。为了促进老年人的身体健康，预防与减少老年性疾病的发生，应高度重视老年人的合理膳食。

（一）老年人的生理特点

随着年龄的增加，老年人的生理功能出现了一系列的改变：身体成分改变，具体表现在瘦体组织逐步减少、脂肪组织比例增高、细胞数量下降、身体水分减少、骨组织矿物质和骨基质均减少，故易出现肌肉萎缩、体温调节能力下降及骨质疏松症；基础代谢及合成代谢降低，分解代谢增高；器官功能下降，消化系统、心脑血管、肾和肝脏功能均随年龄增加而有不同程度的下降；内分泌功能也有改变，妇女绝经后雌激素水平下降，比男性更容易患心血管疾病和骨质疏松症。此外，老年人职业性活动减少，对能量的需要量逐渐减少。

（二）老年人的营养需求

1. 能量

老年人对能量的需求个体间差异很大，参加社会活动和自主活动多的老年人，能量需要也多。随着年龄的增高，对能量的需要量也逐渐减少。以轻体力劳动计，65~80岁老年男性 EER 为 1900kcal/d，女性为 1550kcal/d；75 岁以上老年男性能量需要量为 1800kcal/d，女性为 1500kcal/d。

2. 蛋白质

一直认为老年人与中年人的蛋白质需要量没有不同，而且目前其他国家老年人蛋白质需要量也没有增加。中国 DRIs 中老年人蛋白质的需要量未增加，男性蛋白质的 RNI 为 65g/d，女性为 55g/d。但在疾病的情况下，应个体化对待，按医学的需求摄入。对于老年人蛋白质的质量应有更高要求，建议优质蛋白应占总蛋白摄入量的 50%。

3. 脂类

（1）总脂肪　老年人新陈代谢减缓，体脂肪成分增加。但由于进食能力降低，消化吸收减缓，老年人营养不良的风险也在增加。鉴于目前没有研究或调查证据显示老年人膳食脂肪摄入量要低于成人，现推荐老年人膳食脂肪的 AMDR 与成人相同，为 20%~30%E。

（2）脂肪酸　现推荐成人、老年人、孕妇及乳母 SFA 的宏量营养素可接受范围（acceptable macronutrient distribution range，U-AMDR）为 <10%E。推荐我国成年人和老年人 n-3PUFA 的 AI 为 0.60%E。根据我国居民膳食亚油酸摄入现状，参照 EFSA 和 FAO 数据，推荐我国成年人和老年人 n-6PUFA 的 AI 为 4%E，AMDR 为 2.5%~9%E。

4. 碳水化合物

老年人的糖耐量降低，血糖的调节作用减弱，容易出现血糖增高。过多的糖在体内还可转变为脂肪，引起肥胖、高脂血症等疾病。建议碳水化合物提供的能量占总能量 50%~65% 为宜。而且，老年人应降低单糖、双糖和甜食的摄入量，增加膳食中膳食纤维的摄入。

5. 矿物质

（1）钙　老年人的钙吸收率低，一般 <20%；对钙的利用和储存能力低、容易发生钙摄入不足或缺乏而导致骨质疏松症。中国营养学会推荐老年人膳食钙的 RNI 为 800mg/d。

（2）铁　老年人对铁的吸收利用率下降且造血功能减退，血红蛋白含量减少，易出现缺铁性贫血。中国 DRIs 推荐老年人铁的 RNI 为 12mg/d（男）或 10mg/d（女）。铁摄入过多对老年人的健康也会带来不利的影响。

（3）钠　老年人钠盐摄入每天<6g 为宜，高血压、冠心病病人以<5g/d 为宜。中国 DRIs 推荐老年人钠的 AI 为 1400mg/d。

此外，微量元素硒、锌、铜和铬在每天膳食中亦须有一定的供给量以满足机体的需要。

6. 维生素

老年人对维生素的利用率下降，户外活动减少使皮肤合成维生素 D 的功能下降，加之肝脏和肾脏功能衰退导致活性维生素 D 生成减少。同时，老年人也容易出现维生素 A、叶酸及维生素 B_{12} 等缺乏。维生素 D 的补充有利于防止老年人患骨质疏松症；维生素 E 是一种天然的脂溶性抗氧化剂，有延缓衰老的作用。维生素 B_2 在膳食中易缺乏。维生素 B_6 和维生素 C 对保护血管壁的完整性，改善脂质代谢和预防动脉粥样硬化方面有良好的作用。叶酸和维生素 B_{12} 能促进红细胞的生成，预防贫血。叶酸有利于胃肠黏膜正常生长和预防消化道肿瘤。叶酸、维生素 B_6 能降低血中同型半胱氨酸水平，有防治动脉粥样硬化的作用。具体营养素的参考摄入量如表 1-1 所示。

表 1-1　老年人维生素参考摄入量（RNI 或 AI）

年龄/岁	性别	维生素 A/ μg RAE（RNI）	维生素 D/ μg（RNI）	维生素 E/ mg α-TE（AI）	维生素 B_1/ mg（RNI）	维生素 B_2/ mg（RNI）	维生素 B_6/ mg（RNI）
65~	男	730	15	14	1.4	1.4	1.6
65~	女	640	15	14	1.2	1.2	1.6
80~	男	710	15	14	1.4	1.4	1.6
80~	女	600	15	14	1.2	1.2	1.6

年龄/岁	性别	维生素 B_{12}/ μg（RNI）	维生素 C/ mg（RNI）	泛酸/ mg（AI）	叶酸/ μg DFE（RNI）	烟酸/ mg NE（RNI）
65~	男	2.4	100	5	400	15
65~	女	2.4	100	5	400	12
80~	男	2.4	100	5	400	12
80~	女	2.4	100	5	400	12

（三）老年人的膳食指南

老年人除了身体功能有不同程度的衰退，大多数营养需求与成年人相似，因此，一般人群膳食指南的内容也适合于老年人。此指南补充了适合老年人特点的膳食指导内容，旨在帮助老年人更好地适应身体功能的改变，努力做到合理膳食、均衡营养，减少和延缓疾病的发生和发展，延长健康生命时间，促进在中国成功实现老龄化。

老年人膳食应食物多样化，保证食物摄入量充足。消化能力明显降低的老年，应制作细软食物，少量多餐。老年人身体对缺水的耐受性下降，要主动饮水，首选温热的白开水。户外活动能够更好地接受紫外线照射，有利于体内维生素 D 合成和延缓骨质疏松的发展。老年人常受生理功能减退的影响，更易出现矿物质和某些维生素的缺乏，因此应精心设计膳食、选择营养食品、精准管理健康。老年人应有意识地预防营养缺乏和肌肉衰减，主动运动。老年人不应过度苛求减重，应维持体重在一个稳定水平，预防慢性疾病发生和发展，当非自愿的体重下降或进食量明显减少，应主动去体检和营养咨询。老年人应积极主动参与家庭和社会活动，主动与家人或朋友一起进餐或活动，积极快乐享受生活。全社会都应该创造适合老年人生活的环境，推荐老年人如下四条：

（1）少量多餐细软，预防营养缺乏。

（2）主动足量饮水，积极户外活动。

（3）延缓肌肉衰减，维持适宜体重。

（4）摄入充足食物，鼓励陪伴进餐。

四、孕妇的营养

（一）孕妇的生理特点

妊娠是指在母体内胚胎的形成及胎儿的生长发育过程。足月妊娠为 40 周，一般分为孕早期（1~12 周）、孕中期（13~27 周）、孕晚期（28 周至出生）三个阶段。孕期女性的生理状态及代谢有较大的改变，需要给胎儿提供一个最佳的生长环境，同时也需要维持自身健康。随着妊娠时间的增加，这些改变通常越来越明显，产后又逐步恢复到孕前水平。

母体自受精卵着床，体内便发生一系列生理变化以适应孕期自身及胎儿生长发育的需要，并为产后泌乳进行准备。

1. 内分泌的变化

孕期卵巢及胎盘分泌的激素增加，人绒毛膜促性腺激素、雌激素水平的增加可调节碳水化合物、脂肪的代谢，体内合成代谢加快，基础代谢率从孕中期开始增高，同时有利于营养物质由母体向胎儿转运。循环血中胰岛素水平增加，但胎盘、甲状腺、肾上腺分泌的各种拮抗胰岛素的激素也增加，因此孕期容易出现糖耐量异常和糖尿病。

2. 消化系统的变化

孕早期由于激素水平的改变，往往出现恶心、呕吐、食欲减退等妊娠反应，严重者危及胎儿的安全。孕中晚期，胃肠道平滑肌细胞松弛，张力减弱，蠕动减慢，胃排空延迟，消化液分泌减少，常有消化不良和便秘等症状出现。

3. 主要器官的负荷增大

随着孕期的增加，孕妇的血容量也不断增加，其血浆容量与非孕妇相比增加45%～50%，红细胞和血红蛋白的数量也增加。由于红细胞增加的幅度低于血浆容量，形成的血液相对稀释，称为孕期生理性贫血。血容量的增加使心脏和肺脏的负荷增加，孕晚期由于膈肌上升，心脏向上向前移位，心率增快，心脏负担增大。有效肾血浆流量及肾小球滤过率增加，尿中葡萄糖、氨基酸、水溶性维生素等的代谢终产物的排出量明显增加。妊娠后期部分孕妇会出现水肿、高血压，严重者可出现子痫。

4. 体重增加

孕期体重的增加包括两大部分：一是妊娠产物，包括胎儿、胎盘和羊水；二是母体组织的增长，包括血液和细胞外液的增加、子宫和乳腺的发育及乳汁的储备。健康初孕妇孕期体重增加平均为12.5kg。增重过少或过快过高都对母子双方不利。理想的情况是妊娠前3个月增加体重1.0～1.5kg，以后平均每周增重不超过0.5kg。

（二）孕妇的营养需求

孕妇的合理营养对保证胎儿的正常生长是十分重要的。孕妇除了要保证自身所需营养素外，还要提供胎儿生长所需要的营养素。孕期营养状况的优劣对于胎儿生长发育会产生至关重要的影响。

1. 能量

孕妇的EER是指营养状况良好的孕妇，孕前体重、体成分在正常范围，身体健康，足月生产出正常体重、健康的新生儿所需的能量。因此，孕期需要在孕前总能量需要量基础上额外增加特定的能量，用于孕妇自身体重增长、子宫、胎盘、乳房的生长及胎儿的发育等。增加的能量分为两部分：一是体重增加导致的总能量消耗的增加，二是组织储存所需要的能量。因此，只要得出妊娠各期组织增加的能量储存和体重增加的能量消耗量就可估算出孕早、中、晚三期的每日能量需要的附加量。

影响孕期能量需求的因素很多，如胎儿的生长速度、孕前的体重、孕期体重增长速度、孕后的活动和劳动强度等。中国DRIs推荐，孕早期能量附加量推荐为0，孕中期能量附加量推荐为1050kJ/d（250kcal/d），孕晚期能量附加量推荐为1670kJ/d（400kcal/d）。

2. 蛋白质

孕妇必须摄入足够数量的蛋白质以满足自身及胎儿生长发育的需要。孕妇蛋白质的补充量应包括两部分，一部分是根据体重增加计算得到的蛋白质维持量，另一部分是蛋白质的储存量。足月胎儿体内含蛋白质400～800g，加上胎盘及孕妇自身有关组织增长的需要，共需蛋白质约900g，这些蛋白质需不断从食物中获得。中国DRIs推荐孕中、晚期蛋白质的RNI分别增加15g和30g，孕早期不增加。孕期膳食中优质蛋白质至少占蛋白质总量的1/3以上。

3. 脂类

（1）总脂肪　与普通妇女比较，孕期、哺乳期妇女膳食脂肪摄入量因能量摄入的增加而相应增加，但脂肪供能比不会因此改变。我国孕期及哺乳期妇女膳食脂肪 AMDR 应与成人相同，为 20%~30%E。

（2）脂肪酸 从理论上讲，孕期胎儿脑发育、哺乳期乳汁分泌对 n-3PUFA 有更多的需求。参照成人膳食 ALA 的 AI，推荐孕妇和乳母 ALA 的 AI 为 0.6%E。伴随着孕期和哺乳期能量增加，ALA 的摄入也相应增加。孕妇、乳母、生命早期胎儿体内 DHA 聚集以及脑和视功能发育的研究显示，孕妇和乳母需要更多的 DHA。鉴于亚麻酸在人体内转化为 DHA 的效率有限，加上我国居民居住地域多数远离海岸，膳食 EPA 和 DHA 来源较少。中国 DRIs 推荐孕妇和乳母 EPA+DHA 的 AI 为 250mg/d，其中 200mg 为 DHA。

4. 矿物质

孕期女性容易缺乏的矿物质主要是钙、铁、锌、碘。

（1）钙 孕期由于胎儿从母体摄取大量的钙以供生长发育的需要，同时母体需储存部分钙以备泌乳需要，因此孕期钙的需要量显著增加。当孕妇钙摄入量轻度或短暂性不足时，母体血清钙浓度降低，继而甲状旁腺激素的合成和分泌增加，加速母体骨骼和牙齿中钙盐的溶出；当缺钙严重或长期缺钙时，母亲可发生小腿抽筋或手足抽搐，胎儿也可发生先天性佝偻病。因此，孕妇应增加含钙丰富的食物的摄入，膳食中摄入不足时也可适当补充一些钙制剂。中国 DRIs 未推荐孕期妇女额外补钙。

（2）铁 孕期女性由于一方面需要将铁供给胎儿以供生长发育和储备，另一方面自身也要储存相当的铁以补偿分娩时由于失血造成的铁损失，因此，对铁的需要量显著增加。孕期膳食铁摄入量不足，易引起孕妇缺铁性贫血，还可引起婴儿缺铁，还与早产及低出生体重有关。孕期应注意补充一定量动物肝、血、瘦肉等食物，必要时可在医生指导下加服铁剂。中国 DRIs 推荐，孕中期和晚期膳食铁 RNI 在相应年龄段需要量的基础上分别增加 7mg/d 和 11mg/d，孕早期不增加。

（3）锌 近年来的流行病学调查表明，胎儿畸形发生率的增加与孕期锌营养不良及血清锌浓度降低有关。血浆锌水平一般在孕早期就开始下降，直至妊娠结束，比非妊娠妇女低约 35%，故在孕期应增加锌的摄入量。中国 DRIs 推荐，整个孕期膳食锌 RNI 在非孕妇女 8.5mg/d 基础上均增加 2mg/d。

（4）碘 孕期女性碘缺乏可能导致胎儿甲状腺功能低下，从而引起以生长发育迟缓，认知能力降低为特征的呆小症。通过纠正妊娠早期妇女碘缺乏就可以预防。中国 DRIs 推荐，整个孕期膳食碘的 RNI 在原基础上均增加 110μg/d。

5. 维生素

（1）维生素 A 孕期女性缺乏维生素 A 与胎儿宫内发育迟缓、低出生体重及早产有关。但大剂量维生素 A 可能导致自发性流产和胎儿先天畸形。建议孕妇通过摄取富含类胡萝卜素的食物来补充维生素 A。中国 DRIs 推荐，孕期中期和晚期在原基础上均增加 70μg RAE/d，孕早期不增加。

（2）维生素 D 孕期缺乏维生素 D 与孕妇骨质软化症及新生儿低钙血症和手足抽

撮有关。孕期维生素 D 的 RNI 与非孕妇女相同，为 $10\mu g/d$，UL 为 $50\mu g/d$。

（3）B 族维生素　维生素 B_1 缺乏可影响胃肠道功能，尤其在孕早期由于早孕反应使食物摄入减少，易引起维生素 B_1 缺乏，从而导致胃肠功能下降，进一步加重早孕反应。孕期维生素 B_2 缺乏与胎儿生长发育迟缓、缺铁性贫血有关。中国 DRIs 推荐，在非孕妇女 $1.2mg/d$ 的基础上，孕中期膳食维生素 B_1 和维生素 B_2 分别增加 $0.2mg/d$ 和 $0.1mg/d$，孕晚期分别增加 $0.3mg/d$ 和 $0.2mg/d$。为满足快速生长胎儿的 DNA 合成、胎盘、母体组织和红细胞增加等，孕妇对叶酸的需要量大大增加。孕早期叶酸缺乏已被证实是胎儿神经管畸形的主要原因。备孕妇女应从准备怀孕前 3 个月开始每天补充 $400\mu g$ DFE 叶酸，并持续整个孕期。孕期叶酸的 RNI 在非孕妇女 $400\mu g$ DFE/d 基础上，整个孕期均增加 $200\mu g$ DFE/d。

（三）孕妇的膳食指南

1. 备孕女性

健康的身体状况、合理膳食、均衡营养是孕育新生命必需的物质基础。准备怀孕的妇女应接受健康体检及膳食和生活方式指导，使健康与营养状况尽可能达到最佳后再怀孕。健康体检应特别关注感染性疾病（如牙周病）以及血红蛋白、血浆叶酸、尿碘等反映营养状况的检测，目的是避免相关炎症及营养素缺乏对受孕成功和妊娠结局的不良影响。孕前体重与新生儿出生体重、婴儿死亡率以及孕期并发症等不良妊娠结局有密切关系。肥胖或低体重的育龄妇女是发生不良妊娠结局的高危人群，备孕妇女宜通过平衡膳食和适量运动来调整体重，使体重指数达到 $18.5\sim23.9kg/m^2$。

育龄妇女是铁缺乏和缺铁性贫血患病率较高的人群，怀孕前如果缺铁，可导致早产、胎儿生长受限、新生儿低出生体重以及妊娠期缺铁性贫血。因此，备孕妇女应经常摄入含铁丰富、利用率高的动物性食物，铁缺乏或缺铁性贫血者应纠正贫血后再怀孕。碘是合成甲状腺激素不可缺少的微量元素，为避免孕期碘缺乏对胎儿智力和体格发育产生的不良影响，备孕妇女除选用碘盐外，还应每周摄入 1 次富含碘的海产品。叶酸缺乏可影响胚胎细胞增殖、分化，增加神经管畸形及流产的风险，备孕妇女应从准备怀孕前 3 个月开始每天补充叶酸，并持续整个孕期。

良好的身体状况和营养是成功孕育新生命最重要的条件，而良好的身体状况和营养要通过健康生活方式来维持。均衡的营养、有规律的运动和锻炼、充足的睡眠、愉悦的心情等，均有利于健康的孕育。计划怀孕的妇女如果有健康和营养问题，应积极治疗相关疾病（如牙周病），纠正可能存在的营养缺乏，保持良好的卫生习惯。此外，吸烟、饮酒会影响精子和卵子质量及受精卵着床与胚胎发育，在怀孕前 6 个月夫妻双方均应停止吸烟、饮酒，并远离吸烟环境。

备孕妇女膳食指南在一般人群膳食指南基础上特别补充以下 3 条关键推荐：

（1）调整孕前体重至适宜水平。

（2）常吃含铁丰富的食物，选用碘盐，孕前 3 个月开始补充叶酸。

（3）禁烟酒，保持健康生活方式。

2. 孕期女性

孕育生命是一个奇妙的历程，要以积极的心态去适应孕期变化，愉快享受这一过程。母乳喂养对孩子和母亲都是最好的选择，孕期应了解相关的知识，为产后尽早开乳和成功母乳喂养做好各项准备。

叶酸对预防神经管畸形和高同型半胱氨酸血症、促进红细胞成熟和血红蛋白合成极为重要。孕期除常吃含叶酸丰富的食物外，还应补充叶酸为预防早产、流产，满足孕期血红蛋白合成增加和胎儿铁储备的需要，孕期应常吃含铁丰富的食物，铁缺乏严重者可在医师指导下适量补铁。碘是合成甲状腺素的原料，是调节新陈代谢和促进蛋白质合成的必需微量元素，除选用碘盐外，每周还应摄入 1~2 次含碘丰富的海产品。

孕早期应维持孕前平衡膳食。如果早孕反应严重，可少食多餐，选择清淡或适口的膳食，保证摄入含必要量碳水化合物的食物，以预防酮血症对胎儿神经系统的损害。

自孕中期开始，胎儿生长速率加快，应在孕前膳食的基础上，增加乳类 200g/d，动物性食物（鱼、禽、蛋、瘦肉）孕中期增加 50g/d、孕晚期增加 125g/d，以满足对优质蛋白质、维生素 A、钙、铁等营养素和能量增加的需要。建议每周食用 2~3 次鱼类，以提供对胎儿脑发育有重要作用的 n-3PUFA。

体重增长是反映孕妇营养状况的最实用的直观指标，与胎儿出生体重、妊娠并发症等妊娠结局密切相关。为保证胎儿正常生长发育，应使孕期体重增长保持在适宜的范围。身体活动还有利于保持心情愉悦和自然分娩。健康的孕妇每天应进行不少于 30min 的中等强度身体活动。

烟草、酒精对胚胎发育的各个阶段都有明显的毒性作用，容易引起流产、早产和胎儿畸形。有吸烟饮酒习惯的妇女必须戒烟禁酒，远离吸烟环境，避免二手烟。

孕期妇女膳食指南应在一般人群膳食指南的基础上补充 5 条关键推荐。

（1）补充叶酸，常吃含铁丰富的食物，选用碘盐。

（2）孕吐严重者，可少量多餐，保证摄入含必要量碳水化合物的食物。

（3）孕中晚期适量增加乳、鱼、禽、蛋、瘦肉的摄入。

（4）适量身体活动，维持孕期适宜增重。

（5）禁烟酒，愉快孕育新生命，积极准备母乳喂养。

五、乳母的营养

（一）哺乳对母亲和婴儿的意义

胎儿娩出后，产妇便进入以自身乳汁哺育婴儿的哺乳期。哺乳对婴儿和母亲都具有重要的意义。

1. 哺乳对婴儿的意义

（1）母乳为婴儿提供最天然丰富的营养　母乳是经过亿万年进化形成的乳腺分泌液，母乳中含有大量的营养物质，能够满足婴儿快速生长发育的需要；同时，母乳中的营养成分随婴儿月龄变化而变化，消化、吸收、利用率高，非常适合不同生长发育阶段婴儿的营养需要。

（2）母乳为婴儿提供免疫物质　母乳能够为婴儿提供抗体等免疫物质，促进婴儿免疫系统的成熟，保护婴儿免患感染性疾病。多项研究证实母乳喂养可以减少感染性疾病的发生或降低各种感染性疾病的严重程度，包括细菌性脑膜炎、腹泻、呼吸道感染、坏死性小肠结肠炎、中耳炎、泌尿道感染，以及早产儿的晚发性败血症。

母乳喂养能减少食物过敏，减少特应性皮炎等过敏性疾病。研究发现，纯母乳喂养宝宝过敏性疾病的发生率低于人工喂养宝宝。

（3）母乳喂养增进母子感情，促进婴儿神经发育　母乳喂养增进母子间感情连接，促进婴儿神经、心理发育，宝宝更聪明，这种能力的提高可以延续至青少年甚至成年。一项出生队列研究同样显示母乳喂养超过9个月的婴儿在1~3岁时智力发育指数明显高于人工喂养者。

（4）母乳喂养改善多项婴儿健康结局　有研究显示，母乳喂养可以减少第一年的婴儿猝死发生率，减少后期甚至成年期的胰岛素依赖和非胰岛素依赖糖尿病、淋巴瘤、白血病、霍奇金病、超重和肥胖、高脂血症等疾病的发生。

2. 哺乳对母亲的意义

（1）哺乳促进母亲产后子宫恢复　由于哺乳过程中婴儿对乳头的不断吸吮，刺激母体催产素的分泌而引起子宫收缩，有助于促进子宫恢复到孕前状态。

（2）哺乳预防和改善母亲产后肥胖　乳母在哺乳期分泌乳汁要消耗大量的能量，这将促使孕期所储存的脂肪被消耗，有利于乳母体重尽快复原，预防产后肥胖。

（3）哺乳可以改善母亲远期健康结局　大量研究结果表明，哺乳可降低乳母以后发生乳腺癌、卵巢癌、肥胖、糖尿病等疾病的风险，改善更年期心血管健康状况。

（二）乳母的生理特点

乳汁分泌是一个非常复杂的神经内分泌调节过程。母乳是满足婴儿营养需求的最佳食品，随着婴儿成长过程中不断变化的能量和营养素需求，母乳的组成成分也不断地发生变化。产后第1周分泌的乳汁为初乳，呈淡黄色，质地黏稠，富含免疫蛋白和乳铁蛋白等，乳糖和脂肪较成熟乳少；产后第2周分泌的乳汁称为过渡乳，过渡乳中的乳糖和脂肪含量逐渐增多；第2周以后分泌的乳汁为成熟乳，呈乳白色，富含蛋白质、乳糖和脂肪等多种营养素。

精神因素、乳母的饮食和营养状况是影响乳汁分泌的重要因素，营养不良的乳母乳汁的分泌量减少，泌乳期缩短。乳母的平衡营养有利于母体自身健康的恢复，也有利于保证乳母有充足的乳汁喂养婴儿。

（三）乳母的营养需求

1. 能量

乳母对能量的需要量较大，一方面要满足母体自身对能量的需要，另一方面要供给乳汁所含的能量和乳汁分泌过程本身消耗的能量。根据哺乳期每日泌乳量700～800mL（平均750mL），每100mL乳汁含能量280～320kJ（67～77kcal），母体内的能量转化为乳汁所含的能量，其效率以80%计算，则母体为分泌乳汁应增加能量约2800kJ（670kcal）。由于乳母在孕期储存了一些脂肪，可用以补充部分能量。考虑到哺育婴儿的操劳及乳母基础代谢的增加，推荐的乳母每日膳食能量需要量EER较非孕期女性增加1.67MJ（400kcal）。

衡量乳母摄入能量是否充足，应以泌乳量与母亲体重为依据。当母体能量摄入适当时，其分泌的乳汁量既能使婴儿感到饱足，且母体自身又能逐步恢复到孕前体重。

2. 蛋白质

乳母蛋白质的增加实际上是满足每日泌乳的需要。在前6个月纯母乳喂养阶段，平均每日摄入780g母乳，母乳中平均蛋白质浓度为1.16g/100g（以成熟乳计算）。根据1985年WHO/FAO/UNU报告，膳食蛋白质转化为母乳蛋白质的效率为70%，则哺乳期妇女蛋白质的平均需要量每日增加15g，推荐摄入量每日增加20g。考虑到我国膳食蛋白质质量，尤其是农村膳食蛋白质质量较低，中国DRIs推荐乳母蛋白质的EAR每日增加20g，RNI每日增加25g。

3. 脂类

脂类与婴儿的脑发育有密切关系，尤其是不饱和脂肪酸对中枢神经的发育特别重要。乳母膳食中必须有适量脂肪，尤其是多不饱和脂肪酸。一般而言，每次哺乳过程中后段乳中脂肪含量比前段乳的含量高，这样有利于控制婴儿的食欲。乳中脂肪含量与乳母膳食脂肪的摄入量有关。目前我国乳母脂肪推荐摄入量与成人相同，每日摄入量以占总能量的20%～30%为宜。

从理论上讲，孕期胎儿脑发育、哺乳期乳汁分泌对n-3PUFA有更多的需求。目前研究针对乳母各类脂肪酸的AI与孕妇一致。

4. 矿物质

（1）钙　母乳中钙的含量较为稳定，每天从乳汁中排出钙的量约为300mg。为保证乳汁中正常的钙含量，并维持母体钙平衡，应增加乳母钙的摄入量。中国DRIs推荐乳母钙RNI为在非妊娠期800mg/d基础上不增加。乳母要注意膳食多样化，增加富含钙的食品，例如乳制品，膳食不足部分可以在医师或营养师的指导下合理选用钙剂、骨粉等补充剂。此外还要注意补充维生素D，多晒太阳或服用鱼肝油等，以促进钙的吸收与利用。

（2）铁　由于铁不能通过乳腺输送到乳汁，因此母乳中铁含量低。乳母每天因泌乳损失的铁大约为0.3mg，加上补充妊娠和分娩时的铁消耗，以及月经恢复后的铁损失，乳母的膳食中应注意铁的补充。中国 DRIs 推荐乳母铁的 RNI 在非妊娠期 18mg/d 基础上增加 6mg/d。

（3）碘和锌　碘和锌与婴儿神经系统的生长发育及免疫功能关系较为密切，且乳汁中这两种微量元素的含量受乳母膳食的影响，因此两种元素也是乳母需要重点关注的。中国 DRIs 推荐乳母碘的 RNI 在非妊娠期 120μg/d 基础上增加 120μg/d；锌的 RNI 在非妊娠期 8.5mg/d 基础上增加 4.5mg/d。

5. 维生素

（1）脂溶性维生素　乳汁中的维生素 A、维生素 D、维生素 E 含量受乳母摄入量的影响。乳母维生素 A 的 RNI 增加值为 600μg RAE/d。乳母维生素 D 的 RNI 为 10μg/d，不需额外补充，只要保证良好的营养和充足的阳光照射，即能保持正常的维生素 D 营养状况。

（2）水溶性维生素　乳母维生素 B_1 的 RNI 为 1.5mg/d，维生素 B_2 的 RNI 为 1.7mg/d，维生素 B_{12} 的 AI 为 3.2μg/d。乳汁中的维生素 C 含量变异较大，中国 DIRs 推荐乳母维生素 C 的 RNI 值为 150mg/d。乳汁中维生素 C 与乳母的膳食有密切关系。只要经常吃新鲜蔬菜与水果，特别是鲜枣与柑橘类，基本能容易满足需要。

6. 水

每天从乳汁中分泌的水分为 850mL 左右，为了增进乳汁的分泌，应鼓励乳母多补充流质食物及汤类，如鸡汤、鲜鱼汤、猪蹄汤、排骨汤、菜汤、豆腐汤等，每餐都应保证有带汤水的食物。有调查显示，大豆、花生加上各种肉类，如猪腿、猪排骨或猪尾煮汤、鲫鱼汤、黄花菜鸡汤等均能促进乳汁分泌。

（四）乳母的膳食指南

哺乳期是母体用乳汁哺育新生子代使其获得最佳生长发育并奠定一生健康基础的特殊生理阶段。哺乳期妇女（乳母）既要分泌乳汁、哺育婴儿，还需要逐步补偿妊娠、分娩时的营养素损耗并促进各器官、系统功能的恢复，因此比非哺乳妇女需要更多的营养。哺乳期妇女的膳食仍是由多样化食物组成的营养均衡的膳食，除保证哺乳期的营养需要外，还通过乳汁的口感和气味，潜移默化地影响较大婴儿对辅食的接受和后续多样化膳食模式的建立。

基于母乳喂养对母亲和子代诸多的益处，WHO 建议婴儿 6 个月内应纯母乳喂养，并在添加辅食的基础上持续母乳喂养到 2 岁甚至更长时间。乳母的营养状况是泌乳的基础，如果哺乳期营养不足，将会减少乳汁分泌量，降低乳汁质量，并影响母体健康。此外，产后情绪、心理、睡眠等也会影响乳汁分泌。

乳母的营养是泌乳的基础，尤其蛋白质营养状况对泌乳有明显影响。动物性食物如鱼、禽、蛋、瘦肉等可提供丰富的优质蛋白质和一些重要的矿物质和维生素，乳母每天应比孕前增加约 80g 的鱼、禽、蛋、瘦肉。如条件限制，可用富含优质蛋白质的大豆及其制品替代。为保证乳汁中碘、n-3PUFA 和维生素 A 的含量，乳母应选用碘盐烹调食物，适当摄入海带、紫菜、鱼、贝类等富含碘或 DHA 的海产品，适量增加富含维生素 A 的动物性食物，如动物肝脏、蛋黄等的摄入。乳类是钙的最好食物来源，乳母每天应增饮 200mL 的牛乳，使总乳量达到 400~500mL，以满足其对钙的需要。

有鉴于此，哺乳期妇女膳食指南在一般人群膳食指南基础上增加五条关键推荐。

（1）增加富含优质蛋白质及维生素 A 的动物性食物和海产品，选用碘盐。

（2）产褥期食物多样不过量，重视整个哺乳期营养。

（3）愉悦心情，充足睡眠，促进乳汁分泌。

（4）坚持哺乳，适度运动，逐步恢复适宜体重。

（5）忌烟酒，避免浓茶和咖啡。

第三节　营养配餐与食谱编制

一、营养配餐

（一）营养配餐的概念

"营养配餐"是按配餐对象的合理营养需求来设计其一餐或一日、多日的营养餐，也就是使其饮食中的营养素种类齐全、数量适宜、比例恰当，既能满足配餐对象的营养需求，又不至于营养过剩（需要多少就设计多少，基本平衡）。所以，营养配餐的核心就是营养素与人体需求平衡，各营养素之间比例的平衡等。

（二）营养配餐的理论依据

营养配餐是实现平衡膳食的一种措施，营养配餐可将各类人群的膳食营养素参考摄入量具体落实到每日膳食中；根据群体对各种营养素的需要，因地制宜，合理选择各类食物，达到膳食平衡。通过编制营养食谱，可指导食堂管理人员管理食堂膳食，有助于家庭管理家庭膳食，且有利于成本核算。目前，营养配餐的主要依据如下：

（1）DRIs 是能量和主要营养素需要量的确定依据，RNI 是健康个体膳食摄入营养素的目标，食谱中能量和营养素的供给量应与对应人群的 RNI 保持一致，偏差不宜超过 10%。

（2）中国居民膳食指南和平衡膳食宝塔　膳食指南的原则就是食谱设计的原则，平衡膳食宝塔的同类食物互换对食谱有实际指导作用。

（3）食物成分表　是将营养素需要量转换成食物需要量的工具，要开展好营养配餐工作，必须了解和掌握食物的营养成分。

（4）营养平衡理论　膳食中三种产能营养素必须保持一定的比例，才能保证膳食平衡，膳食中优质蛋白质与一般蛋白质保持一定的比例，饱和脂肪酸、单不饱和脂肪酸和多不饱和脂肪酸之间的平衡。

二、食谱编制

食谱通常有两种含义：一是泛指食物调配与烹饪方法的汇总，如有关书籍中介绍的食物调配与烹饪方法，餐馆的常用菜单等都可称为食谱；另一种则专指膳食调配计划，即针对不同群体或个体的平衡膳食计划，包括每日主食和菜肴的名称与数量，并符合营养目标需要。

（一）食谱编制的基本原则

食谱编制的基本原则是必须根据对象的生理条件和主要营养素的需要编制食谱，特别是应遵循营养平衡、食物多样、饭菜适口和经济合理的原则。如儿童食谱的制订要考虑其生长发育的特点；乳母食谱的制订要考虑其哺乳的特点；老年人食谱的制订要考虑其生理功能逐渐衰退的特点等。幼儿园的集体用餐食谱应考虑其群体的年龄及餐次特点；成人集体用餐食谱的类型的确定依据就餐方式，如桌餐、自助等。无论什么样的方式，以下六条基本原则有普遍意义。

1. 保证营养充足和平衡

食谱编制首先要保证营养充足和平衡，提供符合营养要求的平衡膳食。碳水化合物、蛋白质、脂肪是膳食中提供能量的营养物质，在供能方面可以在一定程度上相互代替，但在营养功能方面却不能相互取代。因此，膳食中所含的产能物质应符合其比例要求，以满足人体的生理需要。其他主要营养素的需要，可参考中国居民膳食营养素参考摄入量的数值。

2. 满足食物多样和比例适当

食物多样化是营养配餐的重要原则，也是实现合理营养的前提和基础。目前所知，人体共需营养素有40余种，而各种食物含有各自的营养素，至今没有一种单一天然食物能满足人体需要的全部营养素，因此，合理食谱必须要由多种食物恰当地组合，才能达到平衡膳食的目的。根据各种食物所含营养素的特点及各自的膳食结构，将食物归成若干大类。每日膳食构成必须包括这些大类的食物，才能保证得到所需要的全部营养素。

3. 照顾饮食习惯和适口性

"好吃"或饭菜的适口性与膳食习惯和爱好有关，"好吃"是"吃好"的基础，也是营养配餐和编制食谱的重要原则，其重要性并不低于营养供给。科学的烹饪方法能引起食欲，减少营养素的损失。在编制食谱和烹调加工时考虑到食品的色、香、味、型和营养，通过视觉、嗅觉、味觉促进消化液分泌，引起较好的食欲，有利于食物的消化吸收。在烹调加工时要选择科学的方法，合理切配，减少营养素在加工过程中的损失，是保证用膳者能获得应有的营养素的重要环节。多采用煮、蒸、炖、煨的烹饪方法。少采用炸、炒、腌、熏等烹饪方法。

4. 考虑食物价格和定量

对于集体用餐来说，考虑每餐价格并准确地计算采购食物量和烹饪量是同样重要的。既要满足就餐人员的营养需要，又要注意节约、防止浪费，使就餐人员吃得够、吃得完，饮食消费必须与生活水平相适应。在满足就餐人员膳食营养推荐摄入量标准，特别是能量和蛋白质的供给量的前提下，节约成本，用价格低营养相近的食物相互替代，如遇风味问题应在烹饪方法上给予弥补。

5. 合理分配三餐、保持能量均衡

合理安排一日三餐的食量和能量摄入，是合理膳食的重要组成部分。考虑日常生活习惯和消化系统生理特点，一日三餐的时间应相对规律。一日三餐食物的合理分配，通常以能量作为进食量的标准。根据膳食指南的推荐和实际经验，早餐提供的能量应占全天总能量的 25%～30%，午餐应占 30%～40%、晚餐应占 30%～40%。这个比例可根据职业、劳动强度和生活习惯进行适当调整。如婴幼儿和学龄前儿童应为三餐三点制；学龄儿童和青少年可以为三餐两点制或三餐制；老年人可以为三餐两点制。一般情况下，早餐、午餐和晚餐的时间分别是在 07：30、12：00、19：00 左右，1h 为宜，有加餐可在三餐中间时间，不要靠近正餐时间。

6. 注意安全卫生

购买新鲜食物，不用腐烂和有疑问的食物为原料，保证储藏安全，是防止这些因素引起食源性疾病的根本措施。

（二）食谱编制方法

食谱编制方法主要包括计算法和食物交换份法。

1. 计算法

计算法是食谱编制的基础方法，食谱编制计算法主要包括以下步骤。

（1）根据用餐者的年龄、体型、体力活动量并查 DRIs 表确定全日能量需要量。

（2）确定用餐者宏量营养素每日应提供的数量。

（3）确定宏量营养素三餐分配量。

（4）确定主副食的品种。

（5）确定主副食的数量。

（6）确定纯能量食物（烹调用油等）的数量。

（7）食谱的确定。

（8）食谱的评价和调整。

2. 计算法食谱编制举例

以乳母为用餐者举例进行食谱编制，要求三大营养素供能比例：蛋白质 15%，脂肪 30%，碳水化合物 55%。

（1）根据用餐者的年龄、体型、体力活动量并查 DRIs 表确定全日能量需要量及宏量营养素每日应提供的能量。

根据附录 1 中国居民膳食营养素参考摄入量（DRIs，2023）相关表格，可知乳母每日膳食能量需要量（EER）为 2300kcal，蛋白质推荐摄入量（RNI）为 80g/d，宏量营养素可接受范围分别为总碳水化合物 50%~65%E、添加糖<10%E、总脂肪 20%~30%E、饱和脂肪酸<8U-AMDR/%E。

（2）确定用餐者宏量营养素每日应提供的能量。

根据三大营养素应提供的能量=全日所需总能量×供给能量比例可得：

蛋白质：　　　　　　2300×15%=345kcal/d

脂肪：　　　　　　　2300×30%=690kcal/d

碳水化合物：　　　　2300×55%=1265kcal/d

（3）确定用餐者宏量营养素每日应提供的数量。

根据三大营养素应提供的能量=全日所需总能量×供给能量比例可得：

蛋白质：　　　　　　345/4=86g/d

脂肪：　　　　　　　690/9=77g/d

碳水化合物：　　　　1265/4=316g/d

（4）确定宏量营养素三餐分配量（表 1-2）。

表 1-2　宏量营养素三餐分配量

三餐	宏量营养素	分配量
早餐（30%）	蛋白质	86×30%=26（g/d）
	脂肪	77×30%=23（g/d）
	碳水化合物	316×30%=95（g/d）
午餐（40%）	蛋白质	86×40%=34（g/d）
	脂肪	77×40%=31（g/d）
	碳水化合物	316×40%=126（g/d）
晚餐（30%）	蛋白质	86×30%=26（g/d）
	脂肪	77×30%=23（g/d）
	碳水化合物	316×30%=95（g/d）

（5）确定主副食的食物品种（表 1-3）。

表 1-3　三餐主副食食物品种

三餐	主副食	食物品种
早餐	主食	馒头
	副食	牛乳、鸡蛋
午餐	主食	米饭
	副食	草鱼、鸡、青菜

续表

三餐	主副食	食物品种
晚餐	主食	米饭
	副食	里脊肉、豆腐干、青菜

（6）确定主副食的数量。

一般以碳水化合物的需要量确定主食量，如果选择的主食品种包括 2 种或 2 种以上，需确定每种主食提供碳水化合物的比例。

主食需要量的计算公式：

各餐主食需要量＝（各餐碳水化合物的需要量×品种的供应比例）/食物中碳水化合物的含量

副食数量以需由副食提供的蛋白质确定，蔬果蛋白质含量及吸收率低，可忽略，并且需由副食提供的蛋白质用动物蛋白及豆类进行计算。副食数量的确定包括以下步骤：

①计算主食提供的蛋白质的量。

主食提供蛋白质的量＝主食量×主食的蛋白质含量

②计算由副食供给的蛋白质的量。

各餐次副食提供蛋白质的量＝各餐次蛋白质需要量−各餐次主食提供的蛋白质量

③设定各种副食的蛋白质供给比例。

各餐某一副食需要量＝（各餐副食蛋白质的需要量×食品的供应比例）/食物中蛋白质的含量

④选择蔬菜的品种和数量。

早餐主食为馒头、副食为牛乳、鸡蛋。

碳水化合物需要量 95g，查食物成分表可得馒头的碳水化合物含量 47%，供给量为 $\frac{95}{47\%}=202g$。

蛋白质需要量 26g，查食物成分表可得馒头蛋白质含量 7.0%，供给量为 $202×7.0\%=14g$。

副食提供的蛋白质为 26−14＝12g，乳和蛋提供动物蛋白各 50%，供给量为 $12÷2=6g$，查食物成分表可得：鸡蛋蛋白质含量 13.3%，所需鸡蛋量为 $\frac{6}{13.3\%}=45g$；牛乳蛋白质含量 3.0%，所需牛乳量为 $\frac{6}{3.0\%}=200g$。

同理，可以确定午餐及晚餐主副食品数量，午餐主食为米饭，副食为草鱼、鸡、青菜。

所需碳水化合物 126g，蛋白质 34g。查食物成分表可得：米饭碳水化合物含量 25.9%，需要量为 $\frac{126}{25.9\%}=486g$，米饭蛋白质含量为 2.6%，供给量为 $486×2.6\%=12.6g$。

副食提供的蛋白质为 34−12.6＝21.4g，草鱼和鸡两者提供动物蛋白各占 50%，计算可得 21.4÷2＝10.7g。草鱼蛋白质含量 16.6%，需要量为：$\frac{10.7}{16.6\%}=64g$；鸡的蛋白质含量 19.3%，需要量为：$\dfrac{10.7}{19.3\%}=55g$。

晚餐主食为米饭，副食为里脊肉、豆腐干、青菜。晚餐碳水化合物需要 95g，蛋白质需要 26g。

查食物成分表可得：米饭碳水化合物含量 25.9%，需要量为 $\dfrac{95}{25.9\%}=367g$，米饭蛋白质含量为 2.6%，供给量为 367×2.6%＝9.5g。

副食提供的蛋白质为 26－9.5＝16.6g，猪瘦肉和豆腐干两者提供动物蛋白各占 50%，计算可得 16.6÷2＝8.3g。猪瘦肉蛋白质含量 20.3%，需要量为：$\dfrac{8.3}{20.3\%}=41g$；豆腐干的蛋白质含量 16.2%，需要量为：$\dfrac{8.3}{16.2\%}=51g$。

最后选择蔬菜的品种和数量：菜心 200g、小白菜 200g、圆椒 50g、洋葱 50g。

配料：冬菇 10g、红枣 5g、红椒 5g、青葱 5g、生姜 5g、蒜头 10g、豆腐乳 5g、盐 4g、胡椒粉 2g、干淀粉 10g、白糖 5g、料酒 10g、味精 2g、混合油 40g、麻油 9g、生抽 5g。

（7）确定纯能量食物（烹调用油等）的数量，参考表 1-4。

脂肪的需要量一般由日常食品和烹调用油两部分提供。

$$烹调用油的量＝总脂肪需要量－食物中的脂肪含量$$

该女性的全日的脂肪需要量为 77g。

表 1-4　不同食物脂肪含量表

食物种类	脂肪含量/%	食用量/g	提供脂肪量/g
草鱼	5.2	64	3.3
瘦肉	6.2	41	2.5
鸡	9.4	55	5.2
豆干	3.6	51	1.8
米饭	0.8	853	6.8
馒头	1.1	202	2.2
牛乳	3.2	200	6.4

烹调用油量：77－3.3－2.5－5.2－1.8－6.8－2.2－6.4＝48.8（g）。

（8）一日食谱的初步确定如表 1-5 所示。

表 1-5　一日初步食谱

三餐	食物种类	食物重量/g
	馒头	202
早餐	牛乳	200
	煮鸡蛋	45

续表

三餐	食物种类	食物重量/g
午餐	米饭	486
	椒丝姜葱鱼	64
	冬菇红枣蒸鸡	55
	蒜茸炒菜心	200
晚餐	米饭	367
	肉片小白菜	250
	圆椒丝洋葱丝炒豆腐干	150

（9）食谱初步确定后，由于计算时忽略了蔬菜水果的计算，应根据食物成分表对食谱的营养素进行复核计算。采购表要考虑毛重与净重。

3. 食物交换份法

食物交换份法是指将常用食物按其所含营养素量的近似值归类，计算出每类食物每份所含的营养素值和食物质量，各类食物中只要产生90kcal能量的食物称为一个交换份（一份），然后将每类食物的内容列出表格，供配餐时交换使用的一种方法。使用时可以根据不同能量需要，按蛋白质、脂肪和碳水化合物的合理分配比例，计算出各类食物的交换份数和实际重量，并按每份食物等值交换表选择食物。

食物交换份法编制食谱步骤如下：

①查DRIs表可得用餐者每日所需总能量及各营养素供给量；

②计算三大宏量营养素所需量；

③计算每日所需的食物交换份数，并列出每日所需不同种类食物份数；

④根据三餐不同占比设计粗配食谱；

⑤计算食谱中各类营养成分并进行食谱调整。

4. 食物交换份法食谱编制举例

以一名从事中等体力活动某男性为例使用食物交换份法制定一日食谱。

（1）查附录可确定全日总能量和各营养素供给量，可知该男性每日所需总能量为2700kcal。

（2）三大供能物质供能比例可以设定为蛋白质14%、脂肪26%、碳水化合物60%，计算可得：

蛋白质：（2700×14%）/4＝94.5（g）

脂肪：（2700×26%）/9＝78（g）

碳水化合物：（2700×60%）/4＝405（g）

根据膳食指南划分的四大类食物计算食物交换份表（表1-6）：

谷薯组——米、面、杂粮及薯类。主要提供碳水化合物、蛋白质、膳食纤维及B

族维生素。

菜果组——鲜豆、叶菜、根茎、茄果类。提供膳食纤维、矿物质、维生素 C 和胡萝卜素。

肉蛋组——肉、禽、鱼、蛋、乳类及大豆及其他干豆类。主要提供蛋白质、脂肪、矿物质、维生素 A 和 B 族维生素。

油脂组——动植物油、淀粉、食用糖、酒类。主要提供能量。植物油还可提供维生素 E 和必需脂肪酸。

表 1-6 食物交换份表

组别	类别	每份质量/g	能量/kcal	蛋白质/g	脂肪/g	碳水化合物/g
谷薯组	谷薯类	25	90	2	—	20.0
菜果组	蔬菜类	500	90	5	—	17.0
	水果类	200	90	1	—	21.0
肉蛋组	大豆类	25	90	9	4	4.0
	乳制品	160	90	5	5	6.0
	肉蛋类	50	90	9	6	—
油脂组	坚果类	15	90	4	7	2.0
	油脂类	10	90	—	10	—

（3）确定常用食物及用量　用食物交换份法计算：2700kcal，可分成 90kcal/份的食物交换份为 30 份，列出一日所需不同种类食物的份数，见表 1-7。

表 1-7 一日所需各类食物交换份数表

食物	交换份/g	占交换份	用量/g
油脂	10	2.5	25
牛乳	250	1	250
豆腐	140	1	140
鸡蛋	60	1.5	90
蔬菜	500	1	500
水果	200	1	200
鱼畜肉	50	4	200
大米	25	18	450

（4）列出一日粗配食谱（表 1-8）　按早餐 30%、午餐 40%、晚餐 30%进行分配，可根据附录 2 更换食物种类。

表 1-8　一日粗配食谱

餐次	食谱名称	食物名称	食物数量/g	食物份
早餐（9份）	牛乳 瘦肉面 苹果 鸡蛋	牛乳	250	1
		瘦肉	50	1
		面粉	100	5
		苹果	100	0.5
		鸡蛋	90	1.5
午餐（12份）	米饭 番茄 豆腐蒸鱼	大米	200	8
		番茄	250	0.5
		草鱼	50	1
		豆腐	140	1
		花生油	15	1.5
			100	5
晚餐（9份）	花卷 菜心炒牛肉 柑	牛肉	100	2
		油菜	250	0.5
		柑	100	0.5
		花生油	10	1
		全天食盐	6	—

（5）调整食谱　检查粗配食谱中其食物营养成分是否符合推荐摄入量，即前面计算过的蛋白质约为 94.5g，脂肪为 78g，碳水化合物为 405g。如果粗配食谱中各营养素不在 80%~100%，则应进行调整，直到符合要求为止，以上粗配食谱基本符合。

（三）食谱的评价

食谱评价主要包括以下几方面：①食谱的多样化评价；②食物量的评价；③能量和营养素的摄入量的评价；④能量来源评价；⑤三餐的能量摄入分配的评价；⑥蛋白质来源的评价。

1. 食谱评价的步骤

（1）按类别将食物归类排序，并列出数量。

（2）从表中查出每 100g 食物营养素的含量，算出每种食物所含营养素的量。累计算出所有食物分别提供的营养素含量。将计算结果与 DRIs 中同类人群的水平比较评价。

公式：　　　　食物量（g）×食部比例×100g 食物中营养素含量/100

（3）根据宏量营养素的能量折算系数，分别算出供能比。

（4）计算优质蛋白占总蛋白的比例。

（5）计算三餐提供能量的比例。

2. 食谱评价举例

表 1-9 为某乳母一日粗配食谱，以此为例进行食谱评价。

表 1-9 一日粗配食谱

三餐	食物种类	食物质量/g
早餐	馒头	100
	牛乳	250
	苹果	100
	鸡蛋	50
午餐	面条	120
	鸡肉	30
	番茄	50
	黄瓜	250
	花生油	15
	苹果	250
	食盐	1
晚餐	米粥	50
	花卷	75
	花生油	10
	食盐	1
	瘦猪肉	30

按类别将食物归类排序，并列出数量，该乳母三餐食物营养成分计算见表 1-10、表 1-11 和表 1-12。

表 1-10 乳母早餐食物营养成分计算表

食物名称	重量/g	热量/kcal	蛋白质/g	脂肪/g	糖/g	维生素 B_1/mg	维生素 B_2/mg	维生素 C/mg	钙/mg	钠/mg
牛乳	250	136	7.5	7.25	10.25	0.05	—	—	337.5	91.25
鸡蛋	50	77	6.3	5.5	0.5	0.1	0.13	—	19.5	66
馒头	100	233	7.8	1	48.3	0.05	0.07	—	18	165
苹果	100	48	0.3	—	11.8	0.01	0.02	4	13	2.1
合计	500	494	21.9	13.75	70.85	0.21	0.22	4	388	324.4

表 1-11 乳母午餐食物营养成分计算表

食物名称	质量/g	热量/kcal	蛋白质/g	脂肪/g	糖/g	维生素 B_1/mg	维生素 B_2/mg	维生素 C/mg	钙/mg	钠/mg
面条	120	410	12.7	0.6	88.6	0.1	0.06	—	16.8	15.5
鸡肉	30	54	5.6	3.4	0.4	0.02	0.04	—	17.6	77.4

续表

食物名称	质量/g	热量/kcal	蛋白质/g	脂肪/g	糖/g	维生素 B_1/mg	维生素 B_2/mg	维生素 C/mg	钙/mg	钠/mg
番茄	50	9	0.5	0.2	1.5	0.02	0.01	—	4.5	—
黄瓜	250	32.5	1.8	—	6.5	0.05	1.3	12.5	42.5	6.3
花生油	15	139	—	15	—	—	—	9.6	—	—
苹果	250	120	0.8	—	29.5	0.03	0.05	10	32.5	5.3
食盐	1	—	—	—	—	—	—	—	—	251
合计	716	764.5	21.4	19.2	126.5	0.22	1.46	32.1	113.9	355.5

表 1-12　乳母晚餐食物营养成分计算表

食物名称	质量/g	热量/kcal	蛋白质/g	脂肪/g	糖/g	维生素 B_1/mg	维生素 B_2/mg	维生素 C/mg	钙/mg	钠/mg
米粥	50	23	0.6	0.2	4.9	—	0.02	—	4	1.4
花卷	75	162	4.8	0.8	34.2	—	0.02	—	14.3	71
马铃薯	250	213	4.8	—	49	0.25	0.08	20	37.5	8.3
瘦猪肉	30	45	6	2.4	—	1.5	0.08	1.7	—	21
花生油	10	90	—	10	—	—	—	5.2	—	—
食盐	1	—	—	—	—	—	—	—	—	251
合计	416	533	10.2	13.4	88.1	1.75	0.2	26.9	55.8	352.7

每日摄入蛋白质总量为：21.9+21.4+10.2=53.5（g）

蛋白质提供的总能量为：53.5×4=214（kcal）

每日摄入脂肪总量为：13.75+19.2+13.4=46.35（g）

脂肪提供的总能量为：46.35×9=417.15（kcal）

每日摄入碳水化合物总量为：70.85+126.5+88.1=285.45（g）

碳水化合物提供的总能量为：285.45×4=1141.8（kcal）

蛋白质的供能比为12%，脂肪为23.5%，碳水化合物为64.5%，供能比较为合理。

该乳母全天摄入总能量为：494+764.5+533=1791.5（kcal）

三餐占比分别为早餐28%，午餐43%，晚餐29%，供能比较为合理。

乳母每天摄入总能量为2300kcal，1791.5/2300=78%，所以乳母总能量摄入不足。

实际蛋白质摄入总量：21.9+21.4+10.2=53.5（g）

来源于优质蛋白质有：7.5+6.3+5.6+6=25.4（g）

乳母蛋白质推荐摄入量为80g/d。

优质蛋白质占应摄入总蛋白的比例为：

$$\frac{25.4}{80} \times 100\% = 31.75\% < 50\%$$

所以，该孕妇蛋白质总量摄入不足，优质蛋白质未达孕期要求 50% 以上，同样存在优质蛋白质不足。

综上，该乳母能量、蛋白质、优质蛋白、钙等均摄入不足，长期按此模式进食，将影响乳母健康。建议该孕妇每天增加能量到 2300kcal，蛋白质增加到 80g，且优质蛋白质占 40g 以上。还需要观察如铁、锌、碘及各类维生素的补充，以保证乳母健康。

思考题

1. 请思考，如何看待中国膳食指南与西方膳食指南的不同之处（比如，《中国居民膳食指南（2023）》中谷物的推荐摄入量为 200～300g/d，而《美国居民膳食指南（2020—2025）》中谷物的推荐量约为 180g/d，比中国的低很多）？

2. 现有一名患者，女性，25 岁，妊娠 5 个月，早期妊娠反应明显，现饮食正常。平素较挑食，不喜欢吃牛肉、猪肝等食物，近日常感头晕、体倦、乏力，血液检查血红蛋白为 76g/L。请问：

（1）王女士孕期可能会患何种疾病？

（2）如何指导王女士调整饮食习惯？

（3）妊娠期间如何做到合理营养？

育人课堂

中国营养健康事业的
开拓者——陈春明

第二章
营养筛查与营养评价

学习目标

1. 了解营养风险筛查，掌握营养不良的筛查和评价方法。

2. 了解我国营养师制度的主要内容，熟悉营养师的分类和公共营养师的主要工作内容。

思维导图

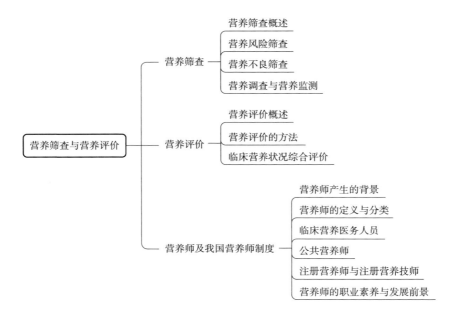

　　营养状况是指能量和营养素满足生理需要的程度。要达到或维持理想的营养状况，就要使能量和营养素的摄入满足机体生理功能的需要。如果营养状况不正常，身体健康就不能得到保障，甚至发生能量或营养素缺乏或过量直接导致的疾病，或者与之相关的各种疾病，包括多种慢性病。如果在疾病的早期采用适当的方法识别出营养不良（包括营养缺乏和营养过剩），或通过常规收集住院病人的有关资料查找出处于不同营养危险性的个体，就可以通过营养干预和营养支持等手段进行及时合理的营养指导，改善或调整其膳食或营养物质的摄入量，避免更严重的损害发生。因此，对社区人群或临床病人进行正确的营养状况评价，对于改善人体营养健康状况、防治营养性疾病及与之有关的多种慢性病具有重要意义。营养状况评价是对从膳食、生物样品、人体测量、临床检查、既往健康史中获得的信息进行分析评价。理想而言，每个人都应定期进行营养状况评价，对于健康人和病人所采用的营养评价方法和指标不尽相同。本章主要基于临床营养中的营养筛查和营养评价两个方面讲解，并对我国营养师制度有关的主要内容做介绍。

第一节 营养筛查

一、营养筛查概述

获取营养状况资料的方式有营养筛查、营养调查和营养监测。营养筛查主要针对临床病人而言，是指应用量表化工具，初步判断患者营养状态的过程，其目的在于评定患者是否具有营养风险或发生营养不良的风险。因此，营养筛查包括营养风险筛查和营养不良筛查两大类。通过该方法可识别那些需要给予干预的已患营养不良的个体。它是用实际的测量数据与预定的危险水平及临界值进行比较，筛查可以针对个体，也可以针对危险人群。

在临床营养中，我们需要通过营养筛查、营养评价、营养干预和营养监测四个步骤来开展规范化营养支持治疗。一般前两个步骤构成对病人营养状况的评价。其目的是对病人的营养状况进行鉴定，确定营养不良的危险程度，为医师和营养师确定疾病的程度和制定治疗方案提供重要依据。营养筛查先于营养评价，患者住院 24h 内应进行营养筛查，即营养筛查是针对所有住院患者。营养评价在营养筛查后进行，实施对象为存在营养风险或者是营养不良可能性的患者。营养筛查只能判断患者是否存在营养风险或营养不良，对营养不良的程度无法判断，而营养评价可以半定量或者定量判定患者营养不良的程度。

临床营养管理的核心目标是对存在营养风险患者通过规范化营养支持治疗，改善患者临床结局和成本效益比。通过营养风险筛查发现具有营养风险的患者。借助营养评价，制定营养支持治疗处方是临床营养管理的基础。

二、营养风险筛查

（一）营养风险相关概念和临床意义

欧洲肠外肠内营养学会（European Society for Parenteral and Enteral Nutrition，ESPEN）指南（2003 版）对营养风险的定义为：现存的或潜在的与营养因素相关，导致患者出现不良临床结局的风险。因此，营养风险是一个与结局相关的风险，并不仅仅是"营养不良的风险"。这些结局包括感染性并发症发生率、住院时间、住院费用、生活质量、成本效益比等。对有营养风险的患者给予规范化营养支持治疗能够改善临床结局，使患者真正受益。

20 世纪 80 年代之前，我国每年接受规范化营养支持治疗的患者仅有数百至上千例，几乎全是重度蛋白质能量营养不良的患者。营养支持治疗的适应症问题在当时并不突出，但在当前医疗领域，接受营养支持治疗的病例每年已达数百万例，必须对营养支持治疗的适应症进行判定。首先需要借助科学的筛查工具对患者是否存在营养风险作出判定。对存在营养风险的患者应借助营养评价，制定个体化营养支持治疗方案，并通过规范化营养支持治疗，改善患者临床结局和成本效益比。

应对每位住院患者在入院时进行营养风险筛查，判断其是否存在营养风险，是否存在营养支持治疗的适应症。对存在营养风险的患者应进行营养评价并作出营养诊断。承担此项工作的应是经过相关培训的医护人员、营养师和营养医师（本章第三节将对营养师和相关制度进行介绍）。

（二）营养风险筛查概念和工具

根据 ESPEN 指南（2003 版）和中华医学会肠外肠内营养学分会（Chinese Society for Parenteral and Enteral Nutrition，CSPEN）指南（2008 版）对营养风险筛查的定义是借助具有循证基础的量表化筛查工具，判断患者是否具有营养风险及判断患者是否具有营养支持治疗的适应症。对营养风险筛查阳性（即存在营养风险）的患者应进行营养评价。营养风险筛查是对患者进行营养支持治疗的前提。常用工具为营养风险筛查2002（Nutritional Risk Screening-2002，NRS-2002）。

在各种营养筛查工具中，NRS-2002 同时考虑到营养状态的改变和疾病的严重程度，是公认程度最广的推荐筛查工具，也是仅有的以临床结局是否改善为目标的营养风险筛查工具，得到美国肠外肠内营养学会（American Society for Parenteral and Enteral Nutrition，ASPEN）重症患者营养支持指南、美国胃肠病学会成人营养支持指南、CSPEN、ESPAEN 等的推荐。NRS-2002 于 2002 年德国慕尼黑年会上报告。2003 年在 *Clinical Nutrition* 上发表，被 ESPEN 指南推荐。NRS-2002 基于 9 篇随机对照研究和 1 篇观察性研究建立，以 12 篇随机对照研究为基准制定，并通过 128 篇随机对照研究进行了回顾性验证，具有较强的循证医学基础。

CSPEN 的"营养风险-营养不足-营养支持-临床结局-成本效益比（nutritional screening under nutrition support outcome cost effectiveness ratio，NUSOC）多中心协作组"对 NRS-2002 在中国的有效性验证显示，对有营养风险的患者进行营养支持治疗，可改善临床结局。2009 年，营养风险的概念首次出现在国家医疗保险药品目录上。2013年，原国家卫生与计划生育委员会颁布了卫生行业标准《临床营养风险筛查》（WS/T 427—2013）。2017 年，人力资源和社会保障部印发的国家基本医疗保险、工伤保险和生育保险药品目录进一步明确提出：参保人员使用肠外营养和肠内营养需经"营养风险筛查明确具有营养风险时，方可按规定支付费用"。2018 年，NUSOC 制定的《营养风险及营养风险筛查工具 NRS-2002 临床应用专家共识（2018 版）》正式发布。该工具适用于 18 岁以上且住院时间超过 24h 的患者，不推荐用于未成年人。

NRS-2002 内容包括：

① 营养状况受损，评分 0~3 分；

② 疾病严重程度，评分 0~3 分；

③ 年龄评分（≥70 岁者加 1 分），总分为 0~7 分。

评分≥3 分，为具有营养风险，需进行营养评价；而入院时筛查 NRS<3 分者，虽暂时没有营养风险，但应每周重复筛查一次。一旦出现 NRS≥3 分的情况，即进入营养支持治疗程序。NRS-2002 量表如表 2-1 所示。

表 2-1　营养风险筛查 2002（NRS-2002）量表

A. 营养状态受损评分（取最高分）	
1 分（任一项）	近 3 个月体重下降>5%
	近 1 周内进食量减少>25%
2 分（任一项）	近 2 个月体重下降>5%
	近 1 周内进食量减少>50%
3 分（任一项）	近 1 个月体重下降>5%或近 3 个月下降>15%
	近 1 周内进食量减少>75%
	体重指数<18.5kg/m² 及一般情况差
B. 疾病严重程度评分（取最高分）	
1 分（任一项）	一般恶性肿瘤、髋部骨折、长期血液透析、糖尿病、慢性疾病（如肝硬化、慢性阻塞性肺病）
2 分（任一项）	血液恶性肿瘤、重症肺炎、腹部大型手术、脑卒中
3 分（任一项）	颅脑损伤、骨髓移植、重症监护
C. 年龄评分	
1 分	年龄≥70 岁

注：NRS-2002 评分＝A+B+C。如患者评分≥3 分，则提示患者存在营养风险，应进行营养评价，并制定和实施营养支持治疗计划。

三、营养不良筛查

（一）营养不良的定义及分类

营养不良包括营养不足和营养过剩两种情况。前者又称营养缺乏，是指机体从食物中获得的能量、营养素不能满足身体需要，从而影响生长、发育或生理功能的现象。后者又称为营养过度，是指机体从食物中获得的能量、营养素超过了身体需要，导致超重、肥胖等现象。二者均可通过膳食调查、体格测量及相关的生理、生化指标的检测来发现。

严格来说，任何一种营养素和能量的失衡均可称为营养不良。英国国家医疗卫生与社会服务优化研究所（NICE）的《成人营养支持疗法指南（2006版）》将营养不良定义为营养缺乏的一种状态，是指由于能量、蛋白质、维生素和矿物元素等缺乏导致的机体组成、功能或临床结局等多方面的可测定的不良反应。住院病人的营养不良通常是指蛋白质-能量营养不良，即由于能量或蛋白质摄入不足或吸收障碍，造成特异性的营养缺乏症状和体征。

1. 蛋白质-能量营养不良的三种类型

（1）消瘦型或单纯饥饿型营养不良　主要原因是能量摄入不足，常见于慢性疾病或长期饥饿的患者。临床表现为严重的脂肪和肌肉消耗，皮脂厚度和上臂围减少，躯体和内脏肌肉量减少，血浆白蛋白显著降低。发生于婴幼儿者，则生长发育迟缓、身材矮小消瘦，严重者为"皮包骨"，皮下脂肪消失，皮肤干燥松弛且失去弹性和光泽，头发纤细稀松且干燥易脱落、失去固有光泽，双颊凹陷呈猴腮状，脉缓、血压和体温低、对冷气候敏感。成年人突出表现为消瘦无力，常并发干眼症、腹泻、呕吐、脱水等。

（2）水肿型营养不良或低蛋白血症型营养不良　以蛋白质缺乏为主而能量供给尚能适应机体需要，以全身水肿为特征。主要见于经济落后的国家和地区的婴幼儿和儿童。临床上常见于长期蛋白质摄入不足或创伤和感染等应激状态。患者主要表现为淡漠、嗜睡、厌食、动作缓慢、毛发易脱落、内脏蛋白质迅速下降，出现水肿及伤口愈合延迟。与消瘦型不同，该型带有明显的生化指标异常。主要为血浆白蛋白值明显下降和淋巴细胞计数下降。若不采用有效的营养支持，可因免疫力受损，导致革兰氏阴性菌败血症和严重的真菌感染。

（3）混合型营养不良　由于长期营养不良而表现有上述两种营养不良类型的特点，常同时伴有维生素和其他营养素的缺乏。轻症者仅表现为儿童生长发育障碍，成年人体重减轻。较重者表现为面部和四肢皮下脂肪减少，骨骼肌显著消耗，皮肤干燥松弛、毛发纤细而易折断。骨骼肌与内脏蛋白质均有下降，内源脂肪与蛋白质储备耗空，多种器官功能受损。因原本能量储备少，在应激状态下，体内蛋白质急剧消耗，极易发生感染和伤口不愈等并发症，是一种非常严重、危及生命的营养不良。临床上常见于晚期肿瘤和消化道瘘患者。

2. 易出现营养不良的高危人群

（1）体重严重丧失　如低于理想体重10%以上，或6个月内体重降低超过10%。

（2）高代谢状态　如高热、大面积烧伤、败血症、外科大手术、骨折及恶性肿瘤等。

（3）营养素丢失增加　如肠瘘、开放性创伤、慢性失血、溃疡渗出、腹泻及呕吐等。

（4）慢性消耗性疾病　如糖尿病、心血管疾病、慢性肺病、肝病、肾病、风湿病等。

（5）胃肠道疾患或手术　如吸收不良、短肠综合征、胃肠道瘘、胰腺炎等。

（6）使用某些药物或治疗　如放疗、化疗等。

（二）营养不良的诊断标准

1. 中国的诊断标准

2008 年出版的《中华医学临床技术操作规范——肠外肠内营养学分册》以及 2009 年出版的《中华医学会临床诊疗指南——肠外肠内营养学分册（2008 版）》均将营养不良定义为因能量、蛋白质及其他营养素缺乏或过度，对机体功能乃至临床结局产生不良影响（包括肥胖在内）的营养状态。其诊断标准为：

（1）BMI<18.5kg/m^2，伴一般情况差。

（2）白蛋白<30g/L（无明显肝肾功能障碍患者）。

2. 美国的诊断标准

ASPEN 在 2012 年发布的成人营养不良共识中明确提出：没有任何单一参数或指标能够有效诊断成人营养不良。他们推荐了一套"标准化诊断特征"用于日常临床实践工作，即判定成人营养不良至少应包括以下 6 个特征中的 2 条或以上：能量摄入不足、体重降低、肌肉丢失、皮下脂肪丢失、可能掩盖体重丢失的局部或全身积液、通过握力测量发现的功能状态降低。而且特别指出上述 6 个特征是连续的而非简单的离散变量。虽然该共识在包括头颈部肿瘤患者中验证有效，但尚缺乏足够临床证据证实其能够区分轻度和中度营养不良。

3. 英国的诊断标准

NICE 的指南中明确提出，满足下列其中一条即可诊断患者存在营养不良：

（1）BMI<18.5kg/m^2。

（2）最近 3~6 个月无意识的体重降低>10%。

（3）BMI<20kg/m^2，且最近 3~6 个月无意识的体重降低>5%。

4. 欧洲的诊断标准

ESPEN 在 2015 年对营养不良的诊断标准达成的专家共识：

（1）BMI<18.5kg/m^2 直接诊断为营养不良。

（2）符合以下几项中的一项也可诊断为营养不良：无意识的体重降低（无时间限制的体重降低>10%或 3 个月内体重下降>5%，必要条件），结合年龄特异性 BMI 下降（70 岁以下<20kg/m^2 或 70 岁以上<22kg/m^2），或性别特异性的去脂肪体重指数（fat free mass index，FFMI）降低（女性<15kg/m^2 或男性<17kg/m^2）。

（三）营养不良筛查

营养不良筛查是一个发现营养不良患者的过程（2011 版 ASPEN 指南的定义），这显然不同于营养风险筛查的含义。常用工具包括营养不良通用筛查工具（malnutrition universal screening tool，MUST）、微型营养评价简表（mini nutritional assessment short form，MNA-SF）等。MUST 主要用于社区，MNA-SF 主要用于老人院、社区以及住院患者。相比 NRS-2002，这些工具缺乏循证医学的证据。

1. 营养不良通用筛查工具（MUST）

MUST 是由英国肠外肠内营养协会多学科营养不良咨询组于 2003 年开发的。该工具得到英国营养师协会、英国皇家护理学院、注册护士协会、肠外肠内营养协会的支持。主要用于蛋白质营养不良及其风险的筛查，包括三部分内容：BMI、体重下降程度和疾病所致的进食量减少。三项分数相加得到总评分：0 分为低营养风险状态，临床常规处理，无需营养干预，但需定期进行重复筛查；1 分为中等营养风险状态，要进行观察，且连续 3 天记录饮食及液体摄入量（医院及护理院），必要时给予饮食指导（社区居民）；2 分为高营养风险状态，需要专业营养师制定营养治疗方案，营养师和营养支持小组（nutrition support team，NST）会诊，先用普通食品，后用强化食品或补充性营养支持，监测、评估治疗计划。评分表见表 2-2。

表 2-2　MUST 评分表

项目	判断依据	分值
BMI	>20kg/m^2	0 分
	18.5~20kg/m^2	1 分
	<18.5kg/m^2	2 分
体重下降程度	过去 3~6 个月下降<5%	0 分
	过去 3~6 个月下降 5%~10%	1 分
	过去 3~6 个月下降>10%	2 分
疾病原因导致近期禁食时间	≥5d	2 分

2. 微型营养评定-简表（MNA-SF）

MNA-SF（表 2-3）是专用于老年人的营养筛查工具，在传统微型营养评定表基础上改进而来，在 BMI 无法得到的情况下，可由小腿围代替。MNA-SF 由 6 个条目构成，其信息的获取可询问患者本人、护理人员或查询相关的医疗记录。结果判定分值≥12 分，无营养不良风险；分值≤11 分，可能存在营养不良，需要进一步进行营养状况评定。

表 2-3　MNA-SF

类别	筛查内容及分值
A	既往 3 个月内，是否因食欲下降、咀嚼或吞咽等消化问题，导致食物摄入减少？ 0：严重的食欲减退；1：中等程度食欲减退；2：无食欲减退。
B	最近 3 个月内体重是否减轻？ 0：体重减轻超过 3kg；1：不知道；2：体重减轻 1~3kg；3：无体重下降。
C	活动情况如何？ 0：卧床或长期坐着；1：能离床或椅子，但不能出门；2：能独立外出。

续表

类别	筛查内容及分值
D	过去 3 个月内，是否受过心理创伤或罹患急性疾病？ 0：是；2：否。
E	是否神经心理问题？ 0：严重痴呆或抑郁；1：轻度痴呆；2：无心理问题。
F1	BMI（kg/m²）是多少？ 0：<19；1：19~21；2：21~23；3：≥23。
F2（替代 F1）	小腿围 CC（cm）多少？ 0：CC<31cm；3：≥31cm。
合计	筛查分值（总 14 分）

四、营养调查与营养监测

在公共营养领域，我们通常采用营养调查与监测等方式收集资料，进而对人群营养状况做出评价，掌握其营养状况，并进而有针对性地开展一系列营养改善和疾病预防工作。

营养调查是指通过横断面调查的方法来评估被调查人群的营养状况，获取的是来自特定机构、社区或社会的不同被调查者在某个时间或较短时间范围内的某次数据，反映营养状况的基线资料或确定该人群的全面营养状况。横断面调查还能识别那些可能发展为慢性营养不良的人群。但它几乎不能发现急性营养不良的人或提供营养不良的可能原因。通过营养调查可以了解现存的营养问题及其程度，从而在宣教的基础上有针对性地提供营养指导、干预等，或制定相应的营养政策来提高该人群的整体营养水平。

新中国成立后，我国先后于 1959、1982、1992、2002、2012 和 2015 年开展了 6 次中国居民营养与健康状况调查，并在 2015、2020 年分别形成各阶段的《中国居民营养与慢性病状况报告》，由国务院新闻办公室对外发布。这些调查密切掌握城乡居民膳食结构和营养水平变化，时刻关注慢性疾病的发展规律，评价城乡居民营养与健康水平，并及时推出相关政策与防治举措。

营养监测是指对特定人群的营养状况进行持续性的观察，以便制定该人群或其所代表的更广泛人群的营养改善措施。因为营养监测需一段长连续时间，它与一个调查点或一个调查人群的营养调查不同，能确定营养不良的原因，其结果可用于制定整个人群或亚人群的营养政策和营养干预措施。约从 20 世纪 90 年代起，原中国预防医学科学院营养与食品卫生研究所（今中国疾病预防控制中心营养健康所）与美国北卡罗来纳大学合作开展了大型开放式队列研究项目《中国健康与营养调查》，实际上是由

1989、1991、1993、1997、2000、2004、2006、2009、2011、2015 年对同一人群进行
10 次随访调查形成的营养监测，形成了对社会经济状况、卫生服务、居民膳食结构和
营养状况等内容进行重复观测的优质数据库，为政府政策制定提供了科学依据，为研
究人员提供了丰富的基础研究数据，也为公众了解我国膳食营养的变迁特点及关注的
健康问题提供了丰富的信息服务。

第二节 营养评价

一、营养评价概述

如果发现筛查对象存在营养风险或者营养不良的可能，我们需要对其进一步做营
养评价，进而判断人体的营养状况，确定营养不良的类型及程度，估计营养不良的风
险，并评估营养治疗的疗效。营养评价是指通过分析膳食、人体测量、生化检查、临
床体征等多方面的结果，并结合医学、社会和饮食史，药物与营养素的相互作用等情
况进行综合评价。营养评价结论可用于制定人群的营养保健计划。面对社区人群的营
养评价和面对临床病人的营养评价中，由于被评价对象的健康状况、所处环境的可操
作性和对评价者的依从性不同，一些指标和方法的适用性会略有不同。

营养评价的目的包括明确哪些病人需要立即给予营养支持以恢复或维持良好的营
养状况；确定适宜的临床营养治疗手段；监测临床营养治疗效果。

营养评价的结果常作为设计营养保健计划的依据，可以用于鉴定营养支持、营养
教育、营养干预和营养咨询项目实施的效果，也可用来确定个体或群体的营养水平和
健康状况。

二、营养评价的方法

（一）膳食调查

目前导致人类死亡和致残的主要疾病，其发生和发展都与膳食因素有关，如：冠
心病、肥胖、高血压、贫血、骨质疏松、糖尿病以及肿瘤等。膳食调查将获得健康相
关营养评价的基本资料。

1. 膳食摄入

厌食、味觉丧失、嗅觉丧失、过度饮酒、牙病、摄入量不足、饮食单调、吞咽
困难、经常外出就餐、饮食和药物不利作用或宗教方面的饮食限制、7~10d 以上的
禁食、5d 以上的流质饮食、口味改变等都会导致营养不足。对于老年人，不能自已

进食、牙齿问题、味觉嗅觉改变、长期不良饮食习惯、食物变质、缺乏营养知识是普遍的问题。

要获得这些信息需要了解膳食史，膳食史是指平时的食物摄入量和食物选择。膳食评价主要集中在调查期间营养素摄入量情况。膳食摄入量可通过收集回顾性摄入量或前瞻性摄入量资料获得，每种方法都有其目的、优点和缺点，要根据评价的目的和对象来选择调查方法，以了解食物的营养素摄入量，并为个体确定合适的营养支持方法。

2. 营养素摄入量分析

营养素摄入量分析（nutrient intake analysis，NIA）是在医院中用于鉴定营养不足的工具。体液平衡可以改变体重，实验室指标变化比及时记录营养素摄入量相对晚些，而 NIA 较单纯的能量计算更全面。

（1）7 日食物登记法（7-day food record） 记录病人 7d 内进食的食物种类和数量，该法常用于门诊病人。7d 结束时计算平均营养素摄入量，然后与推荐摄入量（DRIs）及膳食指南进行比较，确定其满足营养需要的程度。

（2）食物频率法（food frequency） 该法是记录每天、每周、每月食物摄入的频率。它注重一般的营养素而不是特殊的营养素。在生病期间，食物种类可能会变化，因此，在住院前或生病前完成一份食物频率表，对于掌握膳食史十分有益。

（3）24 小时回忆法（24-hour recall） 该法要求记录过去 24h 内进食的所有食物种类及数量。该方法有一定的缺陷，如：准确性差。为了弥补这个缺点，可以与食物频率法联合使用。

另外，称量法、化学分析法也可用于食物营养素摄入量分析，但在临床中较少使用。

3. 住院病人能量消耗的估计

（1）基础能量消耗（BEE，kcal） 男子、女子和婴儿的基础能量消耗见式（2-1）、式（2-2）和式（2-3）。

$$BEE（男子） = 66.47+13.75W+5.0H-6.76A \tag{2-1}$$

$$BEE（女子） = 665.1+9.56W+1.85H-4.6A \tag{2-2}$$

$$BEE（婴儿） = 22.10+31.05W+1.16A \tag{2-3}$$

式中 W——体重，kg；

H——身高，cm；

A——年龄，岁。

（2）全日能量消耗 全日能量消耗见式（2-4）。

$$全日能量消耗（kcal） = BEE×活动系数×应激系数 \tag{2-4}$$

式中 活动系数——卧床 1.2；轻度活动 1.3；中度活动 1.5；恢复期或激烈活动 1.75 以上；

应激系数——外科手术：小型 1.0～1.1，大型 1.1～1.2；感染或应激：轻度

1.0~1.2，中度 1.2~1.4，重度 1.4~1.8；骨折 1.2~1.35；癌症 1.10~1.45；多发性创伤 1.6；颅脑损伤（用激素治疗）1.6；挤压伤、钝器伤 1.15~1.35；烧伤达体表面积：20%，1.0~1.5；20%~40%，1.85~2.00。

（3）根据营养治疗方式计算病人全日能量需要量　计算方法见式（2-5）~式（2-8）。

$$肠外营养（严重烧伤）= 2.5×BEE \qquad (2-5)$$

$$肠外营养（增加体重）= 1.75×BEE \qquad (2-6)$$

$$经口营养（增加体重）= 1.5×BEE \qquad (2-7)$$

$$经口营养（维持体重）= 1.2×BEE \qquad (2-8)$$

（4）能量摄入量占基础代谢的百分比　计算方法见式（2-9）。

$$能量摄入量占基础代谢的百分比（\%）= ［能量摄入量（kcal 或 kJ）/ $$
$$基础能量消耗量（kcal 或 kJ）］×100\% \qquad (2-9)$$

（二）既往健康与疾病史

收集个人的有关疾病和生活方式方面的资料是营养评价内容的一部分，这些资料常常可以提供病人营养问题的线索，以下几个方面与营养不良有关：

（1）疾病资料　包括疾病的诊断、酒精和药物的使用、代谢需要的增加、营养丢失的增加、慢性病、近期消化道手术以及近期明显的体重减轻均可导致营养不良。对于老年病人，还需考虑老年人的特点，如便秘、心理障碍、听力和视力减退、反应迟钝、重要器官疾病、自购药品以及身体残疾。

（2）低收入、无能力为自己购买食品、独居或单独开伙、心理或生理缺陷、吸烟、吸毒和酗酒都是重要的危险因素。对于老年人，环境改变和不适宜的家庭条件、心理问题、饮食习惯与众不同以及贫穷可以加重这种危险性。

（三）体格检查

体格检查是指对人体形态结构和功能发展水平进行检测和计量，通常包括人体测量（或体格测量）、体成分（人体组成成分）测量和骨状态测量。

1. 人体测量

人体测量是评价个体或群体营养状况的重要方面，是营养调查中的重要组成部分，包括对一系列指标的测量。体格的大小和生长速度是营养状况的灵敏指标，学龄前儿童的测量结果常被用于评价一个地区人群的营养状况，这是因为儿童在整个人群中最敏感，具有代表性，其测定方法比较规范，对人群营养状况的反应比较灵敏，而且所需费用相对较低。

体重、身高、头围和皮褶厚度可反映当前的营养状况，种族、家庭、出生体重和环境因素可影响生长，故在进行人体测量时需考虑这些情况。尤其身高、体重是人体测量的重要内容，忽视体重、身高的测量往往不能作出客观的营养评价。如果能在一段时间内准确测量和记录，人体测量的结果是很有价值的。

（1）身长或身高 身长，指平卧位头顶到足跟的长度。适用于 2 岁及以下婴幼儿仰卧位，室温 25℃ 左右，测量精确到 0.1cm。身高指站立位足底到头部最高点的垂直距离，适合于 2 岁及以上人群。如果身高不能直接测量，如：脊柱侧凸、脑瘫、肌营养障碍的病人，可以测臂长和膝高，对昏迷或不能活动的病人可测卧位身高，对不能站立的婴儿可以测坐高。

（2）体重 体重是指人体总重量（裸重），是营养评价中最简单、直接而又可靠的指标。体重是脂肪组织、瘦组织之和，体重的改变是与机体能量与蛋白质的平衡改变相平行的，故体重可从总体上反映人体营养状况。

体重测量需要保持时间衣着姿势等方面的一致，对住院患者应选择晨起空腹，排空大小便后着内衣裤测定。如患者卧床无法测量体重时，建议采用差值法，如护理员或家属抱着患者总重，减去护理员或家属体重。如有条件可应用具有体重测量功能的医疗用床进行测定。如因严重胸腔积液、腹水水肿等情况，而无法获得患者的准确体重信息，需注明原因。起重机的改量不得>0.5kg，测定前需先标定。

2 岁及以下婴幼儿的体重和 2 岁以上人群体重的测量过程稍有不同。前者往往水平放置于体重秤上并注意保暖，净重量需要扣除衣物等；后者平静站立于体重秤踏板中央，尽量减少全身衣物。

体重（平时体重、理想体重）、体重模式和身高等数据不仅容易获得，而且对营养状况评价十分有用。体重丢失在营养状况评价中是十分重要的指标，它通常反映能量不足，以及细胞蛋白质丢失的增加。如果 1 个成年人在 1 个月内体重丢失了 5% 或 6 个月内体重丢失了 10%，就意味着处于营养危险中。对于儿童，体重是较敏感的指标，它可以较早提示营养不足，比身长或身高更能反映近期的营养状况。

体重的评定指标如下：

①现实体重占理想体重（idea body weight，IBW）百分比（%）：IBW 百分比（%）=（现实体重/IBW）×100%。评价标准见表 2-4。

表 2-4 现实体重占理想体重的百分比评价标准

现实体重占理想体重百分比/%	体重状况
<80%	消瘦
80%~90%	偏轻
90%~110%	正常
110%~120%	超重
>120%	肥胖

②体重改变：由于我国目前尚无统一的标准体重值，且身高与体重的个体变异较大，故采用体重改变作为指标似更合理。用公式表示为式（2-10）：

体重改变（%）=［平时体重（kg）-现实体重（kg）］/平时体重（kg）×100% （2-10）

应将体重变化的幅度与速度结合起来考虑，其评价标准见表 2-5。

表 2-5 体重改变的评定标准

时间	中度体重减轻	重度体重减轻
1 周	1%~2%	>2%
1 个月	5%	>5%
3 个月	7.5%	>7.5%
6 个月	10%	>10%

③体重指数（body mass index，BMI）：BMI＝体重/身高^2（kg/m^2），它被认为是反映蛋白质能量营养不良及肥胖症的可靠指标。詹姆斯（James）等提出的 BMI 评定标准见表 2-6。

表 2-6 BMI 的评定标准

等级	BMI/（kg/m^2）
肥胖 1 级	25~29.9
肥胖 2 级	30~40
肥胖 3 级	>40
正常值	18.5~25
蛋白质-能量营养不良 1 级	17.0~18.4
蛋白质-能量营养不良 2 级	16.0~16.9
蛋白质-能量营养不良 3 级	<16

测定体重时应注意以下一些特定情况：

①病人出现水肿、腹水等，引起细胞外液相对增加，可掩盖化学物质及细胞内物质的丢失。

②病人出现巨大肿瘤或器官肥大等，可掩盖脂肪和肌肉组织的丢失。

③利尿剂的使用会造成体重丢失的假象。

④在短时间内出现能量摄入及钠量的显著改变，可导致体内糖原及体液的明显改变，从而影响体重。

⑤如果每日体重改变>0.5kg，往往提示是体内水分改变的结果，而非真正的体重变化。在排除脂肪和水的变化后，体重改变实际上反映了瘦体质的变化。

⑥不同类型营养不良体内脂肪和蛋白质消耗比例不同，因而体重减少相同者，有的可能蛋白质特别是内脏蛋白质消耗少，有的蛋白质消耗多，从维持生命和修复功能而言，蛋白质的多少比体重改变更重要，所以不同类型营养不良病人，相同体重的减少对预后可产生不同影响。

目前，一般认为体重减少是营养不良最重要的指标之一，但应结合功能的测定指标，如握力、血浆蛋白等。当短期内体重减少量>10%，同时血浆白蛋白<30g/L 时，可判定病人存在严重的蛋白质能量营养不良。

国际上对群体儿童生长发育的评价一般有以下三个指标：

①低体重：儿童年龄别体重低于参考标准体重中位数减两个标准差，为中度低体重；低于参考标准体重中位数减三个标准差，为重度低体重。儿童低体重率常被用作营养不良的患病率。

②生长迟缓：儿童年龄别身高低于参考标准身高中位数减两个标准差，为中度生长迟缓；低于参考标准身高中中位数减三个标准差，为重度生长迟缓。这一指标主要反映慢性较长期的营养不良。

③消瘦：儿童身高别体重低于参考标准中位数减两个标准差，为中度消瘦；低于参考标准中位数减三个标准差，为重度消瘦。这一指标反映较急性的近期营养不良，此外又根据标准差提出标准差评分（又称 Z 评分）来表示测量结果及测量数据与其相应性别及年龄组的儿童参考标准中位数的差值，相当于该组儿童参考标准差的倍数。2018 年，我国卫生与计生委员会发布卫生行业标准，按照不同性别规定了我国 7~18 岁儿童青少年身高发育等级的判断标准。

（3）皮褶厚度（skinfold thickness，ST）　皮下脂肪含量约占全身脂肪总量的 50%，通过皮下脂肪含量的测定可推算体脂总量（或总体脂，total body fat，TBF）。皮褶厚度还反映人体皮下脂肪的分布情况，并间接反映能量的变化。一般用皮褶厚度计对三头肌皮褶厚度、肩胛下皮褶厚度和髋部与腹部皮褶厚度等进行测量。

①三头肌皮褶厚度（triceps skinfold thickness，TSF）：被测者上臂自然下垂，取左（或右）上臂背侧肩胛骨肩峰至尺骨鹰嘴连线中点，于该点上方 2 cm 处，测定者以左手拇指与食指将皮肤连同皮下脂肪捏起呈皱褶，皱褶两边的皮肤须对称。然后，用压力为 10g/mm^2 的皮褶厚度计测定。应在夹住后 3s 内读数，测定时间延长可使被测点皮下脂肪被压缩，引起人为误差。连续测定 3 次后取其平均值。为减少误差，应固定测定者和皮褶计。

结果判定：TSH 正常参考值男性为 8.3 mm，女性为 15.3 mm，实测值相当于正常值的 90% 以上为正常；80%~90% 为轻度亏损；60%~80% 为中度亏损；小于 60% 为重度亏损。

②肩胛下皮褶厚度：被测者上臂自然下垂，取左（或右）肩胛骨下角约 2 cm 处，方法同 TSF。

结果判定：以肩胛下皮褶厚度与 TSF 之和来判定。正常参考值男性为 10~40，女性为 20~50；男性>40，女性>50 为肥胖；男性<10，女性<20 为消瘦。

③髋部与腹部皮褶厚度：髋部取左侧腋中线与髂脊交叉点；腹部取脐右侧 1 cm 处。方法同 TSF。上述结果还可代入式（2-11）推算 TBF：

$$TBF（\%）= 0.91137A + 0.17871B + 0.15381C - 3.60146 \qquad (2-11)$$

式中　A——三头肌皮褶厚度，mm；

　　　 B——肩胛下皮褶厚度，mm；

　　　 C——髋部皮褶厚度，mm。

（4）围度　包括胸围、上臂围、上臂肌围、腰臀围比等指标，儿童需注意测量头围。

①上臂围（arm circumference，AC）：被测者上臂自然下垂，取上臂中点，用软尺测量。软尺误差不得>0.1cm。

结果判定：AC 的正常参考值见表 2-7。

②上臂肌围（arm muscle circumference，AMC）：上臂肌围可间接反映体内蛋白质储存水平，它与血清白蛋白水平相关，我国北方地区成人上臂围正常参考如表 2-7 所示。有研究发现，当血清白蛋白值<2.8g/dL（即 28g/L）时，87%的患者出现 AMC 值的减小。

表 2-7 我国北方地区成人上臂围正常参考

性别	年龄	例数	上臂围
男	18~25	1902	25.9±2.09
	26~45	1676	27.1±2.51
	≥46	674	26.4±3.05
女	18~25	1330	24.5±2.08
	26~45	1079	25.6±2.63
	≥46	649	25.6±3.32

注：AMC 可由 AC 值换算求得，即：AMC（cm）= AC（cm）−3.14×TSF（cm）。

结果评定：AMC 的正常参考值男性为 24.8cm，女性为 21.0cm。实测值占正常值的 90%以上为正常，占 80%~90%为轻度营养不良，60%~80%为中度营养不良，小于 60%为重度营养不良。

③腰围：该指标是指腰部周径长度。目前公认腰围是衡量脂肪在腹部蓄积程度最简单和实用的指标。测定方法为被测者空腹着内衣裤、身体直立、腹部放松、双足分开 30~40cm，测量者沿腋中线触摸最低肋骨下缘和髂嵴，将皮尺固定于最低肋骨下缘与髂嵴连线中点的水平位置，在调查对象呼气时读数，记录腰围。连续测量三次取平均值。根据我国进行的 13 项大规模流行病学调查，24 万成人的数据汇总分析，男性腰围≥85cm、女性腰围≥80cm，患高血压的危险是腰围低于此界值人群的 3.5 倍，患糖尿病的危险约为腰围低于此界值人群的 2.5 倍。

④臀围：测量位置为臀部的最大伸展度处，皮尺水平环绕，精确度为 0.1cm，连续测量三次取平均值。

⑤腰臀围比值（waist to hip ratio，WHR）：腰围与臀围的比值。

⑥头围：头围是指右侧齐眉弓上缘，经过枕骨粗隆最高点水平位置的头部周长。测量单位精确到 0.1cm。

⑦大腿围：大腿围指大腿内侧，肌肉最膨隆处的水平周长或经臀股沟点的大腿水平围长。测量单位记录精确到 0.1cm。

（5）力量 常用力量指标为握力，它在一定程度上反映机体肌肉力量。测定该指标时，将握力计指针调至"0"，被测者站直放松胳膊自然下垂，单手持握力器，一次性用力握紧握力计，读数并记录，然后被测者稍作休息，重复上述步骤，测定两次取平均值。目前尚无国人正常值范围，可对被测者进行干预前后测定，比较结果。

2. 体成分测量

（1）体成分的"五水平" 整体的组成按照组织结构可以从 5 个不同的水平进行描述，称为"五水平模式（five-level mode）"，即将人体分为原子、分子、细胞、组织－系统和整体等五水平。

①原子水平：将物质的人还原为若干元素，其中包括氧、氢、碳，氮、钙等。

②分子水平：包括水、蛋白质、脂肪、糖原、维生素和矿物质。总体脂肪＝体重－去脂体重（fat free mass，FFM）。

③细胞水平：包括细胞、细胞外液体和细胞外固体。

④组织－系统水平：包括主要的组织和器官，体重＝脂肪组织＋骨骼肌＋骨骼＋内脏器官。

⑤整体水平：评定方法包括人体测量和体成分分析。

对住院病人营养状况进行评价时，实际上是在以上不同的水平上进行评价。

（2）体成分测量方法 在世界范围内，以目前的技术手段，还没有一种方法可以测量人体全部的组成成分，因此在体成分相关的研究领域中，通常是按照人体的主要组成成分，将人体的组成划分为几个主要部分，例如将人体组成成分划分为脂肪组织和去脂肪组织两个部分的"两室模型"，或者将人体划分为总体水（total body water，TBW）、脂肪、蛋白质和矿物质 4 个部分的"四室模型"。根据这种划分结果采用相应的方法测量其含量，最终是按照人体的各个组成部分进行描述和分析。体成分的含量和分布状况，在健康和疾病的研究中具有重要意义。

在"两室模型"中，一般使用人体密度法测量人体脂肪含量（body fat mass，BFM），以百分数表示，即"体脂百分含量"（body fat percent，BF%）。使用"四室模型"研究某种体成分的含量要比"两室模型"的结果更为准确。BFM＝体重－总体水－矿物质－蛋白质。体重（body weight）一般采用精确的体重称量法，总体水（TBW）使用稳定同位素稀释法测量，骨矿物质采用全身双能 X 射线吸收法（dual energy X-ray absorptiometry，DXA），人体的体积可使用气体置换法测量。

最早采用尸体解剖分离脂肪组织，称重的方法测量人体组成。1942 年，根据阿基米德原理，利用水下称重法推算体密度来计算人体脂肪含量（密度法）。此后，以此为经典方法相继研究了许多方法，如稳定性同位素稀释法、总体钾法、中子活化法、光子吸收法、磁共振法、超声波法、电子计算机断层扫描法（CT）、DXA 及生物电阻抗分析法等。下面对部分方法进行简介。

①密度法：用于测量 BF% 和 FFM，包含水下称重法和气体置换法。密度法的关键是要准确测量人体的体积。该方法适合不同年龄性别的健康人群和肥胖人群。

②皮褶厚度法：如前面所说，皮褶厚度也可以用于反映皮下脂肪含量。它与全身

脂肪含量具有一定的线性关系，可以通过测量不同部位皮褶厚度推算全身的脂肪含量，相关系数在 0.7~0.9。由于皮下脂肪厚度随不同部位、性别、年龄而异，所以在计算体内脂肪含量时，应选择适当的推算公式。其优点是无需特殊昂贵设备、测量方法相对简单，便于进行大量人群的调查，但其缺点是测量者操作的误差较难控制。

③稳定性同位素稀释法：在测得 TBW 后，根据 FFM 与 TBW 的相关性推算 FFM 含量。大致过程为受试者摄入一定剂量的重水（^2H_2O）或双标水（$^2H_2^{18}O$）作为示踪剂，一段时间后，收集尿液、血液或唾液等生物样品，并对其中示踪剂的含量进行测定，然后通过特定公式计算得到 TBW。

④磁共振法：测量人体组成的种类、含量和分布最准确的方法。缺点就是检测设备体积庞大，价格昂贵，不利于进行大样本量的测量。

⑤CT 法：可以测量组织、器官的含量，在体成分分析的研究中可以用于区分皮下脂肪和内脏周围脂肪含量。该技术在体成分测量中没有被广泛运用的原因是受试者要吸收一定量的 X 射线。

⑥中子活化法：唯一能够准确测量人体中各种原子的方法。其原理是以回旋加速器产生的快中子束可以被受试者体内的靶原子捕获，从而形成不稳定的同位素，这种同位素发射出一种或几种具有特殊能量的 γ 射线，全身计数器可以记录受试者体内的放射线图谱，特征谱线代表元素种类，放射线能量水平反映其丰度。该方法的局限是设备昂贵，且需对受试者实施中等强度的放射性。人体中天然含有一定丰度的放射性钾元素。目前经过大量的人体试验，已经测量出多种人体组成中的 ^{40}K 含量，如细胞内液、细胞外液、脂肪组织、去脂组织，蛋白质，骨骼肌和骨骼等。通过测定全身 ^{40}K 的 γ 射线，可以计算出总体钾含量。

⑦DXA 法：直接测量全身或局部的骨、骨骼肌和脂肪组织。双能 X 射线一般采用 X 射线球管发射低剂量 X 射线，通过"脉冲式开关"或者"隔栅"使射线的能量发生改变。射线的能量在两个不同水平之间交替变化。由多元高分辨率探测器检测射线穿过人体的射线剂量。不同组织对不同能量 X 射线的遮挡程度不同，所形成的组织结构影像存在一定的比例关系，计算机系统可根据这种不同能量下的 X 射线影像密度计算人体不同组织的体积或者重量。除此之外，DXA 对体成分分析，最主要的贡献还包括它为研究人体脂肪和肌肉的分布提供了一种有效的测量方法，虽然 DXA 不能区分皮下脂肪和内脏脂肪，但是在测量脂肪、肌肉组织含量时，可以将躯干和四肢的测量结果分别显示，所以了解躯干和四肢体成分分布状况，在健康和疾病的研究中具有重要意义。

⑧生物电阻抗法：虽然 DXA 线吸收法仍然是目前公认的准确分析体成分的方法，但 20 世纪 80 年代发展起来的生物电阻抗分析法具有快速简洁、成本低廉、无创和安全等特点，适于成人和儿童的测量，用于测量 FFM 和 BF，有广阔的应用前景。由于人体是电导体，根据欧姆定律，低压交流电通过人体时产生的生物电阻抗与电流的频率有关。细胞外液和内液中的水和电解质起到电阻抗的作用，而细胞膜则起到电容抗的作用。生物电阻抗为电阻抗和电容抗的向量和。通过与其他标准方法的比较研究，确定

生物电阻抗与 FFM 和体脂含量的相关性，建立线性多元回归方程。根据特定人群的方程对其体成分进行测定。近 10 年来，多频生物电阻抗分析法的临床应用有了较大的进展，其准确性较单频生物电阻抗分析法有了显著提高，代表了人体组成分析领域的发展方向。

总之，直接和间接测量体成分的方法很多，每种方法具有其适用范围和特殊性，又有一定的局限性。不同的方法分析所得的体成分内容，既有交叉又有区别。

3. 骨状态测量

骨状态测量也具有重要营养学意义。它包括了骨龄测量、骨密度测量、骨生物力学测定及骨组织形态计量学等。

骨龄指骨骺或小骨的骨化中心（骨化点、化骨核）出现以及骨骺与骨干愈合的年龄，是判断骨发育正常与否及骨成熟程度的重要指标。骨龄测量方法主要有计数法、图谱法、评分法和计算机辅助评定法等。

骨密度测量目前普遍采用 DXA 法、定量 CT 法、单光子或单能吸收法、定量超声法等。其中 DXA 法常看作测量骨密度的标准，其技术成熟、重复性好、辐射低，常用于流行病学研究。

骨生物力学是生物力学的分支。它以工程力学的理论为基础，研究骨组织在外力作用下的力学特性和骨在受力作用后的生物学效应，是对骨质量评定的一种直接客观并且可靠的方法，主要采用质构仪测定。骨骼的质量主要由骨矿盐及骨基质的量及它们之间的比例所决定，反映骨质质量的指标主要有骨骼的强度、弹性、刚度以及骨质的密度等。

骨组织形态学计量是依据骨组织学和生理学，基于体视学原理，从二维切片上推导三维结构的一种方法。该方法不仅能将形态学观察到的骨组织结构改变，用定性定量的计算方法求得骨组织密度、皮质骨厚和骨小梁的表面积、间距、厚度的平均值等，还能对类骨质进行分析，求得类骨质体积、表面、宽度的平均值，以及成骨细胞活跃表面、破骨细胞活跃表面和平均骨壁厚度等指标。

（四）实验室检查

利用各种生化及实验室检查可测定蛋白质、脂肪、维生素及微量元素的营养状况和免疫功能。因组织及体液中营养素浓度下降，组织功能降低及营养素依赖酶活性降低等的出现均早于临床或亚临床症状的出现，故生化及实验室检查对及早发现营养素缺乏的类型和程度有重要意义，它可提供客观的营养评价结果，不受主观因素的影响；并且可确定是存在哪一种营养素缺乏，这两点是人体测量及膳食调查等方法所不具备的优势。

1. 实验室检查的方法

人体营养水平的实验室检查，目前常常测定的样品为血液、尿、头发、指甲等。营养缺乏病在出现症状前，即所谓亚临床状态时，往往会先有生理和生化改变，正确选择相应的生化判定方法，可以尽早发现人体营养储备低下的状况。评价人体营养水平的实验室测定方法基本上可分为：

（1）测定血液中的营养成分或其标志物水平。

（2）测定尿中营养成分排出或其代谢产物。

（3）测定与营养素吸收和代谢有关的各种酶活性的改变。

（4）测定营养素不足而在尿中出现的异常代谢产物。

（5）进行负荷、饱和及放射性核素实验。

（6）测定头发、指甲中营养素含量等。

根据实验目的，血样（常为静脉血）可采用晨起空腹血和餐后血。采血操作需配备专门的熟练人员。采血后可能会出现一些异常表现，需采取相应的预防和应急措施。采集完成的血液样品应及时放入冷藏箱中。样品与干冰的比例为1：1，3h内送往当地实验室进行保存。条件允许的情况下，可以使用车载冰箱运输。长期的样本保存应该置于-80℃冰箱。根据需要确定是否在现场或实验室离心分离血上清和血沉淀。

根据不同的调查目的，尿样采集常见的种类包括晨尿、随机尿和计时尿。晨尿是清晨起床后第1次排尿时收集的尿样本。随机尿是晨尿之外的任意时段收集的尿样本，不受时间限制。计时尿是按特定时间采集尿液样本，例如3h尿样收集是上午6：00～9：00段内的尿样本，餐后尿通常收集午餐后至下午2：00的尿样。24h尿样是调查对象上午8：00排尿一次，此后收集各次排出的全部尿，直至次日上午8：00最后一次排尿的全部尿。营养调查中最常见的是采集晨尿和随机尿。除采集时段不同外，采集方法相同。

头发、指甲样品注意去除各种来源的污染物，如洗发水、粉尘、泥土、皮屑等。

2. 常用指标

（1）血红蛋白（Hb）　Hb是人体血液中一类红色含铁的含氧蛋白，包括脱氧血红蛋白、血红蛋白和高铁血红蛋白。血红蛋白正常值，成年男性为120～160g/L，成年女性为110～150g/L。根据血红蛋白降低程度的不同，对成年人贫血划分为以下四级（表2-8）。6个月以上小儿同成年人标准，新生儿是6个月婴幼儿，不参照此标准。

表2-8　成年人贫血的分级

分级	血红蛋白浓度/（g/L）	临床表现
轻度	90～标准低限值	症状轻微
中度	60～90	体力劳动后感到心慌、气短
重度	30～60	卧床休息时也感心慌、气短
极重度	<30	常合并贫血性心脏病

（2）血浆蛋白　测定血浆蛋白（血清白蛋白、转铁蛋白、前白蛋白等）含量以及尿肌酐、3-甲基组氨酸排出量，结合氮平衡试验和免疫功能检查，可反映体内蛋白储备或其亏损的严重程度。

①血清白蛋白。该蛋白在血浆蛋白中含量最多（35~48g/L），对维持血液胶体渗透压有重要作用（低于21g/L即可出现水肿）。血清白蛋白与转铁蛋白的减少与病人发生合并症、免疫功能、创伤愈合及其疾病预后都有密切关系。血浆白蛋白水平与外科病人术后并发症及死亡率相关。血浆白蛋白可作为判定预后的一个指标，持续的低白蛋白血症被认为是判定营养不良的可靠指标。影响血浆白蛋白浓度的因素主要包括：

a. 血清白蛋白的合成速度；

b. 血清白蛋白的容量及分布空间的大小；

c. 血清白蛋白分解代谢的速率；

d. 是否存在大量血清白蛋白丢失；

e. 是否出现体液分布状态的明显改变等。

②转铁蛋白（transferrin）。又称运铁蛋白，主要在肝脏中合成，对血红蛋白的合成和铁的代谢有重要作用。正常含量为1.8~2.5g/L。孕妇、体内缺铁及长期失血的人的血清转铁蛋白浓度增高，而患恶性贫血、慢性感染、肝脏病、肠炎或补给铁过多的人的转铁蛋白的浓度降低。正常情况下，30%~40%的转铁蛋白用于传递铁（即铁的结合力）。因此可由总铁结合力推算出转铁蛋白的数值。

③前白蛋白。血清中前白蛋白正常含量为（0.157±0.069）g/L。由于应激、手术创伤、传染病、肝炎、肝硬化可使血清中前白蛋白浓度迅速下降，而患肾脏病时，前白蛋白水平升高。血清前白蛋白的生物半衰期短，血清含量少且体库量较小，故在判断蛋白质急性改变方面较白蛋白更为敏感。

④视黄醇结合蛋白。血清中视黄醇结合蛋白正常含量仅为0.026~0.076g/L。代谢量少，半寿期短（10~12h），是反映膳食中蛋白质营养的最灵敏指标。它主要在肾脏代谢，当患肾脏病时可造成血清视黄醇结合蛋白升高的假象。

上述血浆蛋白的半衰期和营养评价标准见表2-9。

表2-9 几种血浆蛋白的半衰期及其营养评价

血浆蛋白	半衰期	正常含量/（g/L）	缺乏程度		
			轻度	中度	重度
白蛋白	16~17d	35~48	28~35	21~27	<20
转铁蛋白	8~10d	1.8~2.5	1.5~1.8	1.0~1.5	<1.0
前白蛋白	2~3d	0.157±0.069	0.1~0.15	0.05~0.1	<0.05
视黄醇结合蛋白	10~12h	0.026~0.076	—	—	—

由于疾病应激、肝脏合成减少、氨基酸供应不足以及内脏蛋白的亏损都可影响血浆蛋白的含量。住院病人在应激情况下，分解代谢亢进，如不能进食，仅用5%葡萄糖生理盐水维持，短时间内即可出现血浆蛋白浓度降低。其中半衰期较长的血浆蛋白（如血清白蛋白和转铁蛋白）可反映人体内脏蛋白的亏损；而半衰期短、代谢量少的前白蛋白和视黄醇结合蛋白则更好地反映膳食中蛋白质的摄取情况。此外，血浆蛋白含

量与其代谢速度、利用、排出和分布情况有关，因而对其评价时，必须考虑病人的肝功能是否正常，并考虑有无胃肠道或肾脏疾病使蛋白质大量丢失的情况。如血浆蛋白持续降低在 1 周以上，则表示有急性蛋白质缺乏。

（3）血浆脂蛋白和血脂　血浆脂蛋白和脂质测定是临床生化检验的常规测定项目，其意义主要是早期发现与诊断高脂蛋白血症，协助诊断动脉粥样硬化症，评价动脉粥样硬化疾患如冠心病和脑梗死等危险度，监测评价饮食与药物治疗效果。测定血浆胆固醇、甘油三酯及脂蛋白成分的方法，包括化学方法和以高效液相色谱分析及液气色谱分析法为基础的方法。对于临床实验室而言，以酶学技术为基础的分析方法，可能更实用。

（4）血清甲状腺激素　血清中甲状腺激素测定的指标包括总三碘甲状腺原氨酸（TT3）、游离 T3（FT3）、总甲状腺素（TT4）、游离 T4（FT4），促甲状腺激素的测定反映机体甲状腺功能状态。其中 T4、FT4 的下降，TSH 升高是碘缺乏的指征。新生儿TSH 筛查也是评估婴幼儿碘营养状况的敏感指标。

（5）尿负荷实验　水溶性维生素一般不易在体内存储。当机体水溶性维生素处于缺乏状态时，一次大剂量摄入将首先满足机体的需要，从尿中排出量相对较少；反之，如果机体营养状态良好，则从尿中排出较多。因此可以用尿负荷试验的结果，对机体水溶性维生素营养状况做出评价。常用药物和试验评价的维生素有维生素 C、维生素 B_1、维生素 B_2、烟酸、维生素 B_6 等，判断参考数值范围见表 2–10。

表 2–10　水溶性维生素营养评价（尿负荷试验）

营养素	正常	不足	缺乏
维生素 C	5~13mg	<5mg	
维生素 B_1（硫胺素）	≥200μg	100~199μg	<100μg
维生素 B_2（核黄素）	800~1300μg	400~799μg	<400μg
烟酸	5~13mg	5~13mg	<2.0mg
维生素 B_6^*	0~1.5	>12	

注：*表示根据黄尿酸指数判定。

（6）肌酐–身高指数（CHI）　肌酐（creatinine）系肌肉中磷酸肌酸经不可逆的非酶促反应，脱去磷酸转变而来。肌酐在肌肉中形成后进入血循环，最终由尿液排出。肌酐–身高指数（creatinine-height index，CHI）是衡量机体蛋白质水平的灵敏指标，其优点是：①成人体内肌酸和磷酸肌酸的总含量较为恒定，每日经尿排出的肌酐量基本一致，正常男性约为 1000~1800mg/d，女性为 700~1000mg/d，见表 2–11；②运动和膳食的变化对尿中肌酐含量的影响甚微。

在肾功能正常时，CHI 是测定肌蛋白消耗的一项生化指标。肌酐是肌酸的代谢产物（肌酸绝大部分存在于肌肉组织中），其排出量与肌肉总量、体表面积和体重密切相关，不受输液与体液潴留的影响，比氮平衡、血清白蛋白等指标灵敏。当患蛋白质营养不良、外伤、消耗性疾病时肌肉组织分解加强，蛋白质储备量下降，肌肉萎缩，肌酐生成量减少，尿中排出量亦随之降低。正常情况下健康成人 24h 的肌酐排出量比较恒定，男子为 203μmol/kg，女子为 159μmol/kg。肾衰竭时尿肌酐排出量降低。

测定方法：准确收集病人 24h 尿，测定其肌酐排出量，与身高相同健康人尿肌酐排出量进行对比，以 CHI 衡量其骨骼肌的亏损程度。CHI 计算方法见式（2-12）。

CHI=被试者 24 h 尿肌酐排出量（mg）/同身高健康人 24h 尿肌酐排出量（mg）×100 （2-12）

评价标准：CHI>90%为正常；80%～90%为轻度营养不良；60%～80%为中度营养不良；<60%为严重营养不良。

表 2-11 成年人肌酐排出量

身高/cm	体重/kg		肌酐排出量/（mg/24h）		24h 肌酐排出量/身高	
	男	女	男	女	男	女
147.3	—	46.1	—	830	—	5.63
149.9	—	47.3	—	851	—	5.68
152.4	—	48.6	—	875	—	5.71
154.9	—	50.0	—	900	—	5.81
157.5	56.0	51.1	1288	925	8.17	5.87
160.0	57.6	52.7	1325	949	8.28	5.93
162.6	59.1	54.3	1359	977	8.36	6.01
165.1	60.3	55.9	1386	1006	8.40	6.09
167.6	62.0	58.0	1424	1044	8.51	6.23
170.2	63.8	59.8	1467	1076	8.62	6.32
172.7	65.8	61.6	1513	1109	8.76	6.12
175.3	67.6	—	1555	1141	8.86	6.51
177.8	69.4	—	1596	1474	8.98	6.60
180.3	71.4	—	1642	1206	9.11	6.69
182.9	73.5	—	1691	1240	9.24	6.78
185.4	—	—	1739	—	9.38	—
188.0	—	—	1785	—	9.49	—
190.5	—	—	1831	—	9.61	—
193.0	—	—	1891	—	9.80	—

通过同位素 ^{17}N 稀释法，尿肌酐排泄量的测定还能用于测量去脂体重和肌肉含量等其成分。

（7）尿羟脯氨酸指数 羟脯氨酸是胶原代谢产物。营养不良和体内蛋白质亏损的儿童，尿中羟脯氨酸排出量减少。取清晨空腹尿样测定羟脯氨酸的排出量，计算羟脯氨酸指数，作为评定儿童蛋白质营养状况的生化指标。其计算方法见式（2-13）。

尿羟脯氨酸指数=［羟脯氨酸（μmol/L）×体重（kg）］/肌酐（μmol/L） （2-13）

评定标准：3 个月～10 岁儿童，尿羟脯氨酸指数大于 2 为正常，1.0～2.0 为蛋白质不足，小于 1 为蛋白质缺乏。

（8）3-甲基组氨酸　3-甲基组氨酸几乎全部存在于骨骼肌的肌动蛋白和肌浆球蛋白之中，从肌肉分解和释出后即不再被利用，而从尿中排出，是反映肌蛋白代谢的良好指标，正常每天排出量为 300～500 μmol。

（9）氮平衡　氮平衡是评价机体蛋白质营养状况的最可靠与最常用的指标。它反映所摄入蛋白质能否满足机体需要，以及体内蛋白质的合成与分解代谢情况。一般食物蛋白质的氮的平均含量为 16%。若氮摄入量大于排出量，为正氮平衡；若氮摄入量小于排出量，为负氮平衡；若摄入量与排出量相等，则维持氮平衡状态。对住院患者大部分排出氮为尿氮，其他氮的排出途径还包括粪氮、体表丢失氮、非蛋白氮及体液丢失氮等。氮平衡的计算公式见式（2-14）。

$$氮平衡 = 氮摄入量 - （尿氮+粪氮+体表丢失氮+非蛋白氮+体液丢失氮） \tag{2-14}$$

（10）血电解质、微量元素及维生素　血液中钾、钠、钙、镁、磷等电解质水平不仅一定程度反映了这些化学元素在机体的水平，也维持机体水电解质平衡，酸碱平衡是维持机体生长生化反应的基本条件。

微量营养素包括铁、锌、碘、铜、硒等多种微量元素以及所有的维生素。这些微量营养素在体内参与多种功能蛋白的构成，参与多种生化反应，其缺乏可造成相应的营养素缺乏症。

肿瘤患者的营养不良也包括宏量及微量营养素的缺乏。如肿瘤患者常见的维生素 D 的缺乏、肿瘤贫血患者常见的铁、叶酸、维生素 B_{12} 缺乏等。不推荐对这些微量营养素进行常规检测，但对于经过膳食调查及临床症状显示可能有缺乏者，建议进行针对性检测。

血清铁是相对较常测量的微量元素。血清铁的正常值为 70～150μg/L，其降低常见于生理性铁需要量增加，各种慢性失血引起的铁丢失过多及铁摄入不足，如缺铁性贫血、急性感染、恶性肿瘤等。血清铁增高常见于急性肝炎、恶性贫血、再生障碍性贫血、溶血性贫血等。血清铁水平不稳定，易受进食状态，及其他生理状况影响，故不能用血清铁浓度来判断是否有缺铁。根据放射免疫法（RIA）或酶联免疫反应法（ELISA）的检测结果，血清铁的参考值见表 2-12。

表 2-12　血清铁的参考值

人群分组	参考值/（μg/L）
新生儿	25～200
1 个月	200～600
2～5 个月	50～200
6～15 个月	7～140
成年男性	15～200
成年女性	12～15

（11）免疫功能评定 通常采用总淋巴细胞计数和皮肤迟发性超敏反应来评价细胞免疫功能。细胞免疫功能是近年来临床上用于评价内脏蛋白质储备的一个新的指标，用它可间接评定机体的营养状况。检测细胞免疫功能的方法很多，可根据技术设备、评价目的等择优选用。在临床营养评价中常选用简便易行的淋巴细胞总数和延迟超敏皮试作为综合评价的参数。这两个指标对免疫抑制药物非常敏感，在接受化疗或固醇类药物治疗时不适用。

①淋巴细胞总数：淋巴细胞一般占白细胞总数的 20%~40%。病人营养不良及应激反应可使其分解代谢增高，或不能进食仅靠输注葡萄糖生理盐水维持，都会使淋巴细胞的生成减少。评定标准为：

正常：淋巴细胞 2.5×10^9~3×10^9/L（2500~3000 个/mm³）；

轻度营养不良：淋巴细胞 1.2×10^9~2×10^9/L（1200~2000 个/mm³）；

中度营养不良：淋巴细胞 0.8×10^9~1.2×10^9/L（800~1199 个/mm³）；

重度营养不良：淋巴细胞$<0.8\times10^9$/L（<80 个/mm³）。

②延迟超敏皮试：细胞免疫功能与机体营养状况密切相关，营养不良时免疫试验常呈无反应性。细胞免疫功能正常的病人，当在其前臂内侧皮下注射 0.1mL 本人过去曾接触过的 3 种抗原，24~48h 后可出现红色硬结，呈阳性反应。如出现 2 个或 3 个斑块硬结直径大于 5mm 为免疫功能正常。其中仅 1 个结节直径大于 5mm 为免疫力弱，3 个结节直径都小于 5mm 则为无免疫力。一般常用的皮试抗原（致敏剂）有流行性腮腺炎病毒、白色念珠菌、链球菌激酶-链球菌 DNA 酶（SK/SD）、结核菌素、纯化蛋白质衍生物等，可任选其中 3 种作为致敏剂。本试验结果虽与各人的营养状况有关，但非特异性的，而且免疫反应不可能短期发生改变，并受年龄、药物、感染、尿毒症、肝硬化、创伤、出血以及肿瘤等诸多因素的影响。因此，在采用此项指标时，对一些非营养性因素亦应充分考虑，并结合其他检查结果对病人的营养状况和免疫功能进行综合评价。

（五）临床检查

1. 检查的目的

临床检查是通过病史采集及体征检查来发现营养素缺乏的体征。通过观察被检查者，寻找具有营养不良诊断意义的症候，收集被检查者营养及健康状况的资料；观察被检查者的脸色、体型、精神状态，可以对其营养状况有一个初步估计；详细检查头发、眼唇、口腔和皮肤等，可进一步推测何种营养素的缺乏。

2. 检查方法

检查者运用自己的感官或者借助检查工具来了解机体营养与健康状况，与临床检查方法基本一致，有 5 种：视诊、触诊、叩诊、听诊、嗅诊，以视诊最为重要。应在室温适宜且安静的环境中进行检查，最好以自然光线作为照明，避免因光线因素影响皮肤、黏膜和巩膜颜色的观察。被检查者应仰卧，检查者应动作轻柔精细，按一定顺序进行检查。通常首先观察一般状况，然后依次检查头面部、颈、胸、腹部、脊柱、四肢、生殖器、神经系统等。要达到熟练地掌握和运用这些方法，并使所获得的检查结果具有可靠的诊断价值。检查者必须具有丰富的医学知识和临床实践经验，以及对收集的资料进行鉴别分析的能力。

3. 体征检查

重点在于发现下述情况，判定其程度并与其他疾病鉴别：恶病质、肌肉萎缩、毛发脱落、肝肿大、水肿或腹水、皮肤改变、维生素缺乏体征、必需脂肪酸缺乏体征、常量和微量元素缺乏体征等。世界卫生组织（WHO）专家委员会建议特别注意下列 13 个方面，即头发、面色、眼、唇、舌、齿、龈、面（浮肿）、皮肤、指甲、心血管系统、消化系统和神经系统。常见的营养素缺乏表现及其可能的原因见表 2-13。

表 2-13　营养素缺乏表现及其可能因素

方面	临床表现	可能的营养素缺乏
头发	干燥、变细、易断、脱发	蛋白质-能量、必需脂肪酸、锌
鼻部	皮脂溢	烟酸、核黄素、维生素 E
眼	干眼症、夜盲症、毕脱氏斑	维生素 A
	睑角炎	维生素 B_2、维生素 B_6
舌	舌炎、舌裂、舌水肿	核黄素、叶酸、烟酸
齿	龋齿	氟
	齿龈出血、肿大	维生素 C
口腔	味觉减退、改变	锌
	口角炎、干裂	核黄素、烟酸
甲状腺	肿大	碘
指甲	舟状指、指甲变薄	铁
皮肤	干燥、粗糙、过度角化	维生素 A、必需脂肪酸
	瘀斑	维生素 C、维生素 K
	伤口不愈合	锌、蛋白质、维生素 C
	阴囊及外阴湿疹	维生素 B_2、锌
	癞皮病皮疹	烟酸
骨骼	佝偻病体征、骨质疏松	维生素 D、钙
神经	肢体感觉异常或丧失、运动无力	维生素 B_1、维生素 B_{12}
	腓肠肌触痛	维生素 B_{12}
肌肉	萎缩	蛋白质-能量
心血管	脚气病心脏体征	维生素 B_1
	克山病体征	硒
生长发育	营养性矮小	蛋白质-能量
	性腺机能减退或发育不良	锌

三、临床营养状况综合评价

目前主要的综合营养评价工具，包括主观综合评定（subjective global assessment，SGA）、患者参与主观综合评定（patient-generated SGA，PG-SGA）和微型营养评定（mini nutritional assessment，MNA）等。

（一）主观综合评定法（SGA）

最近，国际上采用的 SGA 就是一种较为简便的临床营养评价方法。通过膳食调查、人体测量、临床检查、生化分析等多方面资料对病人的营养状况进行综合评价是比较系统和全面的。但当人力和物力有限时，只能选择几项必不可少的主要参数对病人的营养状况进行评价。

以病史和临床检查为基础，其最大特点是省去生化分析，除个别人体测量项目之外，大都采用询问法，易于掌握。此方法是目前临床上使用最为广泛的一种通用临床营养状况评价工具。其内容主要包括病史评价和体格检查评价两部分。根据主观印象进行营养等级评定，A 级为营养良好，B 级为轻度到中度营养不良，C 级为重度营养不良。评价方法见表 2-14。8 项标准中，至少 5 项属于 C 或 B 级者，可分别判定为重度或中度营养不良。

表 2-14 主观综合评定的主要内容及评定标准

指标	评定标准		
	A 级	B 级	C 级
近 2 周体重改变	无/升高	减少<5%	减少>5%
饮食改变	无	减少	不进食/低能量流食
胃肠道症状（持续 2 周）	无/食欲不减	轻微恶心、呕吐	严重恶心、呕吐
活动能力改变	无/减退	能下床走动	卧床
应激反应*	无/低度	中度	高度
肌肉消耗	无	轻度	重度
三头肌皮褶厚度	正常	轻度减少	重度减少
踝部水肿	无	轻度	重度

注：*应激反应是指疾病或创伤会对病人产生应激反应，如大面积烧伤、高烧或大量出血属于高度应激反应，长期发烧、慢性腹泻等则为中度应激反应；长期低烧或恶性肿瘤则为低度应激反应。

（二）患者参与主观综合评定法（PG-SGA）

该方法是在 SGA 的基础上发展起来的。临床诊疗过程中，发现主要用于肿瘤患者的营养评价、肿瘤患者自我描述的一些症状，尤其体重下降以及与进食相关的症状，如厌食、味觉异常、恶心呕吐等的发生，与患者后继的营养状态下降，以及不良预后密切相关。在进展期肿瘤患者，PG-SGA 评分甚至可以预测患者生存期。

PG-SGA 的评估量表，分为患者自评表和医师评估表两部分。患者自评表（A 评分），内容包括体重、进食情况、症状、活动和身体功能 4 个方面（表 2-15）。

表 2-15 患者自评表（A 评分）

1. 体重（评分标准另见工作表 1＊）

目前我的体重约为＿＿＿＿＿＿＿＿kg

1 个月前体重约为＿＿＿＿＿＿＿kg

6 个月前体重约为＿＿＿＿＿＿＿kg

在过去的两周我的体重

减轻（1）　　没变化（0）　　增加（0）

本项计分：

2. 进食情况

在过去 1 个月里，我的进食情况与平时相比：

没变化（0）　　比以往多（0）　　比以往少（1）

我目前进食：

正常饮食（0）

正常饮食，但比正常情况少（1）

少量固体食物（2）

只能进食流食（3）

只能口服营养制剂（3）

几乎吃不下什么（4）

只能通过管饲进食或静脉营养（0）

本项计分：

3. 症状

近 2 周来，我有以下问题影响我的进食：

吃饭没有问题（0）

没有食欲，不想吃（3）

恶心（1）

呕吐（3）

口腔溃疡（2）

便秘（1）

腹泻（3）

口干（1）

食品没味（1）

续表

食品气味不好（1）	
吞咽困难（2）	
一会儿就饱了（1）	
疼痛＿＿＿＿＿＿部位（3）	
其他＿＿＿＿＿＿（如抑郁、经济、牙齿等）（1）	
	本项计分：

4. 活动和身体功能

在过去的 1 个月，我活动正常无限制（0）

不像往常，但还能起床进行轻微的活动（1）

多数时候不想起床活动，但卧床或坐椅子上时间不超过半天（2）

几乎干不了什么，一天大多数时候都卧床或坐椅子上（3）

几乎完全卧床，无法起床（3）

本项计分：

注：＊工作表 1 是体重评分的标准。参见《临床营养支持治疗（第 3 版）》（于康 主编）。

医务人员评估表，包括疾病与营养需求的关系、代谢方面的需要、体格检查 3 个方面（表 2-16）。

表 2-16　医务人员评估表

1. 疾病与营养需求的关系（B 评分，标准另见工作表 2）

相关诊断（特定）＿＿＿＿＿＿

原发疾病的分期Ⅰ、Ⅱ、Ⅲ、Ⅳ、Ⅴ；其他

年龄＿＿＿＿＿＿（岁）

本项计分：

2. 代谢方面的需要（C 评分，标准另见工作表 3）

无应激；　　低度应激；　　中度应激；　　高度应激

本项计分：

3. 体格检查（D 评分，标准另见工作表 4）

本项计分：

注：工作表 2、3、4 分别是上述 B、C、D 评分的标准，分别对应"疾病评分""应激评分"和"体格检查评分"。工作表 4 的三类情况分别对应有"脂肪丢失情况评分""肌肉丢失情况评分""水肿情况评分"的标准表格。参见《临床营养支持治疗（第 3 版）》（于康 主编）。

根据上述资料信息的综合评价如下：

（1）定量评价　　上述 4 项总分 = A+B+C+D。

0~1 分：营养良好。此时不需要干预措施，治疗期间保持常规水准及评价。

2~3 分：可疑营养不良。由营养师、营养护士或医师进行患者或患者家庭营养教育，并可根据患者存在的症状和实验室检查的结果进行药物干预。

4~8 分：中度营养不良。由营养师进行干预，并可根据症状的严重程度，与医师、营养护士联合进行营养干预。

≥9 分：重度营养不良。急需进行症状改善和（或）同时进行营养干预。

（2）定性评价　PG-SGA 的定性评价见表 2-17。

表 2-17　PG-SGA 的定性评价

分类	A. 营养良好	B. 可疑或中度营养不良	C. 重度营养不良
体重	无丢失或无水肿或近期明显改善	1 个月内丢失 ≤ 5%或 6 个月内丢失 ≤ 10%或体重持续下降	1 个月内丢失>5%或 6 个月内丢失>10%或体重持续下降
营养摄入	无缺乏或近来显著改善	摄入明显减少	摄入重度降低
营养相关症状	没有或近期明显改善	存在相关症状（工作表 3）	存在明显症状（工作表 3）
功能	无缺陷或近期明显改善	中度功能缺陷或近期加重	重度缺陷或显著的进行性加重
体格检查	无缺陷或慢性缺陷，但近期有临床改善	轻中度的体脂肌肉丢失	显著的营养不良，指征包括水肿
总评价			

PG-SGA 定性评价与定量评价的关系见表 2-18。

表 2-18　PG-SGA 的定性评价与定量评价的关系

等级	定性评价	定量评价
PG-SGA　A	营养良好	0~1 分
PG-SGA　B	可疑或中度营养不良	2~8 分
PG-SGA　C	重度营养不良	≥9 分

PG-SGA 是一种肿瘤患者特异性营养状况评价工具，但是临床上它的应用不仅仅局限于肿瘤患者。

（三）微型营养评定法（MNA）

该方法主要适用于养老院和社区老人。其评价内容包括：①人体测量：包括身高、体重及体重丧失；②整体评定：包括生活类型、医疗及疾病状况（如消化功能状况等）；③膳食问卷：食欲、食物数量、餐次、营养素摄入量、有否摄食障碍等；④主观评定：对健康及营养状况的自我监测等。根据上述各项评分标准计分并相加。MNA 评分分级标准：MNA>24，表示营养状况良好；17<MNA<23.5，表示存在发生营养不良的危险；MNA<17，表示有确定的营养不良。

（四）其他综合营养评价工具

除了 SGA、PG-SGA、MNA 外，目前评价患者营养状况的综合评价方法还包括预后营养指数、营养评价指数、营养手术危险指数、以及简易评定方法。

1. 营养预测指数（PNI）

临床资料表明，手术的成败与病人的营养状况密切相关。故 Buzby 等（1980 年）提出用"营养预测指数"（prognostic nutritional index，PNI）来评价外科病人手术前的营养状况和预测发生手术合并症危险性的综合指标。计算方法见式（2-15）。

$$PNI（\%）= 158 - 16.6×血浆白蛋白（g/dL）- 0.78×三头肌皮褶厚度（mm）-$$
$$0.20×血浆转铁蛋白（mg/dL）- 5.8×延迟超敏皮试 \qquad (2-15)$$

延迟超敏皮试值：无反应 = 0，硬结直径 < 5mm = 1，> 5mm = 2

PNI > 50% 为高度危险，发生合并症及手术危险性大，死亡可能性增加；

PNI = 40% ~ 49%，手术中度危险；

PNI < 40%，手术危险性小；

PNI < 30%，手术后发生合并症和死亡的可能性小。

临床应用 PNI 发现病人手术后出现合并症与死亡危险与预计结果基本一致。补充与不补充营养有非常显著（或显著）差别。

2. 营养评价指数（NAI）

营养评价指数（nutritional assessment index，NAI）由 Masato Iwasa 1983 年提出，用上臂围（AC）、三头肌皮褶厚度（TSF）、上臂肌围（AMC）、血浆白蛋白（Alb）、前白蛋白（PA）、视黄醇结合蛋白（RBP）和延迟超敏皮试（DHST，用纯化蛋白质衍生物 PPD 作为致敏原）等 7 项指标，经回归分析，得出多元回归方程来评定食道癌患者的营养状况。计算方法见式（2-16）。

$$NAI = 64\ AMC + 0.6\ PA + 3.7\ RBP + 0.17\ PPD - 53.8 \qquad (2-16)$$

式中　AMC——臂围，cm；

　　　PA——血清前白蛋白，mg/dL；

　　　RBP——视黄醇结合蛋白，mg/dL；

　　　PPD——纯化蛋白质衍生物皮内反应圈，cm。

NAI > 60 为营养良好；

NAI = 40 ~ 60 为营养中等；

NAI < 40 为营养不良，并发症与死亡率较高。

3. 营养手术危险指数（NRI）

营养手术危险指数（nutritional risk index，NRI）计算方法见式（2-17）。

$$NRI = 10.7 + 0.0039×总淋巴细胞计数 + 0.11×血清锌 - 0.044×年龄 \qquad (2-17)$$

式中血清白蛋白以 g/dL 计；淋巴细胞计数以 mm³ 总数计；血清锌以 μg/dL 计。

NRI ≤ 55 时为高危险性；NRI ≥ 60 为低危险性；介于 55 ~ 60 为中等危险性。

4. 简易评定方法

简易评定方法的主要参数和判断参考值见表 2-19。

表 2-19 简易营养评定法

参数	轻度不良	中度不良	重度不良
体重	下降 10%~20%	下降 20%~40%	下降>40%
上臂肌围	>80%	60%~80%	<60%
三头肌皮褶厚度	>80%	60%~80%	<60%
白蛋白/（g/L）	30~35	21~30	<21
转铁蛋白/（g/L）	1.50~1.75	1.00~1.50	<1.00
肌酐-身高指数		60%~80%	<60%
淋巴细胞总数/（个/mm³）	1200~2000	800~1200	<800
迟发性超敏反应	硬结<5mm	无反应	无反应

第三节　营养师及我国营养师制度

一、营养师产生的背景

（一）社会发展需求

在生产力低下的旧时代和抗感染性药物出现之前，人类生命和健康的危害主要来自病原微生物、伤害、灾害等因素引发的疾病与死亡，平均寿命也较短。但随着社会经济的发展、生活方式的转变、医疗卫生水平的大幅提升，人类疾病谱也发生了显著改变，心脑血管疾病、糖尿病、肿瘤等慢性非传染性疾病（慢性病）以其快速攀升的发病率威胁着广大人群健康，并成为人类致死的主要原因和沉重的疾病负担，其病因的复杂性、症状的难治性给全人类带来巨大挑战。突发、新发传染病虽也极具破坏力，但营养不良及其相关的慢性病仍是传染病病情加重和致死的重要原因。棘手的慢性病已不能靠单一的药物解决问题，人们重新意识到：为机体提供均衡的营养是保证机体健康、防治各种慢性病的重要物质基础。

国民营养与健康状况是反映一个国家或地区经济与社会发展、卫生保健水平和人口素质的重要指标。良好的营养和健康状况既是社会经济发展的基础，也是社会经济发展的目标。在当前和未来社会民生的巨大需求中，营养师这一职业队伍的规模和素质势必得到快速发展和提升。

美国于 1946 年颁布了《国家学生午餐法》，日本在 1947 年发布《营养师法》，1948 年发布《营养师法实施细则》，1952 年又制定并推行了《营养改善法》。许多大学设有食品和营养学，还有众多的中级营养学校，培养大量营养人才。各国对营养师的资质认证和培训都有一套完善的体系，如美国是由营养师协会负责营养师的考核评审。各国通过营养立法、建立营养师制度，实现了提高国民体质的目标。

在我国，营养师可以追溯至周朝的"食医"。《周礼·天官·冢宰》中在主管医疗卫生的官员里设立了食医、疾医（内科医生）、疡医（外科医生）和兽医等四种不同职责的医官。其中"食医，掌和王之六食、六饮、六膳、百羞、百酱、八珍之齐"，负责调配王室贵族饮食的寒温、滋味、营养等，相当于现代的营养师。

随着我国国民经济的持续快速发展，自 2003 年以来，我国城乡居民的膳食、营养状况有了明显改善；但与此同时，我国也面临着营养缺乏与营养结构失衡的双重挑战，高血压、糖尿病、冠心病等与膳食营养密切相关的慢性病日益威胁人们的健康。为应对这些健康威胁，结合我国食物资源的具体情况，大力开展营养工作并引导我国居民参与及改善营养膳食搭配成为营养与健康领域从业人员面临的一个非常紧迫的任务。

（二）我国相关政策措施

在社会经济发展到一定程度、居民营养相关健康问题日益凸显的情况下，我国政府从 20 世纪末陆续出台了营养相关政策，在很大程度上也推动营养师这一职业被人们重视。

1.《中国营养改善行动计划》

1997 年 12 月 5 日，国务院发布《中国营养改善行动计划》，提出了改善国民营养状况的具体目标、方针和措施，包括逐步建立并实行营养师制度；加强在职营养专业人员培训；加强营养与健康等方面的人才培养及研究机构和科技队伍的建设；加强对各类人员的营养知识培训，促进人力资源的开发等。

2.《中国食物与营养发展纲要》

2001 年 11 月 3 日，国务院办公厅印发了关于《中国食物与营养发展纲要（2001—2010 年）》的通知，为指导我国食物与营养持续、协调发展，要求各地区结合自身情况，认真贯彻执行。该纲要涉及食物与营养发展的指导思想、基本原则和目标，食物与营养发展的重点领域、地区与群体，促进食物与营养发展的政策措施。纲要指出"抓紧制定关于营养师、营养标识、儿童营养等方面的法规，把居民营养改善工作纳入法制化轨道""提高营养师的社会地位，逐步在医院、幼儿园、学校、企事业单位的公共食堂及餐饮服务业推行营养师制度"。

2014 年 1 月 28 日，该纲要的 2014—2020 年版发布。在原有基础上提出进一步"保障食物有效供给，优化食物结构，强化居民营养改善"。目前，《中国食物与营养发展纲要（2021—2035 年）》研究编制工作已在京启动，由农业农村部和卫生健康委牵头组织。

3. "中国学生营养日"与"全民营养周"

2001 年 4 月 19 日，卫生部、教育部发布《中国学生营养日宣传教育活动》的通知，为促进学生营养宣传工作的制度化，将每年的 5 月 20 日定为"中国学生营养日"，开展宣传教育活动。

根据《中国食物与营养发展纲要（2014—2020 年）》《营养改善工作管理办法》的相关指导建议，中国营养学会在第八届四次常务理事会（2014 年 6 月于上海）研究决定，确定每年的 5 月第三周为"全民营养周"（National Nutrition Week）。该活动旨在通过以科学界为主导，全社会、多渠道、集中力量、传播核心营养知识和实践，使民众了解食物、提高健康素养、建立营养新生活，让营养意识和健康行为代代传递，提升国民素质，实现中国"营养梦　健康梦"。为实现根本目的，全民营养周是一系列有组织、有主题、有规模、有教育意义的统一行动。该活动的徽标如图 2-1 所示。

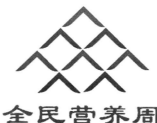

图 2-1　"全民营养周"活动徽标

4. 公共营养师列为国家新职业

2005 年 10 月 25 日，公共营养师作为新的职业种类和名称进入国家职业大典，是营养认证行业中唯一有《中华人民共和国劳动法》和《职业教育法》作为法律依据的职业。2021 年 12 月 2 日，公共营养师被列入国家技能职业标准目录，职业资格证书为人社部颁发的职级技能等级证。

5. 公共营养师国家职业技能标准

2007 年 1 月 1 日，《公共营养师国家职业标准（实行）》颁布实施。该标准的制定和颁布为推动我国营养师职业发展起着积极推动作用。全国各省劳动部门根据本地情况开始相关统一鉴定工作。

2021 年 1 月，中华人民共和国国家卫生健康委员会（以下简称国家卫健委）再次提出要积极推进公共营养师、营养师证书的培训工作。同时，需要研究托儿机构、幼儿园、医院等集体供餐单位配备营养师，推进开发营养人才职业标准、培训大纲和教材。2021 年，十三届全国委员会进一步强调推动实施"互联网+职业技能培训计划"，营养健康领域工作者可参加国家授权的考试单位和社会培训开展的职业技能培训认定，实现技能提升。

随着公共营养师在 2021 年 12 月列入国家技能职业标准目录，《公共营养师国家职业技能标准（2021 年版）》也一同发布。该标准以《中华人民共和国职业分类大典（2015 年版）》为依据，严格按照《国家职业技能标准编制技术规程（2018 年版）》

有关要求，以"职业活动为导向、职业技能为核心"为指导思想，对公共营养师从业人员的职业活动内容进行规范细致描述，对各等级从业者的技能水平和理论知识水平进行了明确规定。

6.《营养改善工作管理办法》

2010 年 8 月 3 日，卫生部印发《营养改善工作管理办法》的通知。该办法旨在促进营养改善工作、提高居民营养质量与健康水平，对营养监测、营养教育、营养指导、营养干预等内容进行了规范。

7.《临床营养科建设与管理指南》

有关临床营养人才的培养、营养科建设与管理相关的规范文件，我国从 20 世纪 20 年代以来就在持续进行，早期发展速度较慢。2011 年，卫生部在《三级综合性医院等级评审标准实施细则（2011 年版）》中，对医院临床营养科管理与持续改进提出具体指标，这是目前仅有的引导医院临床营养学科建设和发展的框架蓝本，为推动我国临床营养学科的发展奠定了政策基础。2012 年，卫生部为规范临床营养学科建设，要求二级及以上医疗机构设立临床营养科，提高营养科的服务医疗水平。

2022 年 3 月 18 日，国家卫健委印发《临床营养科建设与管理指南（试行）》的通知（国卫办医函〔2022〕76 号），其中对临床营养岗位人员设置、从业资格、工作内容等作了指导说明。

8. 其他社会发展战略性政策

除此之外，近几十年，我国营养工作者也一直在呼吁和起草营养立法（条例、法规等），针对公众健康、食品加工企业提出具体要求，管理范围包括政府在营养与食品行业的投入和政策、餐饮行业和生产企业的人才配备、学校营养工作、营养从业人员的培训与执业规范等。随着近年来《"健康中国 2030"规划纲要》与《国民营养计划（2017—2030 年）》等政策的颁布，预计未来对营养行业的重视程度会进一步提高，且《健康中国行动（2019—2030 年）》《国民营养计划（2017—2030 年）》中均明确提出，要开展营养师人才培养工作，在学校、幼儿园、养老机构等集体供餐单位和医疗机构配备营养师。

以上这些推动大健康行业发展和营养健康人才队伍建设的重要举措都对营养师职业的发展提出了实际需求和引导。

二、营养师的定义与分类

在 1961 年国际劳工组织世界职业标准定义委员会上，瑞典营养师协会提出营养师定义的提议，建议用 dietitian 作为营养师的专用词。1967 年国际劳工组织对营养师（dietitian）和公共营养师（public health nutritionist）作了明确的界定，前者指在医疗机构为患者服务的营养师，后者指在公共卫生机构为健康人群服务的营养师。之后又逐步分出多个从事不同类型工作的营养师，如管理营养师、咨询营养师、研究营养师、运动营养师、私人开业营养师等。营养师通过科学合理地调配大众的饮食及促进人们的身体健康，减少各种慢性病的发生，并通过向全社会全面普及营养知识，提高全民营养意识，以达到增强全民身体素质的目的。

（一）职业定义与专业知识技能

营养师（dietitian）是专门指通过严格营养基础理论学习和专业临床营养技能修炼，能够指导人们改善饮食、预防疾病、辅助治疗、预防亚健康、管理健康等，并能够设计好方案和跟踪服务的营养专业人才。在营养师法立法中，将以获得技能证书为合格上岗的依据。而从广义上来讲，营养师是指从事与营养相关工作的专业人士，其不仅具有丰富的营养专业知识，更是有营养相关从业经历并积累一定经验、在本行业内有较丰富资历的人才。

营养师需要掌握的专业知识至少包括临床医学基础、基础营养学、人体营养学（包括孕妇、乳母、婴幼儿、青少年、老年及一般成人的营养知识）、食品营养学、食品卫生学，以及与相关行业交叉的烹饪营养学、运动营养学、减肥营养学、保健品营养学、美容营养学等内容。掌握的技能应包括膳食调查、膳食评价、营养测量、食谱编制、营养标签制作与解读、营养咨询、营养教育、营养管理、营养干预等。对临床营养师，还特别强调其具备疾病与营养方面的知识技能，如心血管疾病与营养、生殖系统疾病与营养、糖尿病营养、消化系统疾病与营养、肝胆疾病与营养、肿瘤营养等。根据具体的从业领域，尚需对上述某些知识、技能达到熟练的程度。

（二）职业性质和工作内容

营养师职业的出现，是适应人类健康的需求而产生的。营养师的职业综合了厨师、保健师、医务、中医、心理师、营销员、管理员等职业的特点于一身，是比较综合的职业。他们不但是食物的专家，更是营养检测、营养强化、营养评估等领域的专家，帮助人们维持、获得健康。营养师的职业要求是专心专业服务于健康。

营养师从事的工作内容包括进行膳食调查和评价，结合对象的实际需要进行营养管理和营养干预；进行人体营养状况的测定、评价、管理与指导；对被测试对象的日常膳食营养状况进行评价、管理和指导；对被测试对象每日摄取的各类食品及其相关配方进行营养评价；对社区民众进行营养知识的咨询与普及宣传教育。

任何慢性病的发生都是日积月累的不健康的生活方式或危害暴露导致的后果，医生虽然在某些方面或某种程度上能帮助病人减轻或摆脱疾病的折磨，但采取科学的预防措施对降低慢性病发生的风险、时间和严重程度显得尤为重要。《黄帝内经》有云："是故圣人不治已病，治未病""道者，圣人行之，愚者佩之"。治病靠医生，预防靠自己，而"自己"需要配合、接受来自营养师的指导和建议。

（三）主要分类

因与不同的工作对象结合，营养师可大致分为临床营养师、公共营养师、食品营养师、运动营养师、餐饮营养师等。国际上，以美国为代表的一些国家，是以在医院从事营养治疗和膳食疗法等临床工作的注册营养师为主；以日本为代表的一些国家，是以社区家庭工作的营养师为主、临床工作的管理营养师为辅，共同搭建健康膳食和营养支持的全民健康之路。

1. 临床营养师

主要从事与疾病有关的营养工作，为病人制订合理的膳食，设计适合不同病人的食谱等，主要在医院工作，又常称为营养医师。此类营养师多毕业于预防医学、护理学或临床医学专业。

2. 公共营养师

公共营养师又称公众营养师，其工作与公众有关，主要从事营养知识的传播、群体性的营养调查、各种与营养相关的社会活动策划，以及与营养知识宣传教育有关的影视文学等作品的策划。其工作内容多为营养知识之类的无形产品。

3. 其他类型的营养师

（1）食品营养师　主要在食品企业工作，主要负责食品开发之类的与食品相关的营养工作。

（2）运动营养师　为运动人员提供营养指导的营养师。相对于普通人来说，职业运动员或运动爱好者的运动量较大，其营养需求与常人有较大的不同。所以该类人群的营养有特殊要求，应该由专业的运动营养师进行提供服务。

（3）餐饮营养师　主要从事与餐饮有关的营养工作，如营养配餐方案的制订、营养食谱的开发、营养配餐员的培训、餐饮服务人员的培训等。营养师加盟到餐饮服务管理行业中，使得不管是一日三餐还是零食小点都能够安全、卫生、成本经济的预备和配送。他们掌管餐饮服务的地点是医院、保健机构、学校、高等院校和商务场所等。

（4）药膳营养师　为食品和制药公司、市场协会和餐饮服务供应商服务，协助企业领导进行研究，对管理和市场提出专业性意见，促使企业生产出更好的药膳养生食品投放市场。根据工作性质，还可以分成更细化的营养师，如美容营养师、保健品营养师等。

（5）其他分类　营养师是健康队伍中不可或缺的成员，他们出现在医院、保健机构、诊所、社区、学校、政府、食品和制药工业、餐饮企业、研究机构、健身中心、私人训练及咨询等各个不同的领域中，还会出现以下类型的营养师，尚待规范命名。

①诊所营养师　负责确诊病人的营养问题，列出保健计划，并监督饮食变化的有效性。通常他们在营养诊所、医院门诊部、社区健康中心或保健机构工作。在那里，他们解决体重控制、饮食营养、心脏病、癌症、儿童和老年人等方面的医疗保健需求。

②营养咨询师　需要了解大众的营养需求，确认社区中的营养问题，并发展营养教育项目和健康促进战略。通过在社会公共保健领域、社会服务部门或咨询业务机构的工作，他们为个人、机构、商务组织和媒体提供有关营养、食疗和餐饮服务等方面的专业建议，向其他公众部门、专家和公众提供讯息与咨询性服务。

③社区健身中心营养师　与社区和个人进行合作，目的在于提高其营养水平，抵御疾病，增进对饮食的关注以及提高个人对健康的控制能力。

④教育领域中的营养师　在饮食学、护理学、医药、制药及配药、牙医学、食品生产和儿童保健等方面，他们对学生开设营养学、食品化学和餐饮服务管理学等课程。这些课程在小学、中学、高等院校、职业学校和医院都可开设。

⑤研究性营养师　负责做出研究项目的计划并执行。这些项目能从根本上提高医疗护理水平，节约餐饮服务成本。通常大学、保健机构和企业对营养师们作的研究给予支持。

三、临床营养医务人员

（一）临床营养师

1. 定义和服务对象

临床营养师又称营养医师，是指从事与疾病有关营养工作的专业人员，包括对门诊或住院病人进行营养筛查和评定，为病人提供营养咨询，制定合理的膳食食谱、食疗方案等，主要在医院或诊所等机构工作。

临床营养师的服务对象涉及到所有临床科室的工作人员和患者，既要了解各专科疾病的临床综合诊疗方法，承担各个科室的营养宣教和营养会诊工作，起着不同程度的辅助作用，又要求与各专科医护密切协作，并对数百名医护进行有效的营养教育。

2. 任职资格

成为一名临床营养师，需要有执业医师资格证书、指定营养师资格证书或专项岗位培训/进修证明。对执业医师资格证书，国家并无明文规定是应取得哪一类执业医师证书，所以持有临床、中医（含中西医结合）、口腔、公共卫生等执业医师证书的人员均可。对从事临床营养工作资格的营养师证书或证明，全国卫生专业技术资格"营养士/师/中级"证书、中国营养学会的注册营养师证书均有效；公共营养师证书一般不采纳；若无，则需开具指定系统的专业培训与考核合格资料或证据。原卫生部的临床营养职业医师资格认证，限于医院内从事营养工作的医务人员使用，享有处方权。

3. 岗位职责

（1）进行膳食调查和评价。

（2）人体营养状况测定和评价。

（3）营养咨询和教育。

（4）膳食指导和评估。

（5）食品营养评价。

（6）社区营养管理和营养干预。

（7）培训和管理。

4. 主要工作内容

（1）在业务主管和上级营养医师的指导下，负责营养诊疗工作。

（2）参加营养查房与营养会诊，制定营养治疗方案，评估营养治疗效果，书写营养病历。

（3）参加营养门诊、多学科会诊工作，对患者进行营养检测、评价、营养诊断，为患者提供营养咨询。

（4）参与教学、科研工作，完成继续教育和专业培训要求。

（5）组织开展患者和院内医务人员的营养宣教工作。

5. 基本技能与能力

（1）具有临床营养相关工作经验，熟练掌握相关专业理论知识如医学基础知识、营养学的基础知识、人群营养基础知识。掌握各种营养代谢病（包括营养失调）的病因和发病机制、营养失调或代谢障碍的分类、临床表现以及营养诊断和营养治疗的原则。

（2）掌握常用的营养检测和营养状况评价的方法及诊断意义，包括人体测量、人体成分分析、人体代谢率测定等；营养素水平测定、快速反应蛋白测定、淋巴细胞计数、代谢试验（如氮平衡试验等）、食物不耐受等生化测定；骨密度测定等影像学检查；营养素摄入量测算等营养换算。

（3）具有食物营养和食品加工基础知识，合理选购及烹饪，了解食物营养价值评价方法，食品污染防治以及各类食品的卫生要求，能从营养价值及食品卫生两方面进行食物选择。掌握营养素种类、理化性质、营养治疗作用、缺乏与过量的临床表现以及不同人群营养素需要量的标准和个体化差异调整。

（4）须有一定的研发能力，能够根据对象的口味和需求来针对性提出建议和方案，起到咨询和指导服务的作用，并能协调和指导整个饮食供应流程。根据不同人的年龄、身高、体重、身体强弱，配制适合不同人群营养需求的餐饮食品。

（5）有一定的文字及口头表达能力，熟悉本专业的法律法规。

（二）临床营养技师和临床营养护士

在医院，临床营养师所在的营养科是对各种原因引起的营养代谢病（包括营养失调等）的患者通过营养检测和评价进行营养诊断，并使用药品或非药品类营养治疗产品对患者进行营养治疗的业务科室，是一个具有一定临床、后勤和行政性质的医技科室。临床营养科室的营养专业人员组成，比较全面的有营养医师、营养技师、营养护士、营养厨师、营养配餐员、营养护理员等。其中，营养医师、营养技师、营养护士是医务人员，营养厨师、营养配餐员、营养护理员是非医务人员。营养医师人数与医院床位数之比应至少为1∶150，营养技师应按照与营养医师1∶1的比例配备，营养护士应不少于3人，营养医师不少于2人，营养病房护士的配置应当达到病房护士配置标准。

1. 临床营养技师

（1）任职要求（二选一）

①医学大专以上学历，指定营养师资格证书和营养相关教育背景；

②健康或食品相关专业专科以上学历、临床营养专业培训并考核合格。

（2）主要工作内容

①在业务主管、营养医师和/或上级技师的指导下进行工作；

②按照治疗要求和患者的饮食习惯，计划和拟定各类食谱，规划数量，并计算营养价值；

③深入病房，了解营养治疗的效果和配膳情况，听取意见，改进工作；

④负责食品的鉴定、检查，督促、指导饮食制备和分发，保证饮食符合治疗原则，达到营养要求和卫生标准；遇有不符合治疗原则的问题时，可提出改进意见；

⑤组织厨师、配餐员学习营养知识及饮食卫生知识，交流烹调技术，向病人进行宣教工作等；

⑥做好各项治疗饮食的登记、统计工作。

（3）基本技能与能力

①熟练操作常用的营养检测方法包括人体测量、实验室生化检测、营养换算等；

②熟悉营养素种类、营养素食物来源及营养价值，能熟练地根据营养治疗医嘱配制肠内营养制剂及编制治疗膳食食谱等，能对营养治疗产品及食材做正确的加工处理；

③掌握营养检测和评价、营养治疗制备所需的各种仪器设备及营养治疗产品的管理维护；

④掌握食品安全及卫生相关制度。

2. 临床营养护士

（1）任职要求（三选一）

①临床执业护士资格（可应聘）；

②临床执业护士资格、指定营养师资格证书（可任职）；

③临床执业护士资格、专项岗位培训/进修证明或本院营养护士岗位培训和考核（可任职）。

（2）营养师证书标准

①国家卫健委对营养护士的营养相关资质无明确要求；但公共营养师证不予采纳；

②如持有全国卫生专业技术资格证书"营养士/师/中级"，或中国营养学会的注册营养师/技师证书，则证明该人员具备营养护士资质。

（3）培训与考核标准

①通过本省卫生行政机构组织的营养护士专项岗位培训与考核；

②通过本院自行组织的营养护士岗位培训、考核和评审员综合审评。

（4）主要工作内容

①协助营养医师膳食医嘱和营养治疗医嘱的有效执行；

②协助营养技师做好治疗膳食餐前尝检工作；

③负责督促各病区患者使用治疗膳食，确保营养治疗医嘱的有效执行；

④协助科室的医院感染预防与控制工作；

⑤参与科研工作，完成继续教育和专业培训。

（5）基本技能与能力

①掌握临床营养护理工作内涵及流程，营养治疗医嘱汇总录入及分发至营养治疗各制备部门；

②掌握临床营养科内的医院感染预防与控制原则；

③掌握肠外营养制剂的配制方法和操作规范；

④部分省市卫生行政部门对属地医疗机构的营养护士基本技能的其他要求。

四、公共营养师

（一）定义、分类和发展历程

公共营养师在 2005 年列入国家人力资源和社会保障部颁布的 3 季度第 4 批新职业中，并于次年颁布《公共营养师国家职业标准（试行）》，该标准的制定和颁布为推动我国营养师职业发展起着积极推动作用。根据劳动和社会保障部 2007 年 4 月 1 日印制并发布的《公共营养师国家职业标准》，公共营养师的职业定义为：从事公众膳食营养状况的评价与指导、营养与食品安全知识传播，促进国民健康工作的专业人员。因此，公共营养师是顺应社会、市场的需要而产生的职业技能人才，是从事营养咨询、营养测评、营养指导、营养宣教、营养管理以及从事营养教学与科研工作、营养与食品安全知识传播的特殊职业者，是促进社会公众健康工作的专业人员。取得其从业资格需接受专业知识技能培训，需通过国家职业资格考试认证。公共营养师于 2016 年停考，2021 年 12 月被列入国家技能职业标准目录，职业编码为：4-14-02-01，相应认证考试恢复。现在的证书为人力资源和社会保障部颁发的职业技能等级证。

职业技能等级为：公共营养师四级（中级）、三级（高级）、二级（技师）、一级（高级技师）。

根据工作方向，公共营养师可以分为私人营养师、学校营养师、食品营养师、减肥营养师、酒店营养师、健身营养师、运动营养师、商务营养师、保健营养师、营养讲师等。

（二）产生原因

中国公共营养师的产生源于以下几方面因素。

1. 中国居民由于缺乏有关营养知识指导吃出了很多慢性病

过去 30 多年，多种慢性病发病率呈上升趋势，并逐渐年轻化。来自卫生部门的数据显示，截至 2002 年，我国居民成人（18 岁及以上）肥胖率为 7.1%，高血压患病率为 18.8%（比 1991 年上升 31%），总的血脂异常患病率为 18.6%，糖尿病患病率 2.6%。据《中国居民营养与慢性病状况报告（2015）》，2012 年成人肥胖率为 11.9%，高血压发病率为 25.2%，血脂异常率为 40.4%，糖尿病发病率为 9.7%；心脑血管病、癌症和慢性呼吸疾病占全部死亡数的 79.4%。来自 2020 年的该项报告则显示，2019 年成人肥胖率 16.4%，高血压患病率为 27.5%，糖尿病患病率为 11.9%；因慢性病导致的死亡占总死亡的 88.5%，其中心脑血管病、癌症、慢性呼吸系统疾病死亡比例为 80.7%。据统计，过去 30 多年，餐饮业也得到巨大发展。中国餐饮业的营业额，1978 年 54.8 亿元（人民币），2003 年超 6 千亿元（人民币），2012 年达 2.4 万亿元（人民币），2017 年近 4 万亿元（人民币）；到 2021 年，全国餐饮收入合计近 4.7 万亿元（人民币）。餐饮业的发展，促进了我国经济的发展，但是，社会公众吃出的慢性病的发病率也着实令人吃惊。火锅和洋快餐等容易伴随不健康的食物消费在我国餐饮业销售额中位列前茅。据调查统计，人们吃火锅时由于量或方法不合理，出现寄生虫病、儿童哮喘病、痛风、胆囊炎、胰腺炎的发病率提高，甚至高出常人的几倍。儿童肥胖与大量摄入洋快餐等有直接关系。

2. 社会公众的营养问题关系到我国经济的发展

由于慢性病的发病率逐年提高，造成国家和社会公众的医疗费的高额支出，同时，因为身体带病，影响了人们的工作能力和智力的发挥，直接影响了社会经济的发展。

3. 全球就业、创业市场的需求

公共营养师职业的产生促进了我国就业创业工作的发展。一部分具有中西医营养知识和技能的营养师，备受国际营养师市场的青睐；而学校、企事业单位、健身中心、幼儿园、社区等需要普及营养知识的地方普遍缺乏相关的营养师。我国人口超 14 亿，按照每 2 万人配 1 名营养指导员，大约需要 700 万名营养指导员。因此，我国公共营养师的需求和培养目标数量巨大。

4. 职业元素与国际上营养学学术观点提法统一

根据社会对营养师的需求特点，新职业营养师在学校、企事业单位等医院以外的场所从事营养知识普及等工作需求面很宽，即主要是公共营养师。1997 年 7 月，第 16 届国际营养大会召开之前，就公共营养的概念框架问题安排了专题研讨会，与会者争论的问题是公共卫生与营养、国际营养已不能涵盖当今种种营养问题，需认定新的学科——公共营养。公共营养是一门独立的学科，是营养学的一部分。公共营养是通过营养监测、营养调查发现人群中存在的营养问题，将营养研究的科学理论用于改善人群中存在的营养问题。

五、注册营养师与注册营养技师

注册营养师（registered dietitian，RD）和注册营养技师（dietetic technician，registered，DTR）的认证由中国营养学会根据国务院办公厅印发的《中国科协所属学会有序承接政府转移职能扩大试点工作实施方案》及《中国科学技术协会章程》《中国营养学会章程》等有关文件制定的注册营养师/技师职业水平评定程序进行。注册营养师/技师是在 2016 年公共营养师停考后的营养行业规范与行业发展的"新产物",是由中国营养学会评价认证的专业身份。2017 年 4 月招募第一批培训学员,统一由我国各大院校培训及开设考场,要求报考者是医、护、药、食品、营养统考毕业生及具有相关从业经验的专业人士。目前,在全国多地的高校、医院、营养食品企业等机构设有教学基地和(或)实践基地,考场数量也已从最初的五大考点做了较大扩增,相关信息可从中国营养学会的注册营养师官方网页查询。

注册营养师是指通过中国营养学会组织的注册营养师水平评价考试并完成备案注册,具有营养学和膳食营养学专业知识和技能的从业人员,能运用营养科学知识,独立从事健康或疾病状态下的个人或团体膳食管理、营养支持和治疗、营养咨询和指导工作。

注册营养技师是指通过中国营养学会组织的考试并完成备案注册,具有营养学和膳食营养学专业知识和技能的从业人员,能辅助注册营养师从事健康或疾病状态下的个人或团体膳食管理和营养指导工作。

由于中国营养学会在营养行业内,甚至包括卫生系统中有着比较大的权威,其认证的注册营养师/技师是营养界一个"高大、标准、专业"的身份象征,因纳入统考系统,考务严谨规范,行业认可度高,也获得医院临床营养科室认可,有助于医护职称评比。每个省份每期报考有限制报名名额,报考要求高,考证难度比较高,通过率较低,但通过者能享受行业里最整体的资讯、机会、成长扶持,有较大的提升、拓展、学习、收获的机会。

六、营养师的职业素养与发展前景

营养师在职业工作中,除了需要具备营养与健康的专业知识技能,还必须遵循严格的职业道德,掌握同公众的交流技巧,同时明确自身的职业发展前景,爱岗敬业,在为人民健康服务的工作中实现自身价值。

(一)职业道德

为了适应新的变化和新的需求,发挥专业技能,服务人民,营养师应遵循的职业道德规范包括:

①应坚持以民众健康为第一位的职责,刻苦钻研营养健康知识和技能,不得夸大和片面地学习和传播知识。

②应用营养产品和制剂中,要坚持产品质量第一位,不必也不应该包装、夸大企业及其产品而达到销售目的,不可以成为某个营养产品的直接利益推动者,而应该引导和规范企业行为,帮助提高产品食用者的鉴别能力。

③必须推行饮食、营养保健品、自身康复能力结合的综合模式选择营养制剂或保健品。不可以忽略食物的核心作用,不可以将保健品直接等同于食物的效果。

④不得只专注学习饮食功能而忽略营养品、保健品、心理、运动、环境等作用因素，应综合利用各种有利因素促进服务对象的健康。

⑤作为临床营养师，同时应牢记医师职业道德。

凡有违反以上行为并产生不良影响者，营养师技能证书将不予认可。如果需要重新获得认可，除了纠正错误之外，申请重新考核，获得通过后才能予以承认。我们应摒弃那些利用自身的知识掩饰企业错误和推动有害保健产品流通的营养工作者、为了利益而盗用营养师名义恐吓消费者的假营养师。应敢于揭露那些根本不具备营养师资格却愿意传播错误的、不科学的营养知识的营养师。

（二）咨询技巧

营养师在给大众提供营养咨询时，需要注意一些工作技巧，从而有效、准确地提供专业服务，改善服务对象的营养健康状况。

1. 引导咨询者思路

在咨询过程中，营养师要不断引导咨询者尽量详细准确地叙述自身的健康状况，完整清晰地表达出咨询意愿和目的。在交谈过程中，要不断激发咨询者对营养健康的接受意识，但又需要避免机械生硬地事事牵涉营养问题，否则会引发反感。

2. 开放式咨询

在咨询中最忌讳封闭式问答。要对咨询者实行问答式的引导，启发咨询者的说话欲。在询问中最大程度掌握咨询者的个人需求和所表达的意愿。

3. 耐心认真地倾听

营养师必须以咨询者为中心，不要以学术或权威的语气或行为去否定咨询者提出的非专业问题，耐心、诚恳而认真地倾听咨询者的问题。

4. 鼓励和促进交往

咨询者有时会保持缄默或者抵触，营养师要灵活地改变咨询方式，以鼓励的方法去改变咨询者的固定思维。营养师要鼓励和灌输自己的知识和行为，但需遵循不能要求咨询者必须接受的原则。不要紧追不舍，不要急于求成。

5. 改善信息和回顾

营养师使用简短的语言和明确的词汇，能迅速改善咨询者对信息的理解。主要是对信息归类后，通过营养师的转述，引起咨询者的共鸣，并对自身的问题进行回顾对照。这样营养师的工作会事半功倍。

6. 回避和维护隐私

咨询者往往把自己针对身体健康的维护或咨询当作一种弱势行为。当提及健康方面的问题，至少现阶段还是比较顾忌对自己的评价。营养师要尽量回避隐私或敏感的话题，学会忘记咨询者隐私。记住一个咨询者很重要，但是不要记住他的隐私。

（三）职业发展前景

公共营养师是以市场为导向，应社会需求为目标，经多元化职业技能培训，经考核合格而产生的特殊职业者。随着营养问题的社会化，营养快餐公司、公共营养师职业培训机构、营养咨询机构将会应运而生，家庭营养顾问、企业营养顾问将会是新兴而时尚的一种职业。我国的营养专业人才十分紧缺，公共营养师的就业前景非常广阔，包括幼儿园、学校、社区、美容院、门诊部、健身中心、营养超市、食品企业、健康产业、学生营养餐公司等领域。

公共营养师可以针对健康和亚健康人群做营养咨询、指导工作。公共营养师不仅可以在社区发挥重要作用，还可为企业管理者和员工、运动员、家庭提供教育、辅导、指导等服务。可以从事营养食品教学、科研、食品或保健食品生产经营、食品卫生监督和检测、医疗卫生等机构的相关岗位工作；也可成为学校、幼儿园、机关、企事业机构、宾馆、酒店的专（兼）职营养师，健身房、美容院、社区的专（兼）职营养指导员，体检中心的专（兼）职营养师等。

开展相应的公众营养改善工作，是一项提高国民健康素质和提升国家综合国力的系统工程。与营养改善密切相关的营养产业也是一个具有生命力和发展潜力的朝阳产业。以营养产业发展为前提，营养改善工作的主要内容有：儿童、妇女和婴幼儿、老年人等三个重点人群的营养改善工作；贫困地区人口、最低生活保障人群的营养扶贫与营养脱贫工作；城市和经济发达地区肥胖、高血压、糖尿病等"富贵病"人群的营养改善工作；在学生中开展营养教育工作；从事公众营养、人口素质与社会经济发展之间关系的研究、咨询及宣传；在营养工作相关部门、单位、企业间进行沟通协调；以营养科学为指导开拓食品工业发展的新领域，大力推进营养强化食品等营养产业的发展等。

思考题

1. 试述三种常见的营养评价方法？
2. 营养师的分类及其特点有哪些？

育人课堂

是中国营养学奠基人，
也是长寿教授

第三章

营养缺乏病

学习目标

1. 掌握五种常见营养缺乏病的病因、病理生理过程、临床表现以及治疗预防等要点。
2. 学会如何宣传普及营养缺乏病的预防知识。
3. 学习如何对患病人群进行针对性的膳食指导和康复建议。

思维导图

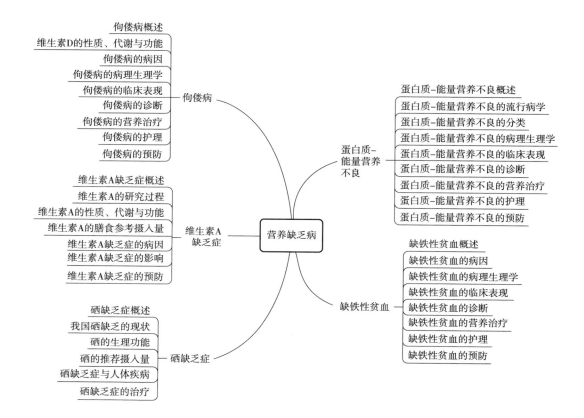

营养缺乏病是世界上常见的营养类疾病之一，其发生往往与地理位置、种族人群、社会发展、宗教信仰等因素有密切联系，相关科学研究也在不断推进。常见的营养缺乏病如蛋白质-能量营养不良、缺铁性贫血、佝偻病等，在全球范围内的患病人数可以达到千万甚至过亿，这些疾病也十分严重地影响到人类的正常生活和工作状态，因此了解营养缺乏病的病因和病理过程，掌握预防营养缺乏病发生的营养学知识，学习治疗、护理营养缺乏病的核心思想和关键方法就显得越来越重要。所以，本章主要基于目前常见的蛋白质、能量、维生素以及微量元素缺乏的营养现状，对相应导致的营养缺乏病展开介绍。

第一节 蛋白质-能量营养不良

一、蛋白质-能量营养不良概述

蛋白质-能量营养不良（protein-energy malnutrition，PEM）是由于膳食中蛋白质和（或）能量摄入不足或某些疾病因素导致的一种营养缺乏病。据调查统计，2019 年全球 PEM 的患病人数增至约 1500 万例，患病人群以儿童、老年人、临床病人为主，临床表现为：体重下降、身体水肿、精神萎靡、免疫能力衰弱、代谢功能紊乱等。轻度 PEM 因症状较轻、无明显患病反应，通常不会被察觉和重视，但长期发生会对儿童的正常生长发育造成不可逆的严重影响，同时也不利于临床病人的康复，重度 PEM 则会危及生命。现阶段，治疗 PEM 的主要手段是补充优质蛋白质，同时给予其他关键维生素、矿物质等。此外，还需要加强 PEM 相关知识的宣传普及工作，做好人群营养健康的监测评估和教育指导工作。

二、蛋白质-能量营养不良的流行病学

PEM 在世界各地均有发现，在落后、饥饿、战争的国家和地区中尤为常见。来自中国的科研团队根据性别、年龄和社会人口指数系统分析了 1990—2019 年 PEM 的全球发展变化，得到如下结论：年龄标准化后的死亡率和伤残调整生命年呈现下降趋势，但是年龄标准化后的患病率则呈现上升趋势；社会经济指数和社会人口指数与 PEM 的发生率呈负相关；儿童和老年人是主要的患病人群，女性群体的患病风险比男性更大。因此，PEM 在全球范围内依然是相对严重的疾病负担，如何治疗和预防 PEM 已经成为慢病营养学上一个重要的研究问题。

据联合国经济和社会事务部在 2012 年修订的《世界人口展望》预测，2010—2030 年全球 65 周岁以上的人口将增加约 4.42 亿，成为增长速度最快的一个年龄段人群，而该年龄段人群 PEM 的发生率在不同地区、不同区域、不同性别中的差异显著。一份关于 65 周岁以上老年人 PEM 患病率的调查统计显示，在老年社区中，北欧地区具有最低的患病率（0.8%），而东南亚地区具有最高的患病率（24.6%）；农村地区的患病率（9.9%）约为城市地区患病率（5.7%）的两倍；女性患病率比男性患病率高 45%。由此可见，切实保障老年人群的生命健康，着力协调不同地区、不同区域之间的资源不平衡，加大对女性患者的关怀力度，有利于解决 PEM 带来的一系列社会发展问题。

三、蛋白质-能量营养不良的分类

PEM 有多种分类方法，不同类型的 PEM 其主要特征差异较为明显，因此相对容易区分，从而进行针对性的治疗和预防。

PEM 根据病因不同可以分为原发性和继发性两种。原发性 PEM 是由于蛋白质和（或）能量摄入不足无法满足机体需要造成的，主要原因包括：贫困、战争、经济落后的地区食物资源匮乏，医疗资源薄弱；婴儿期喂养不当，断奶后未及时补充必要的营养素；婴幼儿、儿童、青少年等重点人群存在挑食、偏食、厌食等不良的饮食习惯；过于追求身材而盲目节食、过度减肥；某些文化和宗族的饮食习惯等。继发性 PEM 则与某些疾病因素相关，胃炎、腹泻、痢疾、炎症性肠炎等消化道疾病会导致患者食欲不振、消化吸收不良，糖尿病、甲状腺功能亢进等代谢性疾病会使机体的正常代谢异常，外科手术后患者对蛋白质和能量的消耗需求增加但补充不及时、不充足，以上因素均可能导致继发性 PEM 的产生。

根据临床表现不同，可将 PEM 分为消瘦型（marasmus）、水肿型（kwashiorkor）和消瘦-水肿混合型（marasmic kwashiorkor）三种（表 3-1）。根据患病程度又可以将 PEM 分为轻度、中度和重度，轻度 PEM 表现为急性能量缺乏，中度 PEM 表现为慢性蛋白质缺乏，重度 PEM 则表现为蛋白质和能量亚急性严重缺乏。在我国，PEM 患者的病因多以继发性为主，临床表现以轻度混合型为主。

表 3-1　PEM 分类（以临床表现为标准）

类型	主要特征	缺乏的营养素
消瘦型	消瘦	能量
水肿型	周身水肿	蛋白质
消瘦-水肿混合型	消瘦且伴有水肿	能量和蛋白质

四、蛋白质-能量营养不良的病理生理学

当蛋白质和（或）能量供给不足时，机体会发生一系列病理生理反应来适应这种变化，这一过程称为"适应性妥协"。随着蛋白质和能量的缺乏，机体会逐渐降低对两者的需求，在一个更低的水平达到平衡。若蛋白质和能量恢复供给，一段时间后机体将重新达到原来的平衡；但若蛋白质和能量长期缺乏，机体会由暂时性失衡状态转变为持续性失衡状态。如果病人本身还患有多种并发性疾病，PEM 和并发症将会相互影响，导致恶性循环的形成。

（一）供能变化

由于蛋白质和能量供给不足，机体会降低对能量的需求，减少体内蛋白质的合成转化。如果以上调整无法适应供给不足的状况，机体将额外动用储存的糖原和脂肪进行供能，因此导致体脂减少、体重下降。当糖原和脂肪消耗到一定程度后机体将进入预警，在紧急状态下会动用蛋白质氧化供能，导致负氮平衡。当体内的蛋白质分解时，肌肉蛋白质（即周围蛋白质）首先会被消耗，导致许多肌肉组织丢失，机体蛋白质的储备降低，生理上的各种体力明显下降。之后，内脏器官、骨髓、血细胞等中的蛋白质（即中心蛋白质）也开始陆续分解，导致机体出现各种异常症状，如贫血、肺功能衰弱、心肌结构改变、肠道吸收能力下降、免疫系统紊乱等。

（二）激素变化

PEM 患者的激素分泌往往会出现异常，这与机体适应性妥协的过程有关。相关激素主要用于调节体内糖类和脂肪的动员，维持机体稳态。PEM 患者血浆中葡萄糖和氨基酸的水平因蛋白质和能量供给不足会下降，故对应的胰岛素分泌减少，胰高血糖素、肾上腺素、生长激素等激素的分泌增加。肾上腺素使尿素合成减少有利于氨基酸的体内再循环，生长激素促进脂肪分解产生游离脂肪酸以抵抗胰岛素。为了节约机体能量，与体内分解产热和消耗氧气相关的甲状腺激素分泌水平会降低，与此同时，与体内脂肪含量呈正相关的瘦素分泌水平也会降低。有关研究推测，PEM 患者之所以临床表现出消瘦型、水肿型、消瘦-水肿混合型这些不同的类型，很可能与不同个体中激素的分泌、代谢与调节不完全相同有关，激素的分泌差异与临床表现之间具有潜在的因果关系。例如，在 PEM 的急性期，患者的生长激素分泌水平都会上升，但水肿型患者上升的幅度要明显大于消瘦型患者。

（三）系统变化

在 PEM 的严重病例中，患者的免疫系统会受到较大冲击，体液免疫和细胞免疫都会受到影响。患者的胸腺和淋巴系统会逐渐萎缩，淋巴细胞的数量减少，细胞素的代谢发生改变，T 淋巴细胞的浸润能力下降，抗体的生成减少。蛋白质和免疫介质的缺乏更容易导致寄生虫感染。此外，患者的补体系统也会受到损伤，其吞噬功能被抑制。患者经过针对性治疗后免疫系统会得到较快恢复，免疫屏障也会在较短时间内复原。

在心脏功能方面，PEM 患者的心排血量减少、心率减缓、血压降低，周围循环减弱，出现体位性低血压症状，严重时可能会发生低血容量性休克。心电图显示无特异性改变，X 射线结果呈现心脏缩小。

PEM 患者的消化系统会发生一定程度的失调。胃肠黏膜变薄甚至萎缩，小肠绒毛的形态结构和蠕动功能出现异常，肠道吸收糖类和脂肪的能力下降，肠道的菌群平衡被打破，易发生腹泻造成大量营养素的流失。此外，患者的胰腺缩小、胆汁分泌不足，相关消化酶的活性降低。

PEM 对中枢神经系统的损害不可忽视，尤其是对于婴幼儿、儿童、青少年等群体。当脑处于快速发育期时，蛋白质和能量供给不足将影响脑的体积和组成，延缓大脑中树突结构的整体发育，降低神经传导的效率，导致想象、语言、运动等能力落后于同龄人，患者的智力发育出现不可逆的损伤。

至于肾功能方面，PEM 患者因心排血量减少，肾血流量和肾小球滤过率也随之减少，浓缩能力和酸化能力明显下降。

（四）其他变化

PEM 中适应性妥协的过程对血液中氧气的运输需求降低，蛋白质缺乏、氨基酸供给不足使造血活动减少。如果此时补充铁、叶酸等营养素但蛋白质和能量依然缺乏，造血活动也不会有明显的改善。

电解质紊乱是治疗 PEM 必须尽快解决的一个问题。为了节省能量，细胞膜中钠钾泵的数量会减少，剩余泵的工作效率也会降低，此外胰岛素水平降低也会使 ATP 和磷酸肌酸的效能降低，因此出现细胞中钠的积累和钾的流失，导致体内电解质失衡。

五、蛋白质-能量营养不良的临床表现

前文根据 PEM 的临床表现将其分为消瘦型、水肿型和消瘦-水肿混合型三种，临床上以第三种消瘦-水肿混合型最为常见。每种类型的临床差异较为明显，因此需要及时采取对应的措施进行诊断和治疗，避免对机体造成更严重的影响。

（一）消瘦型

消瘦型 PEM 主要发生在慢性疾病、厌食以及长期饥饿的状态下，主要由于长时间能量摄入不足导致肌肉组织和皮下脂肪大量丢失所致。临床表现为消瘦、体重明显降低，皮褶厚度、臂围等人体测量学指标下降，总血清蛋白和白蛋白指标显著降低，皮肤干燥松弛、无弹性、多皱纹，头发稀疏干燥、无光泽、易脱落，儿童生长发育缓慢、脸若猴面，成年人体弱无力、表情冷漠、易激惹等。消瘦型患者的心率、血压和体温都会出现下降，易并发其他缺乏性疾病和传染性疾病，有时也会出现低血糖、腹泻等症状，不能耐受大量食物的摄入。除此之外，该类型患者体内抗氧化酶的活性也会降低，抗氧化防御机制削弱，氧化应激反应增加。

（二）水肿型

水肿型 PEM 又称恶性营养不良、低蛋白血症或急性内脏蛋白消耗，主要由于蛋白质摄入不足所致，主要特征为周身水肿。临床表现为足背、下肢水肿，重症患者水肿延及腰背部、上肢及面部；血浆白蛋白、转铁蛋白等生化指标异常，但皮褶厚度、臂

围等人体测量学指标正常；内脏蛋白含量迅速下降，皮下脂肪有一定保留但肌肉松弛；皮肤出现红斑、角化、呈漆皮状，皮肤色素沉积，伤口愈合缓慢；头发干燥稀疏、无光泽、易脱落，发色由黑色变为棕色、黄色；面色苍白、表情淡漠、易怒、嗜睡等。此外，该类型患者常出现脂肪肝、厌食、呕吐以及低体温和低血糖等症状。如未得到及时的救治，水肿型患者因免疫能力下降易感染多种并发性疾病，死亡率较高。

（三）消瘦-水肿混合型

消瘦-水肿混合型患者在临床上最为常见，该类型主要由于蛋白质和能量摄入不足所致，是 PEM 的晚期结果。混合型的患者人群以晚期癌症病人居多，病人体重往往不足标准体重的 60%，临床表现兼有消瘦型和水肿型的主要特征，内源性脂肪和蛋白质的储备消耗殆尽。该类型可导致患者多器官功能异常，并发症发生率显著上升，严重威胁患者的生命健康，是死亡率最高的一类 PEM。相关研究也发现混合型 PEM 与地域、社会等因素有关，开展特定区域性的调查研究有利于深入了解该类型疾病的潜在发病机制。

六、蛋白质-能量营养不良的诊断

既往病史和饮食史是诊断 PEM 的基本依据，上文所述各类型的临床表现是综合判定的基本标准。对于儿童患者，体格测量是反映儿童生长与发育状态的一种常用测量方法。体重减轻或不增是最早期的症状表现；年龄别身高代表线性生长，常用于测量长期生长不良；身高别体重代表身体比例和生长协调性，尤其对急性生长障碍敏感；年龄别体重既代表线性生长又代表身体比例。对于成人患者，BMI 是反映成人营养与健康状态的重要指标，计算公式为：BMI = 体重（kg）/［身高（m）］^{2}。BMI 正常值是 18.5～23，17～18.5 为轻度营养不良，16～17 为中度营养不良，<16 为重度营养不良。目前，大多数 PEM 病例的临床诊断是根据临床症状、人体测量学指标和实验室检查数据等进行综合判定的，具体指标如表 3-2 所示。

表 3-2　PEM 的诊断标准

指标	正常范围	营养不良		
		轻度	中度	重度
体重/（正常值的%）	>90	80～90	60～80	<60
体重指数	18.5～23	17～18.5	16～17	<16
三头肌皮褶厚度/（正常值的%）	>90	80～90	60～80	<60
上臂肌围/（正常值的%）	>90	80～90	60～80	<60
肌酐身高指数/（正常值的%）	>95	85～95	70～85	<70
白蛋白浓度/（g/L）	>30	25～30	20～25	<20

续表

指标	正常范围	营养不良		
		轻度	中度	重度
转铁蛋白浓度/（g/L）	2.0~4.0	1.5~2.0	1.0~1.5	<1.0
前白蛋白浓度/（g/L）	>0.20	0.15~0.20	0.10~0.15	<0.10
总淋巴细胞计数/（×10⁹/L）	>2.5	1.5~1.8	0.9~1.5	<0.9
氮平衡/（g/d）	±1	−10~−5	−15~−10	<−15

七、蛋白质−能量营养不良的营养治疗

PEM 应采取多种措施进行渐进性治疗。首先应当查明病因，其次是根据病因确定治疗方式，如果是原发性的，则需要及时增加蛋白质和能量的摄入；如果是继发性的，则需要治疗原发病和改善营养支持同步进行。此外，还需要注意维生素、矿物质等关键营养素的补充，采取必要的营养支持方式纠正电解质失衡，使患者的人体测量学指标、实验室检查数据等尽快恢复正常。

（一）增加食物的摄入量和多样化

PEM 患者的治疗应当考虑增加食物的摄入量和多样化。根据病人的营养不良程度、消化系统的功能状态以及对食物的耐受情况合理调整饮食，总体原则是蛋白质和能量的摄入量均应高于正常摄入量，并且从少量进食逐渐过渡，达到正常膳食水平，同时食物的营养要尽可能多元均衡。PEM 患者的食欲通常不高，这对食物的色、香、味、形提出了更高的要求，必要时可服用胃蛋白酶、胰蛋白酶等多酶制剂以增加食欲和提高消化能力，此外锌元素可以提高味觉的阈值，起到增进食欲的作用。

食物摄取以富含蛋白质的食物为主，同时也要兼顾碳水化合物和脂肪，保障能量的充足供给。对于重症患者，如无法一次性耐受过多食物的摄入，可根据个人情况选择流质、半流质或软食，从少量进食开始逐渐增加进食量，少餐多食保证每天食物的摄入量。此外，该病患者应尽可能选择营养密度较高的食物，能进食固体食物就尽量不要选择流质食物，不能进食固体食物应增加流质或半流质食物的浓度和剂量，待病情好转后尽快过渡到普通饮食。

（二）补充蛋白质

无论治疗哪种类型的 PEM，蛋白质的足量摄入都是至关重要的。膳食中的蛋白质主要分为动物性和植物性两类。在动物性食物中，畜类、禽类和鱼虾类的蛋白质含量为 15%~22%，是主要的动物性蛋白质来源。蛋类的蛋白质含量为 11%~14%，且氨基酸模式比较适合人体，是优质的蛋白质来源。乳类的蛋白质含量为 3%~3.5%，是婴幼

儿蛋白质的最佳来源。在植物性食物中，谷类的蛋白质含量相对较低，仅有 8% 左右，但作为主食依然是植物性蛋白质的主要来源。豆类及其制品的蛋白质含量丰富，其中大豆的蛋白质含量高达 35%~40%，且氨基酸的组成比较合理，人体利用率较高。此外，大豆还富含赖氨酸，与谷类共同食用可发挥蛋白质的互补作用。

一般认为，动物性蛋白质比植物性蛋白质具有更高的营养价值，因此在条件允许的情况下，动物性蛋白质的摄入应尽可能达到膳食蛋白质总量的 30% 以上。但在经济相对落后的地区，植物性蛋白质占据了膳食蛋白质总量的绝大部分。基于此现状，利用基因工程技术改造谷类、豆类等农作物可以显著提高它们的蛋白含量、抗逆性和产量等，有望成为这些地区解决 PEM 问题的潜在策略。

（三）调整营养支持方式

一般情况下，通过针对性的改善日常饮食即可达到治疗 PEM 的目的，并且该方式成本低、对患者的损伤小。但若正常饮食无法满足需要时，可以调整营养支持方式，选择肠内或肠外营养。肠内营养一般采用口服营养的方式，口服营养液可以为非等渗溶液，可根据患者的偏好进行一定的改良。当患者不能经口进食或口服量较小时应当选用管饲，管饲营养时应当遵循数量由少到多、浓度由低到高、速度由慢到快的进食原则，根据患者的实际情况选择一次性、间歇性或持续性输注。对于不能经消化道进食、消化道进食量不足或进食后不能吸收的患者，则需要给予肠外营养治疗。肠外营养分为中心静脉营养和周围静脉营养两种，中心静脉营养即所有营养物质均经静脉输入，适用于预计肠外营养治疗 2 周以上的患者；周围静脉营养是在患者肠内营养不足情况下的补充改善，疗程一般在 15d 以内，对机体全身代谢的影响较小，产生的副作用也较少。

（四）纠正水和电解质紊乱

水和电解质紊乱会直接威胁 PEM 患者的生命安全，因此需要及时纠正。补充电解质有利于调节机体内电解质的平衡，维持正常渗透压，纠正或预防酸中毒。目前口服补液盐是相对经济和安全的治疗方式，如果口服有困难可选用管饲，必要时进行静脉输入。补液后需要密切关注患者的反应和尿量，一般 24h 内儿童的排尿量要达到 200mL 以上，成人的排尿量要达到 500mL 以上，同时需要密切监测患者的血糖、钾、钠、钙、镁等指标的水平。

（五）补充其他关键营养素

在确保蛋白质和能量供给的同时，根据患者出现的其他缺乏症状，需要及时给予维生素、矿物质等关键营养素的补充，以达到更好的治疗效果。例如，贫血是临床上常见的并发症，轻度贫血可以通过摄入富含铁的食物治疗，中度贫血需要补充铁剂以及维生素 C，重度贫血则需要输全血或红细胞。

八、蛋白质-能量营养不良的护理

（一）营养健康指导

PEM 病人在入院后需要及时进行健康风险筛查，主管医师要准确把握其病情程度，及时发现临床问题和设计针对性的营养支持。对于继发性 PEM 病人，要重点做好其原发疾病的治疗工作，针对不同疾病的特点给予个性化、定制化的营养支持。护理人员要及时跟进病人的进食情况，并将病人每天的身体情况反馈给主管医师，协助做好病人的营养支持。PEM 病人大多都存在挑食、偏食、厌食、素食等不良的饮食习惯，护理人员应当加强与病人的沟通交流，鼓励病人平衡膳食、合理营养，耐心进行营养健康的教育指导。在病人出院后，要做好病人在家康复阶段的饮食指导工作，保持与病人的沟通联系，跟进病人的康复情况。

PEM 病人的肌肉蛋白质会出现丢失，体内的蛋白质储备降低，因此需要进行适度的体育锻炼以促进身体恢复。轻度 PEM 病人可以进行太极拳、五禽戏、散步、慢跑等轻度体育锻炼，但一定要循序渐进、量力而行。中度及重度病人主要以卧床休息为主，待身体恢复到一定水平、身体的各项指标趋于正常后，可以逐渐增加下床次数，进行简单的身体活动。此外，PEM 病人应注意休息，保证充足的睡眠时间，减少或避免外界的打扰，定期监测体重，同时做好身体清洁护理等其他工作。

（二）饮食建议

鼓励 PEM 病人多进食瘦肉、鱼虾、蛋类、乳类及其制品、豆类及其制品等富含蛋白质的食物，也可适量补充酪蛋白水解物、氨基酸混合液或要素饮食。同时注意补充富含维生素和矿物质的食物，必要时进行药物治疗。婴儿哺乳期以母乳喂养和乳类为主，断奶后及时补充辅助食品，如蛋黄、肝泥、肉泥、菜汁、粥类等。忌用辣椒、胡椒等刺激性食物和膨化食品、快餐食品、油炸食品等营养密度较低的食物以及烟和酒。

九、蛋白质-能量营养不良的预防

解决 PEM 的关键在于预防，应当积极开展营养健康知识的宣传，做好重点人群的普及教育，加大对各年龄段人群的营养调查与评价，早发现、早治疗，将 PEM 阻断在源头。同时对婴幼儿、学龄儿童、老年人等重点群体重点关照，一旦出现营养不良、发育迟缓等症状，要及时查明病因，给予针对性处理。

针对学龄儿童，中国营养学会专门制定了《中国学龄儿童膳食指南（2022）》，其中指出：学龄儿童正处于生长发育阶段，全面、充足的营养是其正常生长发育，乃至一生健康的物质保障，同时明确提出：学龄儿童要天天喝乳品、足量饮水，保证蛋白质的摄入，还要定期监测体格发育，保持体重适宜增长。除此之外，《中国居民膳食指南（2022）》还细分出了 0~6 月龄婴儿母乳喂养指南和 7~24 月龄婴幼儿喂养指南。0~6 月龄婴儿母乳喂养指南中提到：母乳是婴儿最理想的食物，要坚持 6 月龄内纯母乳喂养；任何动摇母乳喂养的想法和举动都必须咨询医生或其他专业人员并由他们帮助做出决定；同时要定期监测婴儿体格指标，保持健康生长。对于 7~24 月龄的婴幼儿，指南中强调：继续母乳喂养，满 6 月龄起必须添加辅食，从富含铁的泥糊状食物开始；及时引入多样化食物，重视动物性食物的添加；定期监测体格指标，追求健康生长。

营养调查与评价是预防 PEM 的关键一步，它为研究人群膳食结构和营养状态的变化提供了基础资料，为食品生产、政策干预以及消费引导提供了基本依据。营养调查主要包括膳食调查、人体营养水平的生化检验、营养不足或缺乏的临床检查和人体测量资料分析四大部分。营养评价则是基于以上调查内容，对被调查个体的营养状态进行综合判定，对发现的营养健康问题提出客观的解决措施。

第二节　缺铁性贫血

一、缺铁性贫血概述

贫血（anemia）是指人体外周单位容积内血红蛋白量、红细胞数和（或）红细胞比容低于正常范围值的一种临床症状，影响全球约 1/3 的人口。据世界卫生组织（WHO）发布的《2011 年全球贫血患病率》调查统计显示，成年男性的贫血患病率约为 12.7%，60 周岁以上老年人约为 23.9%，女性约为 30.2%，孕妇约为 41.8%，0~5 周岁儿童高达 47.4%。目前，临床上最常见的贫血是由于铁、叶酸、维生素 B_{12} 缺乏导致的，该类型贫血也被称为营养性贫血（nutritional anemia）。营养性贫血包括缺铁性贫血（iron deficiency anemia，IDA）和巨幼红细胞性贫血（megaloblastic anemia）两种，其中缺铁性贫血的发病率最高，WHO 估计全球缺铁性贫血的病例占总贫血病例的 50% 左右。

缺铁性贫血是由于体内的铁缺乏导致血红素合成异常、血红蛋白合成减少而形成的一种小细胞低色素性贫血。缺铁性贫血是全球范围内常见的营养缺乏性疾病之一，在发展缓慢、经济落后的国家和地区更为严重。患病人群以婴幼儿、儿童、青少年和以孕妇为代表的女性群体为主，同时在铁吸收障碍、失血致铁丢失过多的病人中也十分常见。在我国，孕妇和儿童是缺铁性贫血最主要的患病群体，患病率分别达到 20% 和 35%。缺铁性贫血的病因主要包括：铁摄入不足或吸收不良、铁需求量增加、铁丢失量或消耗量增加以及功能性贫血等，临床表现为：面色苍白、头晕乏力、食欲减退、精神异常、免疫能力下降等。WHO针对缺铁性贫血提出了三条治疗策略：改善饮食、强化主食原料和调味品中的铁以及服用铁制剂。除此之外，还需要积极治疗导致缺铁性贫血的原发性疾病，并对重点缺铁人群宣传普及补铁常识，采取多种有效方式遏制缺铁性贫血的发生。

二、缺铁性贫血的病因

导致缺铁性贫血的原因有很多，常见原因为绝对性贫血和功能性贫血两种。绝对性贫血是由铁摄入不足、铁吸收不良、铁需求增加、铁丢失过多等因素导致，体内的储存铁不足或耗尽。功能性贫血又称相对性贫血，与慢性炎症相关，该类型患者的储存铁正常甚至增加，但是骨髓中铁的供应不足，铁利用障碍。功能性贫血可以和绝对性贫血同时存在，铁调素是其发病机制中的关键调控因子。除了以上两种常见原因外，还有一种遗传性原因导致的贫血，较为少见。

（一）绝对性贫血

1. 铁摄入不足

动物血液、动物内脏等一些动物来源的食物含有丰富的铁元素，是良好的补铁来源。但一些特殊的饮食习惯（如素食等）会有可能造成食物来源的铁供给不足，出现铁缺乏的症状。此外，老年人的咀嚼、消化、吸收能力下降，婴儿6月龄后未及时添加动物性来源的辅食，减肥节食者盲目减少食物的摄入量，以上皆会引起包括铁在内的多种微量营养素的缺乏，并最终导致缺铁性贫血。

2. 铁吸收不良

不少营养调查研究发现，某些地区的人群在日常饮食中铁的摄入量并不缺乏，但依然会出现缺铁性贫血，这可能与铁的吸收率较低有关。食物中的铁以血红素铁和非血红素铁或离子铁两种形式存在。血红素铁是指与血红蛋白、肌红蛋白中的卟啉结合的铁，它以卟啉铁的形式直接被肠黏膜上皮细胞吸收，人体吸收率可达到20%~40%。非血红素铁或离子铁主要以$Fe(OH)_3$络合物形式存在于植物性食物中，人体吸收率在10%以下。与血红素铁相比，非血红素铁的人体吸收率明显偏低，其中的原因主要是非血红素铁或离子铁在被人体吸收前必须与结合的有机成分（如蛋白质、氨基酸、有机酸）分离，同时必须要在胃酸作用下还原为二价铁状态才能被吸收。

谷类和蔬菜中的草酸盐、植酸盐、磷酸盐、碳酸盐以及茶叶中的鞣酸、咖啡和可可中的多酚类物质等都会与铁形成不溶性复合物而抑制铁的吸收，麦麸中的膳食纤维、蛋黄中的卵黄高磷蛋白也起类似的作用。胃内缺乏胃酸或过度服用抗胃酸药物会使胃内容物pH升高，同样不利于铁的吸收。维生素C、果糖、葡萄糖、枸橼酸等可以与铁形成可溶性螯合物，有利于铁的吸收。维生素C作为还原性物质还可以将三价铁还原为二价铁从而促进铁的吸收，因此如果在日常饮食中维生素C的摄入不足，也会造成铁的吸收率偏低。另外，一些消化道疾病（如幽门螺杆菌感染、慢性胃肠炎、慢性腹泻、消化性溃疡、十二指肠及空肠病变）和一些胃肠道手术（如胃大部切除、十二指肠旁路、减重手术）也会直接或间接地影响到铁的吸收，导致缺铁性贫血。铁吸收不良的诊断方法为：口服液体硫酸亚铁（50～60mg 铁）并在 1～2h 后检测血清铁浓度，当血清铁浓度<1μg/mL 时表示铁吸收不良。

3. 铁需求增加

新生儿体内储备的铁只能满足出生后 4 个月的需要，由于母乳和乳类中铁的含量较低，如不能及时添加铁含量丰富的辅食，则不能满足婴幼儿快速生长发育的需要，很容易导致缺铁性贫血的发生。儿童和青少年处于生长发育的旺盛期，血容量、组织铁会随身高体重的增加而相应增加，生长速度越快，铁的需求量越大，患缺铁性贫血的风险也就越大。在怀孕期间，由于母体的红细胞量增加以及胎儿和胎盘的生长，铁的需求量增加约 2 倍。青年妇女由于月经失血，需求量也相应增加，因此女性的患病率要高于男性，更需要在日常饮食中注意补充足量铁。

4. 铁丢失过多

慢性失血会导致体内的铁持续性丢失，是造成缺铁性贫血的常见因素。育龄女性如月经过多则十分容易引起铁的过多丢失，而子宫肌瘤、宫内节育器等均可导致月经偏多。一些胃肠道疾病也是造成铁丢失过多的重要原因，如食管炎、糜烂性胃炎、胃溃疡、炎症性肠病、肠息肉、痔疮等，使用水杨酸类、非甾体抗炎药、抗凝剂、糖皮质激素等药物也会造成胃肠道出血。慢性肾病患者在透析过程中会持续性失铁，溶血（如血管内溶血、自身免疫性溶血）和寄生虫感染（如钩虫、血吸虫）也加大了患缺铁性贫血的风险。除此之外，定期献血者铁缺乏的风险也会增加。

（二）功能性贫血

当病人自身患有一些慢性炎症，如慢性肾病、慢性心衰、慢性肺炎、炎症性肠炎等，炎症状态会使体内炎症因子增多，铁调素水平升高，铁被扣留在储存池（巨噬细胞和肝脏）难以运送到循环池和造血组织中，导致患者血清铁下降、红细胞生成减少，但储存铁正常甚至增加。若功能性贫血未得到及时救治，随着慢性炎症的不断发展，患者体内的铁调素会持续抑制铁的吸收，功能性贫血可能会逐渐转变为功能性贫血和绝对性贫血同时存在的状态。

（三）遗传性贫血

遗传性贫血又称难治性贫血，是一种由于基因缺陷引起的罕见性疾病，发生率不足百万分之一。遗传性贫血是由于调控铁调素下调的 *TMPRSS6* 基因缺陷导致的，铁调素因此不受调控水平升高导致铁缺乏。该类型患者口服铁剂治疗无效，肠外补铁可以局部治疗但是治疗效果依然不如普通患者。

三、缺铁性贫血的病理生理学

（一）缺铁的分期

铁缺乏是一个渐进的过程，理论上根据体内铁相关指标的变化可以将缺铁分为三个时期：铁减少期（iron depletion，ID）、红细胞生成缺铁期（iron deficiency erythropoiesis，IDE）和缺铁性贫血期（iron deficiency anemia，IDA）。铁减少期是缺铁的最早期，体内储存铁减少，骨髓细胞外铁、血清铁蛋白低于正常范围。红细胞生成缺铁期又称无贫血缺铁期，体内储存铁减少或消失，骨髓铁粒幼细胞减少，血浆中红细胞游离原卟啉高于正常值，血清铁含量下降，转铁蛋白饱和度降低，但血红蛋白和红细胞比容正常，红细胞为正色素。缺铁性贫血期除了出现上述指标异常外，血红蛋白或红细胞比容也会下降，出现不同程度的低色素性贫血。

（二）铁的代谢与调节

人体内的铁由功能铁和储存铁组成，功能铁包括血红蛋白铁、肌红蛋白铁等，储存铁包括铁蛋白、含铁血黄素等。铁是人体红细胞中血红蛋白和肌肉中肌红蛋白的重要组成部分，血红蛋白和肌红蛋白包含全身约60%的铁。在酶促反应、DNA合成、线粒体能量代谢等细胞的代谢机制中，铁都发挥着重要作用。成年人体内含3~5g铁，其中每天需要约25mg铁用于生成红细胞和进行新陈代谢，由于每天膳食中铁的摄入量仅有1~2mg，因此需要其他来源的铁用于维持平衡，例如巨噬细胞中老化红细胞的再循环、含铁酶的铁交换等。与此同时，由于月经出血、出汗、排尿、皮肤脱皮等因素，人体每天会丢失1~2mg铁。另外，铁在体内没有专门的排泄调节途径，这对铁的膳食摄入、肠道吸收和体内循环提出了更高的要求。

在调节体内铁的稳态和控制铁的可利用性中，铁调素发挥着关键的作用。铁调素是一种小分子多肽，在巨噬细胞、脂肪组织、心脏、肾脏等中都有分泌。铁调素的高表达会降低血浆的铁浓度，而低表达会增加血浆的铁浓度。肝脏和血浆中铁浓度升高、炎症、体力活动会上调铁调素的表达，而铁缺乏、红细胞生成、缺氧、内分泌信号（如雄性激素、雌性激素、生长因子）会下调铁调素的表达。

（三）缺铁对机体的影响

在体内的含铁化合物中，血红蛋白和肌红蛋白承担运输氧的功能，细胞色素、琥珀酸脱氢酶和NADH脱氢酶可以运送电子，过氧化氢酶、单胺氧化酶、酪氨酸羟化酶、核糖核苷酸还原酶控制体内的氧化、水解和转运过程，这些含铁化合物对机体的正常工作发挥着非常关键的作用。一旦体内的铁含量不足，就会影响含铁化合物的正常功能，进而对机体的造血系统、神经系统、运动系统、消化系统、免疫系统等产生影响。

血红蛋白由一个珠蛋白和四个血红素构成，血红素又由卟啉和亚铁离子组成。血浆中转运的铁到达骨髓造血组织，之后进入幼红细胞内，幼红细胞中的线粒体摄取铁与卟啉结合形成血红素。当体内铁含量不足时，血红素合成异常导致血红蛋白合成减少，故新生的红细胞中血红蛋白量不足，细胞质不足，细胞体积变小；而缺铁对细胞的分裂和增殖影响较小，故红细胞数量减少的程度不如血红蛋白减少的明显，因而形成小细胞低色素性贫血。

缺铁不利于机体神经系统和运动系统的正常生长发育。患有缺铁性贫血的婴幼儿和儿童存在明显的精神运动测试障碍，该情况可以通过补充铁剂进行纠正，但若贫血情况较为严重，患儿的神经和运动系统将发生不可逆的损伤，智商水平也会低于同龄人。如果婴儿期出现铁缺乏的情况，其神经认知障碍会持续影响到青少年期。此外，缺铁和血铅水平呈现一定的相关性，严重铁缺失会导致胃肠道对铅的吸收增加，而目前铅中毒是造成神经系统损伤和儿童生长发育迟缓的公认的主要原因，因此铁的缺乏会直接或间接地促使体内铅水平的升高而对机体的神经和运动系统造成不利的影响。

消化系统在严重缺铁时会受到一定程度的损伤，表现为胃酸减少、口腔黏膜异常角化和变薄、色素减退，发生萎缩性舌炎和胃炎，吞咽困难，小肠黏膜变宽、变钝。

铁还可以直接影响淋巴组织的发育和机体对感染的抵抗力，铁缺失会使与杀菌相关的多种含铁酶或依赖铁的酶活性降低，抗原刺激后淋巴细胞转化率以及巨噬细胞移动抑制因子的产生均下降，中性粒细胞的吞噬功能降低，皮肤过敏试验应答迟缓，细胞免疫功能受损。

四、缺铁性贫血的临床表现

缺铁性贫血发病是一个缓慢的过程，在早期一般没有症状或症状较轻，当缺铁达到一定程度后，就会出现贫血的相关症状。缺铁性贫血的临床表现与贫血的严重程度、年龄、原发病等因素有关，主要表现为一些非特异性的症状，如食欲减退、面色苍白、疲惫乏力、心慌气短、头晕眼花等，因此加大了对其诊断的难度。

缺铁的儿童会出现神经系统的异常，如神经痛、异食癖、易怒、易动、易烦躁、发育迟缓、精神涣散、注意力不集中、对外界事物不感兴趣，甚至出现智力障碍。厌食往往是缺铁性贫血的早期和普遍的症状，反映出铁缺乏对消化系统的潜在影响。患者会出现口角炎、舌炎、舌乳头萎缩、吞咽困难等黏膜损伤，同时也会出现胃酸缺失和胃肠功能障碍。舌乳头缺失通常发生在轻度或中度患者身上，因此是判断贫血程度的良好表型。除此之外，缺铁性贫血患者还常见皮肤干燥、角质化、萎缩、无光泽，毛发易断、易脱落，指甲变薄、扁平或呈现凹陷的反甲（舟状甲），甲纹粗且易碎。

五、缺铁性贫血的诊断

为提高诊断缺铁性贫血的准确性，国内制定了相关的诊断标准，同时符合①和②~⑤中任何一条即可诊断为缺铁性贫血，具体内容如下：

①男性血红蛋白（hemoglobin，Hb）<120g/L，女性 Hb<110g/L，孕妇 Hb<100g/L；红细胞平均容积<80fL，红细胞平均血红蛋白含量<27pg，红细胞平均血红蛋白浓度<320g/L；红细胞形态有明显的低色素表现。

②血清铁蛋白（serum ferritin，SF）<12μg/L，血清铁（serum iron，SI）<8.95μmol/L，血清转铁蛋白饱和度（transferrin saturation，TS）<15%，总铁结合力（total iron binding capacity，TIBC）>64.44μmol/L。

③红细胞游离原卟啉（free erythrocyte protoporphyrin，FEP）>0.9μmol/L（全血），或血液锌原卟啉>0.96μmol/L（全血），或 FEP/Hb>4.5μg/gHb。

④血清可溶性转铁蛋白受体（serum soluble transferrin receptor，SSTR）>26.5nmol/L。

⑤骨髓铁染色显示骨髓小粒可染铁消失，铁粒幼红细胞<15%。

国内标准与 WHO 制定的铁缺乏诊断标准（SI<8.95μmol/L，TS<15%，SF<12μg/L，FEP>1.26μmol/L）相比基本一致。此外，针对婴幼儿、儿童和青少年群体铁缺乏的 Hb 指标可以根据年龄进一步细分：6 月龄~4 周岁 Hb<110g/L，5~11 周岁 Hb<115g/L，12~14 周岁 Hb<120g/L。

但在实际诊断应用中，由于铁缺乏引起的机体反应十分复杂，因此有时相关诊断指标的临界值需要进行调整。目前普遍认为当 SF<12μg/L 时体内储存铁就已耗竭，但实际上常以 SF<30μg/L 作为储存铁减少到临界的标准，该标准下诊断灵敏度会从 25% 升高到 92%，诊断特异性保持 98% 不变，所以当患者体内的 SF 水平低于 30μg/L 时就需要进行补铁治疗。而对于慢性炎症患者等重点人群，当 SF<100μg/L 时就应当考虑铁缺乏的问题，同时诊断时 TS 的临界指标也需要从 15% 提高到 20%。

考虑到炎症等因素会对诊断指标产生较大的影响，因此一些不受炎症等因素干扰的诊断指标具有更大的研究和应用价值。SSTR 由膜转铁蛋白受体分解产生，当体内的铁缺乏时，转铁蛋白受体的合成会增加，SSTR 的浓度也会随之升高。值得注意的是，SSTR 的变化不受炎症因素的影响，因此可以更加准确地反映机体的缺铁程度。

六、缺铁性贫血的营养治疗

WHO 针对缺铁性贫血提出了三条治疗策略：改善饮食、强化主食原料和调味品中的铁以及服用铁制剂。缺铁性贫血患者首先要积极治疗原发病，消除导致缺铁性贫血的根本原因，其次是通过膳食或药物途径补充足量铁使血红蛋白的合成恢复正常，同时减少干扰铁吸收的食物因素，增加促进铁吸收的食物因素，尽快纠正缺铁性贫血，避免产生对机体更严重的影响。

（一）摄入足量富含铁的食物

动物性食物中血红素铁的含量丰富，吸收率可达到20%~40%，而蔬菜、谷类、豆类等植物性食物中的铁主要以非血红素铁的形式存在，吸收率很低。因此缺铁性患者在日常饮食中应尽可能增加动物性食物（如畜肉、禽肉、动物血、动物肝脏）的摄入量，植物性食物可以选用黑木耳、紫菜、黄豆、黑芝麻等铁吸收率相对较高的食物，蛋类中铁的吸收率较低但含铁量较高，也是补铁的良好食物来源。对于婴幼儿、老年人等不适宜食用坚硬固体食物的特殊人群，可以将富含铁的食物做成肉末、肉泥、肝泥、菜末、菜泥等形式进食。食用铁强化食物也是改善人群铁缺乏和缺铁性贫血的一种有效方法，目前市场出现的铁强化食物有铁强化乳（1L含12mg铁）、铁强化面粉（1kg含13~15mg铁）等，在必要时均可选用。

（二）增加新鲜蔬菜和水果的摄入

缺铁性贫血病人应当鼓励多吃新鲜蔬菜和水果，因为其中含有多种促进铁吸收的营养因子。虽然蔬菜中非血红素铁的吸收率较低，但是富含维生素C可以使铁的吸收率提高2~3倍，其他成分如叶酸、维生素B_{12}等也可以改善贫血症状。水果中除维生素C外，果糖、葡萄糖、枸橼酸等也有助于铁的吸收，病人可以通过进食新鲜水果或饮用鲜榨果汁促进机体对铁的吸收。

（三）减少干扰铁吸收的因素

食物中的草酸盐、植酸盐、磷酸盐、碳酸盐、钙、锌等都会干扰铁的吸收，茶叶中的鞣酸、咖啡和可可中的多酚类物质也起类似的作用。因此在缺铁性贫血的患病期间，要减少干扰铁吸收食物的摄入，尤其是避免这些食物与富含铁的食物同时食用，而在日常饮食中，也要减少干扰铁吸收食物的随餐食用。蔬菜中的草酸可以通过水焯或爆炒后溶解或挥发，茶水、咖啡等尽量在餐后1~2h后再饮用，钙含量较高的乳类及其制品不建议随餐食用。如确需干扰铁吸收的食物摄入，可以将其与含铁量最低的一餐放在一起食用，如在以谷类为主的早餐中可以饮用浓茶、咖啡或乳类。

（四）补充铁剂

铁剂是治疗缺铁性贫血的有效药物。首选口服铁剂，常用的口服铁剂有硫酸亚铁、富马酸亚铁、右旋糖酐铁、柠檬酸铁胺等，服用剂量一般为元素铁4.5~6mg/（kg·d），一般治疗3~4周即可有效，但仍需要维持4~8周待铁蛋白恢复正常后再停药。餐后服用铁剂可减少其对胃肠道的刺激作用，从小剂量开始逐渐加量以防不耐受。口服时服用维生素 C 可以提高铁的吸收率约 3 倍，但不要同时饮用茶、咖啡或乳类，不要食用蛋类以及富含植物纤维的食物，不要服用氢氧化铝等药物，以免干扰铁的吸收。铁剂一定要在主管医师的指导下进行补充，盲目口服可能会产生食欲不振、恶心、呕吐、腹痛、腹泻等不良反应。

对于口服铁剂有严重不能耐受的不良反应、存在消化道吸收障碍、妊娠晚期以及失血量较多的患者，可选择肌肉注射铁剂或静脉注射铁剂。常见的注射铁剂有蔗糖铁、葡萄糖酸铁、麦芽糖铁、阿魏酸铁、右旋糖酐铁（低相对分子质量）等。补充方法主要分为全量补充法和小剂量每天或周期性（隔天或每周 1 次）补充法两种，前者用于重度铁缺乏或重度缺铁性贫血患者，后者用于轻度铁缺乏或作为一般生理量的维持。注射铁剂和口服铁剂一样都可能会产生恶心、头痛、肌肉关节痛、腹痛、呕吐、腹泻、发热、心律不齐、惊厥、过敏性休克等不良反应，因此应当谨慎使用。为克服现有铁剂对人体产生的不良影响，新一代效果更稳定、副作用更小的铁剂亟待进一步开发。目前，通过临床试验发现麦芽糖醇铁、血红素铁多肽等铁剂具有潜在的推广应用价值。

（五）补充其他关键营养素

血红蛋白的合成不仅需要蛋白质和铁的参与，其他必需营养素也发挥着关键的作用。在日常饮食中要保证食物的多样化，每餐荤素搭配合理，增加铜、锌、维生素 D、维生素 E 等关键营养素的摄入。

七、缺铁性贫血的护理

（一）营养健康指导

缺铁性贫血病人在入院后应尽快查明患病的原发病因，给予针对性治疗。住院期间护理人员应根据病人的贫血症状、血象、骨髓象、体内铁含量等资料，协助主管医师评估病人的营养状况和贫血程度，指导患者按照主管医师的要求补充铁剂，密切观察病人的治疗效果。出院后护理人员应当向患者及其家属普及缺铁性贫血的基本常识，同时定期测量与铁状态相关的各项指标，一般为每三个月测量一次，持续一年。强调在日常饮食中动物性食物的重要性，积极纠正挑食、偏食、厌食等不良的饮食习惯，不要一味追求素食或盲目节食，努力提高患者的自我保健意识。鼓励进食铁含量丰富的食物，同时注意增加新鲜蔬菜和水果的摄入。

（二）饮食建议

增加富含铁的食物摄入，包括瘦肉、猪肝、猪肾、鸭肝、鸭血、蛋黄、蛏子、鲍鱼、蛤蜊、海蚌、田螺、海参、虾米等，以及海带、紫菜、芹菜、油菜、干蘑菇、香菇、黑木耳、黑芝麻、芝麻酱、黄豆、黑豆、腐竹、豆腐干、葡萄干、桂圆、红枣、南瓜子、葵花子、核桃、无花果等。补充富含维生素 C 的食物，如辣椒、豌豆苗、番茄、菜花、苦瓜、酸枣、山楂、青菜、木瓜、柑橘、草莓、猕猴桃、芒果等。

减少或避免食用干扰铁吸收的食物，如茶叶、咖啡、可可、带壳谷物、茎叶类蔬菜、钙制剂、锌制剂、抑酸剂等。除此之外，也需要注意原发性疾病的饮食禁忌。

八、缺铁性贫血的预防

缺铁性贫血是全球性的公共卫生问题，是世界各国重点防治的疾病之一。在人群中开展预防工作可以有效降低缺铁性贫血的发病率，尤其是对于婴幼儿、儿童、青少年、育龄妇女、老年人等缺铁性贫血的重点人群来说，更需要引起足够重视，合理膳食、均衡营养，积极采取预防措施，避免重大疾病的发生。

宣传普及缺铁性贫血的常识，重视在日常饮食中铁含量的达标摄入。合理饮食，膳食结构要合理，富含铁的食物应在日常膳食中占有应当的比例，保证足够的摄入量。避免干扰铁吸收的食物与铁含量丰富的食物同时食用，减少或避免对机体铁吸收的干扰。注重新鲜蔬菜和水果的补充，保证足够维生素 C 的摄入。此外，在烹调时使用铁制炊具也可以有效补充铁元素。

重点人群需要重点预防。婴儿 6 月龄内倡导纯母乳喂养，6 月龄后要及时添加富含铁的辅食如猪肝泥、红肉泥等，或补充铁强化食品如铁强化牛乳、铁强化米粉等。WHO 推荐 6~23 月龄的婴幼儿每天需要补充 12.5mg 的元素铁，以富马酸亚铁最佳。儿童和青少年要养成良好的饮食习惯，不挑食、不偏食，及时跟进监测身体生长发育的各项指标。育龄妇女对膳食中铁的需求量较高，尤其需要补充铁含量丰富的食物。老年人也要注意合理饮食、营养均衡，保证膳食中铁和其他关键营养素的补充。对于重点人群，应加强血液学监测，鼓励食用铁强化食物，给予预防性小剂量铁补充剂以及关键营养素补充剂。

第三节　佝偻病

一、佝偻病概述

佝偻病（rickets）是由于体内维生素 D 或钙、磷等营养素缺乏而引起的一种营养缺乏病，主要特征为钙、磷代谢紊乱和骨骼的钙化障碍。佝偻病根据不同病因、不同症状可以被分为维生素 D 缺乏性、维生素 D 依赖性和维生素 D 抵抗性三种，其中以维生素 D 缺乏性佝偻病的发病率最高。据调查统计显示，全球约有 10 亿人存在维生素 D

缺乏或不足，与其密切相关的佝偻病已经成为影响全球公共卫生健康的重大问题。佝偻病的患病原因主要包括：缺少日照暴露、维生素 D 和钙、磷等摄入不足、母亲孕期维生素 D 缺乏导致胎儿体内储备量不足、婴幼儿早期喂养的方法和时机不当、肝肾和胃肠道疾病、长期服用药物影响维生素 D 的代谢等。佝偻病的患病人群以婴幼儿、儿童、青少年为主，临床表现为：骨骼变形、肌肉松弛、非特异性的神经精神异常等。目前，血清中 25-羟基维生素 D_3 ［以下简称 25-（OH）-D_3］的水平是诊断佝偻病的良好指标，同时需要结合患者的病史、症状、体征、X 射线结果、其他血液生化学结果等多项资料进行综合判定。现阶段，增加日照暴露时间是治疗佝偻病最有效的方法，同时也需要补充适量的维生素 D 和摄入钙含量丰富的食物，骨骼畸形者需要进行主动或被动的矫形治疗。积极宣传日照和补充维生素 D 的重要性，定期监测重点人群的身体指标，针对特定人群制定个性化的预防建议，以上措施都可以有效预防佝偻病的发生。

二、维生素 D 的性质、代谢与功能

（一）维生素 D 的理化性质

维生素 D 是指含环戊氢烯菲环结构且具有钙化醇生物活性的一类物质，因其具有抗佝偻病的功能，所以常被称为抗佝偻病维生素。目前已发现至少 10 种具有维生素 D 活性的化合物，其中维生素 D_2（麦角钙化醇）和维生素 D_3（胆钙化醇）比较常见。维生素 D_2 是由酵母菌或植物中的麦角固醇（维生素 D_2 原）经紫外线照射产生的，变化过程如图 3-1 所示，维生素 D_2 在自然界中存量甚微。维生素 D_3 是由多数高级动物表皮或真皮内储存的 7-脱氢胆固醇（维生素 D_3 原）经紫外线照射产生的，变化过程如图 3-2 所示，维生素 D_3 是维生素 D 的主要存在形式。

维生素 D 为白色晶体，是常见的脂溶性维生素，其化学性质稳定，在中性和碱性溶液中耐热、不易被氧化，因此在一般的储藏、运输或烹调加工过程中不会损失。但维生素 D 在酸性溶液中易分解，脂肪酸败会破坏其活性，同时对光敏感，辐射线过量照射会形成具有毒性的化合物。

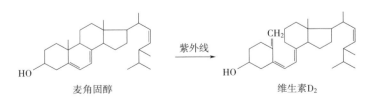

图 3-1　维生素 D_2 的生成

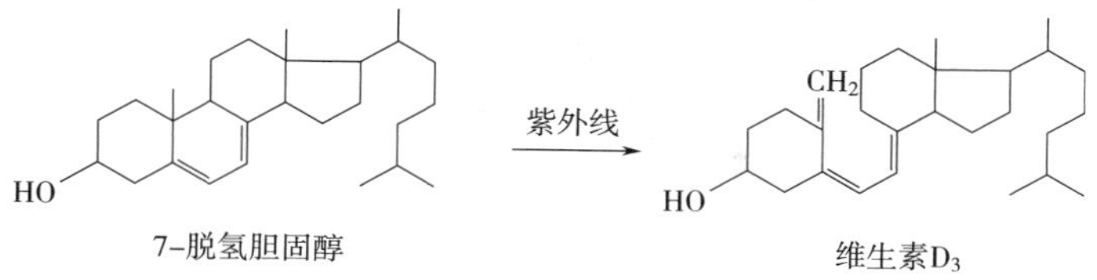

图 3-2 维生素 D_3 的生成

（二）维生素 D 的吸收与代谢

人体主要通过皮肤在日光下暴露和膳食摄入两种途径获得维生素 D，前一种途径获得的维生素 D 称为内源性维生素 D，后一种途径获得的维生素 D 称为外源性维生素 D。日光中的紫外线照射人体皮下储存的 7-脱氢胆固醇，经光化学作用转化为前维生素 D_3，再经皮肤的温热作用转化为维生素 D_3。膳食中的维生素 D_3 进入消化道后，在胆汁的协助下与其他脂溶性物质形成胶团由小肠黏膜细胞被动吸入。食物中有 50%～80% 的维生素 D_3 被小肠吸收，吸收后的维生素 D_3 乳化形成乳糜微粒经淋巴进入血液循环。之后外源性维生素 D_3 和内源性维生素 D_3 一起与维生素 D 结合蛋白（vitamin D binding protein，DBP）结合转运到肝脏中，DBP 是血浆中的一种 α-球蛋白，大约有 60% 的维生素 D_3 与 DBP 结合运输。

维生素 D_3 在肝脏内经 D_3-25-羟化酶的催化作用氧化形成 25-（OH）-D_3，此时催化产物已初步具备抗佝偻病的活性，但作用较弱。25-（OH）-D_3 之后由肝脏分泌进入血液，再经 DBP 运输到达肾脏，在 25-（OH）-D_3-1 羟化酶和 25-（OH）-D_3-24 羟化酶的催化作用下进一步氧化形成 1,25-（OH）$_2$-D_3 和 24,25-（OH）$_2$-D_3。1,25-（OH）$_2$-D_3 合成后便会被肾脏分泌到血液中，与 DBP 松散式结合运输到各靶器官发挥作用。

（三）维生素 D 的生理功能

维生素 D 的活化形式是 1,25-（OH）$_2$-D_3，后者作用于小肠、肾脏、骨等靶器官，与甲状旁腺激素（parathyroid hormone，PTH）一起参与维持细胞内、外钙浓度的平衡和调节体内的钙磷代谢。此外，1,25-（OH）$_2$-D_3 还可以作用于造血、免疫等器官，参与细胞代谢或分化的调节。

1,25-（OH）$_2$-D_3 转运到小肠后会进入小肠黏膜上皮细胞，与胞质中的特异性受体结合，诱导核内染色质合成一种特异的钙结合蛋白质（calcium-binding protein，CaBP）。CaBP 的作用是将肠腔表面的钙离子转运至黏膜细胞，从而进入血液循环使血钙水平升高，促进骨中钙的沉积。1,25-（OH）$_2$-D_3 也会直接作用于肾脏，促进肾小管对钙和磷的重吸收作用，减少钙和磷的丢失。另外，1,25-（OH）$_2$-D_3 可以诱导干细胞分化为成熟的破骨细胞，增加破骨细胞的活性，而破骨细胞可以调节骨的重吸收作用，释放钙进入血液，同时 1,25-（OH）$_2$-D_3 可以和 PTH、降钙素等激素一起调节体内的血钙平衡。除此之外，维生素 D 还能促进骨、软骨以及牙齿的钙化，调节细胞的分化、增殖和生长，改善机体对感染的免疫反应。

三、佝偻病的病因

（一）日照暴露不足

日光照射皮肤合成维生素 D 是人体获得维生素 D 的主要来源，因此皮肤在日光下的暴露时间不足会增大维生素 D 缺乏的风险，进而导致佝偻病的发生。在日光下更长的暴露时间会增加个体合成维生素 D 的含量，但日照的效果会受到多种环境因素的影响，如纬度、季节、生活环境、云层厚度、空气污染程度等。另外，还有一些个人因素如职业、生活方式、穿衣习惯等也会影响日照暴露进而影响维生素 D 的合成，同时皮肤色素沉积、年龄、遗传等因素会影响日照合成维生素 D 的剂量效应。

（二）维生素 D 和钙、磷等摄入不足

动物性食物是天然维生素 D 的主要来源，但仅从一般膳食中获取维生素 D 不足以满足机体的需要，因此在一些日照条件不佳的地区或季节，维生素 D 的额外补充十分重要。如果维生素 D 的摄入不足，不仅孕妇会出现维生素 D 缺乏的相关症状，而且新生儿也会因此增大患佝偻病的风险。婴幼儿维生素 D 缺乏的原因除母体缺乏维生素 D 外，还包括长期纯母乳喂养母乳中维生素 D 的含量不足、未及时添加富含维生素 D、钙、磷的辅食等。

1 周岁以上的婴幼儿、儿童以及青少年群体每天钙的摄入量至少要达到 500mg，但一些特殊或不良的饮食习惯如避免饮用乳类及其制品、食用非专用的豆浆或米浆、素食、挑食、偏食、厌食等往往使每天钙的摄入量达不到推荐值。除此之外，食物中钙、磷的含量不足或比例不当也会影响机体对钙和磷的吸收。牛乳中钙和磷的含量要比人乳中的高，但人乳的钙磷比例（2∶1）要比牛乳的钙磷比例（1.2∶1）更适宜人体吸收，因此牛乳中钙的吸收率要低于人乳。

（三）维生素 D 和钙、磷等需求增加

早产儿或多胎婴儿因生长速度快、体内钙储备不足，对维生素 D、钙、磷等的需求量很大，患佝偻病的风险也相对较高。婴幼儿生长发育快，同时户外活动较小，需要额外补充维生素 D、钙、磷等关键营养素。另外，儿童、青少年也正处于生长发育的旺盛期，对维生素 D、钙、磷等的需求量也会增加。处于妊娠期或哺乳期的妇女需求量也会增加，若未及时补充会导致胎儿或婴幼儿出现佝偻病。

（四）疾病原因

肝脏中的 D_3-25-羟化酶和肾脏中的 25-（OH）-D_3-1 羟化酶在维生素 D 的活化中发挥着关键作用，小肠黏膜细胞在维生素 D 的转运中也起重要作用。因此，肝、肾以及胃肠道等疾病会直接或间接地影响维生素 D、钙、磷等的吸收和利用。常见的相关疾病有婴儿肝炎综合征、胆汁郁积、胆总管扩张、先天性胆道狭窄或闭锁、脂肪泻、胰腺炎、难治性腹泻等。

（五）药物原因

在维生素 D 的代谢过程中，某些抗惊厥药物如苯妥英钠、苯巴比妥（鲁米那）等会提高肝细胞微粒体氧化酶系统的活性，加速维生素 D 和 25-（OH）-D_3 的分解，使其转变为无活性的代谢产物，因此长期服用会使机体内维生素 D 的水平下降，导致佝偻病的发生。此外，糖皮质激素也会对抗维生素 D 转运钙的作用。

四、佝偻病的病理生理学

（一）发病机制

当维生素 D 缺乏时，1,25-（OH）$_2$-D_3 的生成减少，肠道对钙、磷的吸收减少，因此血钙和血磷的水平下降。钙是维持神经、肌肉正常功能的必需元素，当体内的血钙水平降低时，会刺激甲状旁腺分泌 PTH。PTH 可以诱导破骨细胞的生成，加速骨质的溶解和吸收，释放骨钙入血以维持血钙的正常水平，出现骨样组织钙化障碍的临床症状。与此同时，成骨细胞代偿性增生，局部骨样组织堆积，碱性磷酸酶的分泌增多，产生骨骼病变和一系列血液生化学的改变。此外，PTH 还可以调节肾脏中 1,25-（OH）$_2$-D_3 的合成，增加小肠和肾小管对钙的吸收，但 PTH 又会抑制肾小管对磷的重吸收，导致尿磷排出增加，尿钙正常或稍偏低，钙磷乘积降低，因此佝偻病临床上常并发低磷血症。

（二）病理改变

佝偻病的病理改变主要包括骨样组织增生和骨基质钙化不良两大主要特征，其中长骨和扁骨均受到影响。以上病变在骨骺尚未闭合前发生即为佝偻病，而在骨骺板已经闭合后发生骨钙化障碍则会导致骨质软化症。

骺板软骨是骨生长最活跃的部位，正常时软骨内化骨必须通过软骨细胞增生区内的软骨细胞和基质不断退化和钙化，以及被破骨细胞不断清除和吸收，另外血管和骨母细胞侵入形成类骨组织，进而钙化成骨组织。而在佝偻病患者的体内，由于维生素 D 缺乏，钙和磷沉积于骨受阻，软骨细胞增生区的钙化和吸收不良，软骨组织大量堆积并突向干骺端侧，呈半岛样或舌状生长。与此同时，软骨区内形成的类骨组织也不能钙化或钙化明显不足，形成软骨组织和干骺端类骨组织相互混杂的中间带，软骨细胞柱状排列紊乱，X 射线结果显示骺板软骨带明显增厚，钙化带模糊不清呈毛刷状。干骺端下的骨膜内化骨出现钙化不良以及类骨组织堆积，使干骺端膨大增厚。另外，钙化障碍也会出现在骨干的骨膜内化骨中，导致骨皮质表面和骨皮质的近髓腔侧都有大量类骨组织堆积，使骨髓腔变窄、长骨横径增加。长骨骨干因骨质脱钙，类骨组织缺乏承受力，故骨干容易弯曲畸形，尤以胫骨和股骨最容易变形，形成膝内翻（O 形腿）或膝外翻（X 形腿），严重时甚至会发生病理性骨折。

颅骨骨化障碍表现为颅骨软化，颅骨骨样组织堆积造成方形颅和骨骼畸形，该病变在婴幼儿患者中十分明显，通常在佝偻病的早期即可出现。颅骨骨缝及囟门闭合常延迟或不完全，导致头型较大，囟门部呈结缔组织性膜样结构。由于额骨前面的两个骨化中心和顶骨的两个骨化中心都在膜内骨化过程中发生钙化障碍，因此类骨组织在颅骨的四角堆积并向表面隆起，形成方形颅。佝偻病患者的颅骨骨化停止、骨质薄弱，严重者按压时会凹陷。

肋骨和肋软骨结合处由于软骨组织和骨样组织的堆积，致使结合处呈结节状隆起，排列成行，形似串珠，是佝偻病的早期症状之一。除此之外，肋骨含钙量低、缺乏韧性，由于膈在呼吸时的长期牵拉，在胸壁前部左右两侧会形成横行的构型凹陷，称为肋膈沟。在呼吸时肋骨受肋间肌的牵拉而下陷，使胸骨相对向前突出，形成鸡胸畸形。

五、佝偻病的临床表现

佝偻病的临床表现多为神经精神症状和骨骼改变。重度佝偻病可能会损害患者的消化系统、呼吸系统、循环系统以及免疫系统等，同时对智力发育也会造成不可逆的影响。

佝偻病患者在神经精神症状上主要表现为不活泼、易激动、表情淡漠、食欲减退、睡眠不安、惊醒吵闹等，还会出现头部出汗、精神呆滞、语言发育迟缓、条件反射形成缓慢、大脑皮质功能异常等其他症状。部分患者会出现手足搐搦和口唇或手足麻木，当血钙下降、钙离子浓度明显低于正常水平时，患者可出现低钙性癫痫、低钙扩张型心脏病、喉痉挛、窒息、全身性惊厥等。

至于骨骼改变，佝偻病患者主要表现为：骨质软化、骨骼疼痛，各种特征性的骨骼畸形、骨折、骨骺增大等。头部表现为颅骨软化，按压时有乒乓球样感觉；额骨和顶骨增厚形成方颅；前囟增厚及闭合延迟；出牙延迟，牙齿排列不齐，牙釉质发育不良。胸部表现为：肋骨串珠、鸡胸、漏斗胸、肋膈沟等，胸部畸形严重时会影响肺的功能。四肢表现为：腕踝出现手镯或脚镯，下肢弯曲出现膝内翻或膝外翻畸形。

在临床上通常将佝偻病分为初期、激期、恢复期和后遗症期，各期的血生化及 X 射线检查结果如表 3-3 所示。初期以神经精神症状为主，一般无骨骼变化，患者有睡眠不安、好哭、易出汗等症状；激期又称活动期，以骨骼改变和全身肌肉松弛为主，患者运动功能发育迟缓，肌肉韧带松弛无力，腹部平卧时呈"蛙状腹"，以上初期和激期统称为活动期。进入恢复期，患者临床症状和体征会逐渐减轻或消失，肌张力恢复，血液生化学指标和 X 射线检查结果逐渐恢复正常。仅有部分重度佝偻病患者存在后遗症期，经过治疗或自然恢复其临床症状消失，但残留不同部位、不同程度的骨骼畸形。

表 3-3 佝偻病各期的血生化及 X 射线检查结果

检查项目	初期	激期	恢复期	后遗症期	正常值
血清钙	正常或降低	降低	逐渐恢复	正常	10~11mg/dL（2.25~2.75mmol/L）
血清磷	降低	明显降低	恢复最快	正常	1.3~2.3mmol/L
钙磷乘积	<35	<30	>30	正常	>40
碱性磷酸酶	正常或增高	明显增高	恢复最慢	正常	15~30 金氏单位
X 射线改变	干骺端临时钙化带轻度模糊	干骺端临时钙化带消失，边缘呈毛刷状；骨骺软骨明显增宽，骨质稀疏，骨密度下降	临时钙化带重新出现，但仍不规则，骨密度恢复正常	正常	—

六、佝偻病的诊断

佝偻病的诊断主要根据病史、症状、体征、生化检查、X 射线检查等资料进行全面综合的判定。佝偻病患者常见于 3 个月到 2 周岁的婴幼儿，患者常具有营养不良、胃肠道疾病、肝病、肾病等病史以及前文所述的临床表现，在冬季和日照不足的地区较为多见。

佝偻病患者体内的维生素 D 和钙通常会同时缺乏，因此单一的生化检查不足以确定主要病因是维生素 D 不足还是钙不足进而诊断佝偻病。测定血清中 $25-(OH)-D_3$ 的水平是目前评价个体维生素 D 营养状况最有价值的指标之一，通常当 $25-(OH)-D_3>50nmol/L$ 时表示体内维生素 D 的含量充足，当 $25-(OH)-D_3$ 在 $30~50nmol/L$ 时表示体内维生素 D 的含量不足，当 $25-(OH)-D_3<30nmol/L$ 时表示体内维生素 D 缺乏。除了 $25-(OH)-D_3$ 外，$1,25-(OH)_2-D_3$、血清钙、血清磷以及尿钙的水平降低也是佝偻病的典型生化检查结果，相反，佝偻病患者体内血清 PTH、碱性磷酸酶和尿磷的水平会升高。

X 射线检查是目前诊断佝偻病的主要影像方法，它可以有效弥补单一生化检查的不足。佝偻病初期表现为长骨干骺端的临时钙化带不规则、模糊和变薄。随着病情加重,干骺端的临时钙化带会消失,干骺端扩张,其中心部位凹陷呈杯口状,边缘模糊,并有毛刷状密度增高影缘,自干骺端向骨骺方向延伸。骨骺与干骺端的距离增大,骨皮质密度减低,长骨骨干因骨膜下钙化不全而变粗。四肢畸形多见于下肢,出现膝内翻或者膝外翻。在恢复期干骺端的临时钙化带会重新出现,并逐渐清晰和规则,骨密度恢复正常,但严重畸形者多不能恢复。

七、佝偻病的营养治疗

(一) 适当增加日照暴露

适当增加日照暴露的时间是目前防治佝偻病最有效、最经济和最方便的方法。患者应尽可能增加更多的户外活动,重视日光浴,日照时暴露一定面积的皮肤,不要过分防护遮挡紫外线。但与此同时,也需要选择合适的日照时间段并注意不可盲目在日光下暴晒,长时间暴露在强烈的日光下紫外线辐射会增加患皮肤癌的风险。可选择在屋檐或树荫下,但不可在玻璃房内,因为紫外线不能穿透玻璃。在日照不足的地区或季节中,孕妇、乳母、婴幼儿、儿童、青少年等重点人群需要辅以维生素 D。

(二) 补充维生素 D

在天然食物中,富含脂肪的海鱼、动物肝脏、蛋黄中维生素 D 的含量相对较高,但其他食物大多不含或只含微量的维生素 D,比如乳类、肉类中维生素 D 的含量很低,谷类、蔬菜、水果中基本不含维生素 D。因此,在日常饮食中维生素 D 的摄入量通常不能满足患者的需要,除了增加日照暴露外,还需要额外补充维生素 D 制剂。

一般情况下,治疗佝偻病维生素 D 的最低推荐剂量为 2000IU/d(50μg),并需要持续补充至少 3 个月,表 3-4 根据不同的年龄段和不同的治疗方式对治疗剂量进行了细分。同时,由于佝偻病的初期、激期、恢复期、后遗症期各期的治疗方案不同,因此维生素 D 的治疗剂量也要视患者的具体情况而定。补充维生素 D 制剂可以采用口服或注射的方式,但从作用效果上来看,口服要比注射更快地提高体内 25-(OH)-D$_3$ 的水平。目前也有相关研究提出单次大剂量补充维生素 D 的治疗方式,这种方法简单易行,在特定情况下非常实用,因此逐渐被提倡应用到临床实践中。常见的维生素 D 制剂有维生素 D 胶丸、维生素 D 片、维生素 AD 胶丸、维生素 AD 滴剂、维生素 D 胶性钙注射液、骨化三醇、阿法骨化醇等。在常规治疗中,使用维生素 D$_2$ 或维生素 D$_3$ 具有相同的效果,但如果进行单次大剂量治疗时,维生素 D$_3$ 具有更长的半衰期因此效果更佳。与此同时,补充维生素 D 也需要纠正保健误区,不能将维生素 D 作为营养药物长期大量服用或短期超量服用。

表 3-4　治疗佝偻病的维生素 D 推荐剂量

年龄段	90d 治疗每日剂量/IU	单次大剂量治疗剂量/IU	持续治疗每日剂量/IU
<3 个月	2000	—	400
3~12 个月	2000	50000	400
1~12 岁	3000~6000	150000	600
>12 岁	6000	300000	600

（三）摄入富含钙的食物

佝偻病患者通常会伴有低血钙症，因此补充维生素 D 的同时也需要注意钙的补充，无论是膳食摄入还是补充钙剂，推荐口服量均为 500mg/d。乳类及其制品是食物中钙的良好来源，不但含量高，而且易于人体吸收，是婴幼儿及成年人理想的钙来源，对于同时具有高脂血症的患者可以选用脱脂乳。另外，虾皮、豆类、坚果类、油料种子、海带等中的钙含量也比较丰富。选择补充钙的食物来源时除了要考虑钙含量，还要考虑钙的吸收利用率，维生素 D 的营养状况、脂肪消化不良、膳食纤维过多、服用制酸剂等因素均可能对钙的吸收造成影响。

（四）矫形治疗

随着病情不断恶化，佝偻病患者往往会出现不同程度的骨骼畸形。患者的衣服要宽大，勿束胸部，在急性期应保持仰卧位。轻度骨骼畸形可通过矫形按摩治疗或在生长过程中自行矫正。矫形按摩时一手握着患肢踝部，另一手放在畸形部凸侧，轻柔重复向反向用力按压，以矫正畸形。同时，患者应当加强体格锻炼，通过主动或被动运动的方式进行矫正，如俯卧撑、扩胸运动等。对于中度或重度骨骼畸形的患者则需要进行手术矫形，常见的方法有夹板折骨术、截骨术等。使用夹板时应密切监护患者，防止夹板固定不当而造成畸形加重或产生压迫性溃疡。当骨骼畸形发生在胫腓骨并且患者年龄较小时，可以选择折骨术，将小腿外侧中央放在用棉花垫好的楔形板上，双手握紧小腿两侧，然后用力垂直下压，先折断腓骨，再折断胫骨，造成青枝骨折，纠正小腿畸形，术后管型石膏固定，待骨折愈合后拆除石膏。进行折骨术时尤其注意保护胫骨上下段的骨骺避免在折骨时损伤。但当患者年龄较大时，骨质变硬通常不适合做折骨术，此时可以考虑截骨术。

八、佝偻病的护理

（一）营养健康指导

强调日照暴露在防治佝偻病中的重要性。护理人员应当鼓励病人多进行日光浴和户外活动。受地区、季节以及个体等因素的影响，相关人群更需要注重足够的日照暴露，当所处条件无法提供有效的日照时，可采用紫外灯作辅助性治疗。重视维生素 D 和钙的协调补充，增加富含维生素 D 和钙的食物摄入，必要时额外补充维生素 D 制剂以及钙制剂。此外，消化道疾病会影响维生素 D 和钙的吸收，肝病、肾病等会影响维生素 D 的代谢，因此主管医师也要积极协调治疗患者的原发病。一些抗惊厥的药物也会干扰维生素 D 的代谢，加速维生素 D 的分解，在治疗和康复过程中也需要引起注意。

（二）饮食建议

佝偻病患者的宜用食物主要包括维生素 D 含量丰富的食物和钙含量丰富的食物。含维生素 D 较多的食物有脂肪含量较高的海鱼、动物肝脏、干酪、蛋黄、鱼肝油制剂、维生素 D 强化牛乳等。含钙较多的食物有乳类及其制品、豆类及其制品、虾米、虾皮、鱼干、贝类、海带、坚果、部分深绿色蔬菜等。

膳食中的植酸、草酸、磷酸、未被吸收的脂肪酸、膳食纤维等都会干扰钙的吸收，因此富含以上成分的食物应当控制食用。或者调整烹调方式，比如一些含钙量较高同时草酸含量也较高的蔬菜如苋菜、菠菜、空心菜等，可以先通过水焯或爆炒的方法处理，之后再进行后续烹调。此外还需要注意原发性疾病的饮食禁忌。

九、佝偻病的预防

适当增加日照暴露是预防佝偻病最有效、最经济和最方便的方法，尤其对于孕妇、乳母、婴幼儿、儿童、青少年等重点人群来说，更应重视日光浴和多在户外活动，如在室内日照应开窗。当受条件限制无法保证足够有效的日照暴露时，可以采用紫外灯进行预防性照射。

补充维生素 D 也是预防佝偻病的关键方法。对于出生在 12 个月以内的婴幼儿，无论采取何种喂养方式，维生素 D 的推荐预防量都应达到 400IU/d（10μg）；对于出生 12 个月以上的婴幼儿、儿童、青少年以及成年人，尤其是育龄妇女，维生素 D 的推荐预防量至少要达到 600IU/d（15μg）。另外，维生素 D 不能盲目补充，需要考虑维生素 D 过量导致的中毒问题。长期大量服用或短期超量服用维生素 D 或对维生素 D 过于敏感，均可导致维生素 D 过多症，临床上出现由高钙血症引起的中毒症状。不同个体的中毒剂量差异很大，与维生素 D 的剂量、应用时间和给药途径有关。

补充维生素 D 的同时也应注重钙、磷等营养素的补充，调整维生素 D、钙、磷的摄入比例使人体更易吸收。处于妊娠期和哺乳期的妇女需要及时补充维生素 D、钙、磷等关键营养素，这样可以有效预防新生儿中佝偻病的发生。纯母乳喂养的婴幼儿在 6 个月后要及时补充富含维生素 D、钙、磷等的辅食，断奶后要养成良好的饮食习惯，不挑食、不偏食、不厌食，保证健康成长所需各类营养素的供给。

第四节　维生素 A 缺乏症

一、维生素 A 缺乏症概述

维生素 A 缺乏症是一种由于维生素 A 缺乏导致的营养障碍性疾病，又称蟾皮症。维生素 A 是指所有具有视黄醇（脱氢视黄醇）的结构并具有生物活性的化合物，可以维持上皮组织的健全，对眼睛、呼吸道、消化系统、尿道、生殖系统等上皮尤为重要。维生素 A 缺乏症的病因主要与维生素 A 的摄取、消化吸收、储存利用等因素有关。维生素 A 缺乏症的临床表现以眼睛、皮肤、骨骼等部位异常为主。眼部起初表现为暗适应力减退和干眼症，严重时会导致结膜干燥斑、角膜溃疡，最终甚至会导致失明。皮肤会干燥，出现上皮角化增生、汗液减少，形成毛囊丘疹。维生素 A 严重缺乏时会影响骨骼的生长发育，表现为身高落后、牙齿釉质易剥落。此外，维生素 A 缺乏还会引起免疫功能降低，易发生感染性疾病。轻度维生素 A 缺乏可服用富含维生素 A 或胡萝卜素的食物如猪肝、鸡肝、胡萝卜等，也可直接补充维生素 A。重度维生素 A 缺乏则需要对具体部位的病变进行治疗，同时纠正和补充其他缺乏的营养素。

二、维生素 A 的研究进程

维生素的作用早在远古时期就已为人所知。早在古埃及时期，人类就懂得动物肝脏可以治愈夜盲症，但人们并不知道动物肝脏中，究竟有什么营养物质对眼部疾患起作用。在我国唐代，孙思邈在医书《千金方》中就集中记载了动物肝有治眼病和夜盲症的作用。1913 年，有学者发现在奶油、鸡蛋和鳕鱼肝油中存在的某些油脂是小鼠生长发育所必需的，并命名为脂溶性物质 A，后来改称维生素 A（vitamin A）。后来发现它还能阻止大鼠的眼干燥症和夜盲症的发生，就将它用来治疗眼盲症病人。与此同时，哈利·斯廷博克（H. Steenbock）提出了假说：植物中的胡萝卜素可能不是维生素 A，但可能经过代谢转化成了真正的维生素。1929 年，摩尔（Moore）通过研究发现，缺乏维生素 A 的大鼠补饲 β-胡萝卜素后能显著提高体内维生素 A 水平，从而证实了胡萝卜素在体内转化为维生素 A，发挥维生素 A 的作用，故又称为维生素 A 原。

在 20 世纪 20 年代，一些科学家们揭示了维生素 A 缺乏与干眼症、组织细胞分化、机体生长发育以及抗感染能力之间的因果关系；随后的研究逐渐明确了维生素 A 的化学结构及理化特性。1940 年，人工合成的维生素 A 问世。此后，对于维生素 A 研究具有里程碑意义的成果是陆续发现了与维生素 A 转运或代谢密切相关的血浆结合蛋白和细胞内结合蛋白。1987 年，维生素 A 的细胞核内受体被发现，这是维生素 A 研究工作中的一个重大突破，维生素 A 的研究从此进入细胞分子水平。近年来，随着合成生物学、代谢工程、DNA 测序和组学分析等技术的快速发展，利用微生物构建细胞工厂合成维生素 A 已经取得很大进展。

维生素 A 属于脂溶性维生素，多存在于动物性食物中；而维生素 A 原则可来自植物性食物中的胡萝卜素，主要存在于深绿色或红橙黄色的蔬菜或水果中。目前已知维生素 A 对于维持正常的视力、基因表达、生殖、胚胎发育、生长和免疫功能都是极为重要的。如今，关于维生素 A 抑制肿瘤细胞增殖、促进细胞凋亡等新的研究内容仍在进行中。

三、维生素 A 的性质、代谢与功能

(一) 维生素 A 的结构与性质

维生素 A 包括两大类可以提供视黄醇生物活性的物质。维生素 A 只存在于动物体中，在鱼类特别是鱼肝油中含量很多。植物中并不含有维生素 A，但许多蔬菜和水果却都含有维生素 A 原胡萝卜素，它在小肠中可分解为维生素 A，其中 1 分子 β-胡萝卜素可分解为 2 分子维生素 A，而 1 分子 α-胡萝卜素或 γ-萝卜素只能产生 1 分子维生素 A。

1. 视黄醇

视黄醇、其代谢产物以及具有相似结构的合成类似物，又称类视黄醇物质或预先形成的维生素 A。这是一组由 20 碳结构构成的、具有一个 β-紫罗酮环、一个由 4 个头尾相连的类异戊二烯单元组成的侧链以及在 C-15 位结合了一个羟基（视黄醇），或醛基（视黄醛），或羧酸基（视黄酸），或酯基（视黄酯）的分子集合（图 3-3）。维生素 A 起初是在视网膜中分离得到，所以，与维生素 A 相关的衍生物多以此为字根命名。

视黄醇是维生素 A 最主要的代表。在动物体内主要储存于肝脏中，占总量的 90% ~ 95%，少量存在于脂肪组织。视黄醇纯品为黄色片状结晶，相对分子质量为 286.46，分子式为 $C_{20}H_{30}O$。全反式视黄醇［图 3-3（1）］可以被氧化为全反式视黄醛［图 3-3（2）］；全反式视黄醛具备视黄醇的全部生物活性，可被逆向还原为全反式视黄醇，还可以进一步被氧化成全反式视黄酸［图 3-3（3）］；全反式视黄酸只具备全反式视黄醇的部分生物活性，不能满足视觉或动物繁殖的需要。参与视觉循环的维生素 A 形式是 11-顺式视黄醛［图 3-3（4）］，而人体内的维生素 A 主要是以视黄酰棕榈酸酯的形式储存［图 3-3（5）］。

维生素 A 属脂溶性维生素，可以不同程度地溶于大部分有机溶剂，但不溶于水。其在高温和碱性的环境中比较稳定，一般烹调和罐头加工过程中不易被破坏。但是维生素 A 极易氧化变构，特别在高温条件下，紫外线照射可以加快这种氧化破坏。因此，

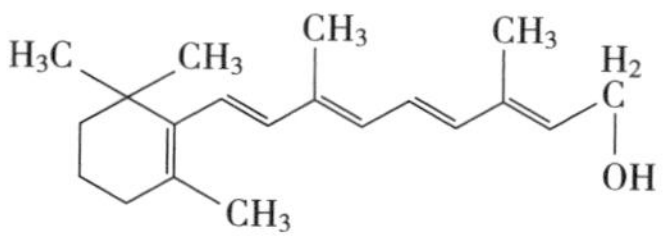

（1）全反式视黄醇 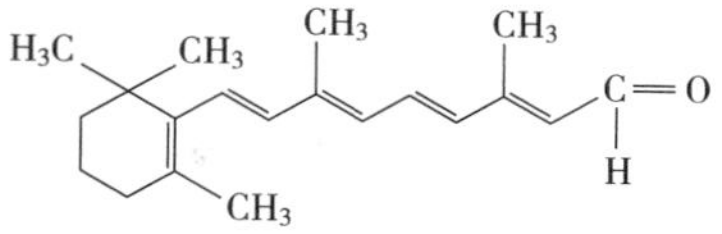 （2）全反式视黄醛

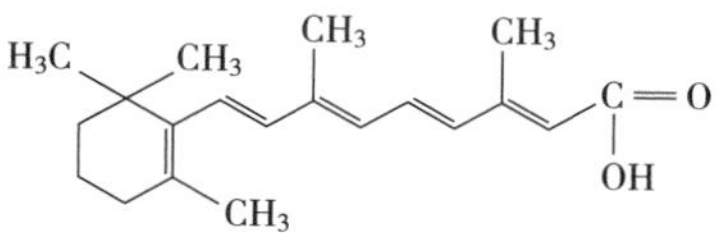

（3）全反式视黄酸 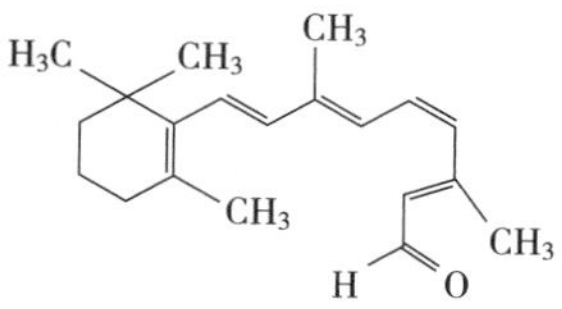 （4）11-顺式视黄醛

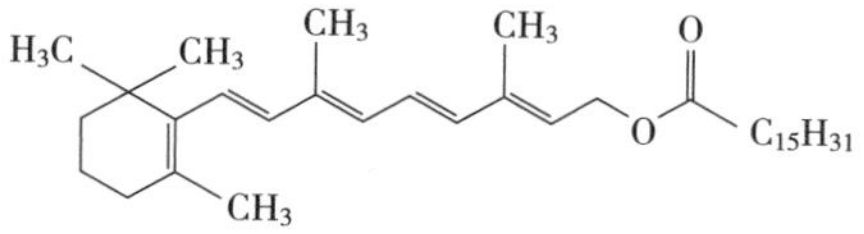

（5）视黄酰棕榈酸酯

图 3-3 常见维生素 A 的结构

维生素 A 或含有维生素 A 的待测标本应该在避光、低温下保存，如能隔绝氧气，则保存效果更好。在无氧条件下，视黄醛对碱比较稳定，但在酸中不稳定，可发生脱氢或双键的重新排列。视黄醇和其他类视黄醇都具有连续共轭双键，它们都能产生特有的紫外线或可见光吸收光谱。目前最常用的类视黄醇检测方法，就是利用其上述特性，采用反相高效液相色谱，配合紫外线/荧光检测器来完成。

2. 类胡萝卜素

类胡萝卜素是指来自植物性食物的，在体内可以转化生成视黄醇和视黄醛的物质，它们是膳食视黄醇的前体物质，对称维生素 A 原，主要包括 β-胡萝卜素、α-胡萝卜素和 β-隐黄质。类胡萝卜素是广泛存在于微生物、植物、动物及人体内的一类黄色、橙色或红色的脂溶性色素。目前，已经发现自然界中存在 700 多种形式的类胡萝卜素，存在于某些动物、植物和微生物中，仅在植物和微生物中可自行合成，动物自身不能合成。其中只有部分具有维生素 A 原营养活性，但是具有膳食维生素 A 意义的只有 β-胡萝卜素、α-胡萝卜素和 β-隐黄质三种。

类胡萝卜素通常含有 40 个碳原子，呈内对称，除同分异构体外，都属于类聚异戊二烯化合物，含有大量共轭双键，并在其共轭链的末端有 1~2 个环状结构。食物中常见的一些类胡萝卜素，其结构如图 3-4 所示。尽管每种类胡萝卜素最常见和最稳定的形式是其全反式异构体，但仍存在许多顺式异构体。除了 9-顺式异构体外，目前很少有其他顺式异构体被认为在营养上起重要作用。

膳食中的类胡萝卜素在烹调过程中破坏较少，并且食物的加工和热处理有助于提高植物细胞内胡萝卜素的释出，提高其吸收率。但长时间的高温，特别是在有氧和紫外线照射的条件下，损失会明显增加。

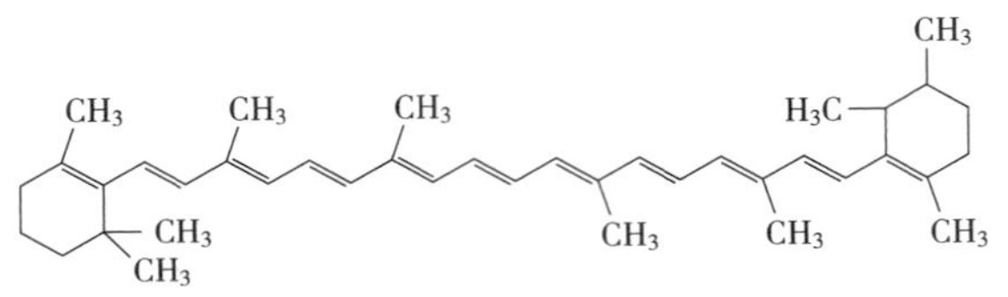

β-胡萝卜素

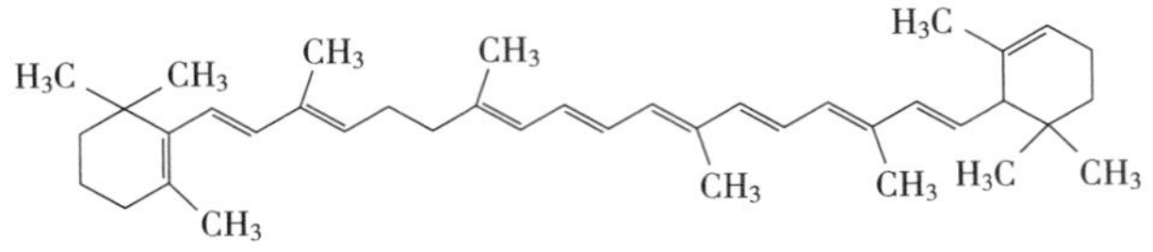

α-胡萝卜素

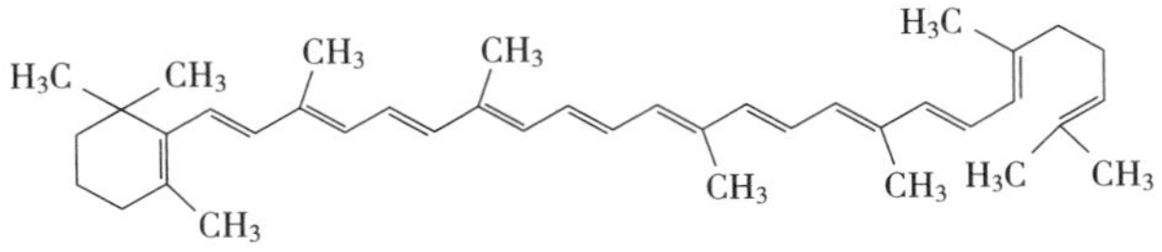

γ-胡萝卜素

图 3-4 常见类胡萝卜素的结构

（二）维生素 A 的吸收与代谢

1. 维生素 A 的吸收

动物中的视黄醇以其与脂肪酸结合成的视黄基酯的形式存在。视黄基酯和植物性食物中的类胡萝卜素又常与蛋白质结合形成复合物，经胃、胰液和肠液中蛋白酶水解，然后在小肠中胆汁、胰脂酶和肠脂酶的共同作用下，释放出脂肪酸、游离的视黄醇及类胡萝卜素。释放出的游离视黄醇以及类胡萝卜素与其他脂溶性食物成分形成胶团，通过小肠绒毛的糖蛋白层进入肠黏膜细胞。膳食中 70%～90% 的视黄醇，20%～50% 的类胡萝卜素被吸收，类胡萝卜素的吸收率随其摄入量的增加而降低，有时甚至低于 5%。

类胡萝卜素和维生素 A 的吸收部位都在小肠。吸收后的类胡萝卜素随乳糜微粒从肠黏膜经淋巴液转运进入血液循环。其在油溶液中吸收最好，因为磷脂有助于其形成微胶粒溶液进而利于吸收。胆盐不但促进类胡萝卜素运输到肠细胞，帮助其与细胞表面相结合，而且还促进类胡萝卜素的分解。类胡萝卜素进入到小肠细胞内，在胞浆内类胡萝卜素双氧化酶作用下，将 1mol 氧加入到中间位置的双键上，将其分解为视黄醛，但也可从一端将其分解生成与维生素 A 具有相同的环的化合物，所生成的醛又经脱氢酶的作用还原为醇，最后再酯化成酯。类胡萝卜素的吸收是扩散性的，其吸收量与剂量大小呈相反关系，可存在于肝、脂肪、肾、皮肤及血管粥样硬化的斑块中。

维生素 A 在小肠进行主动吸收，需要能量，吸收速率比胡萝卜素增加 7～30 倍。食物中的维生素 A 多为酯式，经肠道中胰液或刷状缘中的视黄酯水解酶分解为游离式的视黄醇进入到小肠壁内，然后再被肠内细胞微粒体中的酯酶所酯化，最终合成维生素 A 棕榈酸酯，再与乳糜微粒相结合通过淋巴系统输送到肝脏。在小肠黏膜细胞内视黄醛和视黄醇可以相互转化，但视黄醛转变成视黄酸的反应却不可逆。

2. 维生素 A 的代谢

维生素 A 的代谢是围绕其转运形式以视黄醇和多种可利用的转化途径为中心来实现的。当周围靶组织需要维生素 A 时，肝脏中的视黄醇棕榈酸酯经酯酶水解为醇式后，以 1：1 的比例与视黄醇结合蛋白结合，再与前白蛋白结合，形成复合体后释放入血，经血行转运至靶组织。进入靶组织后，维生素 A 与视黄醇结合蛋白解离，并以 1：1 的比例与细胞内视黄醇结合蛋白结合。

维生素 A 在体内氧化后转变为视黄酸，在小肠、肝和其他组织中，视黄酸与葡萄糖醛酸结合成视黄醇 β 葡萄糖醛酸苷，经进一步氧化生成一些排泄终产物而被降解；视黄酸还可被氧化生成 4-羧基视黄酸，其过程由细胞色素氧化酶 P450-26（CYP26）催化，其 mRNA 受视黄酸诱导，并随维生素 A 消耗而下调。视黄酸是维生素 A 在体内发生多种生物作用的重要活性形式，如维持上皮细胞活性、调节淋巴细胞功能等。视黄酸在转运过程中不需与视黄醇结合蛋白结合，而是以很低的水平与血浆白蛋白结合。在某些组织细胞中存在细胞内视黄酸结合蛋白，进入细胞的视黄酸与其结合后可以进一步与特异性核内受体结合并介导细胞的生物活性。

（三）维生素 A 的生理功能

维生素 A 在人体具有广泛而重要的生理功能，概括起来主要包括视觉、细胞增殖分化调节、细胞间信息交流和免疫应答这几个方面，其缺乏会导致生理功能异常和病理变化。

1. 视觉功能

维生素 A 是构成视觉细胞内感光物质的成分。视网膜上对暗光敏感的杆状细胞含有感光物质视紫红质，由 11-顺式视黄醛的醛基与视蛋白内赖氨酸的氨基通过形成西弗（schiff）碱键缩合而成，对暗光十分敏感。感光后，11-顺式视黄醛转变为全反式视黄醛并与视蛋白分离。此过程产生电能刺激视神经形成视觉。全反式视黄醛经还原为全反式视黄醇，再经酶的作用重新转化为 11-顺式视黄醛，可在暗光下与视蛋白结合再次形成视紫红质，维持暗光适应。在此过程中，除了消耗能量和酶外，还有部分视黄醛变成视黄醇被排泄，所以必须不断地补充维生素 A，才能维持视紫红质的合成和整个暗视觉过程。维生素 A 缺乏时，11-顺式视黄醛供给减少，暗适应时间延长。

2. 维持皮肤黏膜完整性

维生素 A 是调节糖蛋白合成的一种辅酶，对上皮细胞的细胞膜起稳定作用，维持上皮细胞的形态完整和功能健全。维生素 A 的这种作用是通过介导邻近细胞间的信息交流而实现的。维生素 A 缺乏的初期病理改变是上皮组织的干燥，继而使正常的柱状上皮细胞转变为角状的复层鳞状上皮，形成过度角化变性和腺体分泌减少。这种变化累及全身上皮组织，最早受影响的是眼睛的结膜和角膜，表现为结膜或角膜干燥、软化甚至穿孔，以及泪腺分泌减少。皮肤改变则为毛囊角化，皮脂腺、汗腺萎缩。消化道表现为舌味蕾上皮角化，肠道黏膜分泌减少、食欲减退等。呼吸道黏膜上皮萎缩、干燥，纤毛减少，抗病能力减退。消化道和呼吸道感染性疾病的危险性提高，且感染常迁延不愈。泌尿和生殖系统的上皮细胞也同样改变，影响其功能。

3. 维持和促进免疫功能

维生素 A 缺乏时，免疫细胞内视黄酸受体的表达相应下降，影响机体的免疫功能。目前已经明确，维生素 A 对许多细胞功能活动的维持和促进作用是通过其在细胞核内的特异性受体——视黄酸受体实现的。视黄酸受体包括 RARs 和 RXRs 两种及其三个亚型 α、β 和 γ。类视黄酸通过核受体对靶基因的调控结果可以促进免疫细胞产生抗体的能力，也可以促进细胞免疫的功能，以及促进 T 淋巴细胞产生某些淋巴因子。已有研究证明人淋巴细胞中存在 RARs，其分布形式以 RARα 亚型为主，RARγ 亚型也有表达。

4. 促进生长发育和维持生殖功能

生殖组织和哺乳动物的胚胎发生依赖 RAR 进行基因调节，通过相关方式，维生素 A 对这些组织具有极其重要的作用。维生素 A 参与细胞 RNA、DNA 的合成，对细胞的分化、组织更新有一定影响。参与软骨内成骨，缺乏时长骨形成和牙齿的发育均受影响。维生素 A 缺乏时还会导致男性睾丸萎缩，精子数量减少、活力下降，也可影响胎盘发育。

5. 与维生素 D 活性的对抗及对骨骼代谢的影响

研究结果表明，维生素 A 与骨质代谢存在密切的关系。维生素 A 缺乏可使破骨细胞数目减少，成骨细胞的功能失控，导致骨膜骨质过度增生，骨腔变小。维生素 A 过量对骨矿物化和结构完整性的不良影响，更成为近来关注的问题。过量维生素 A 可刺激骨的重吸收，并抑制骨的再形成。这种影响可能与慢性维生素 A 中毒时的高钙血症有着共同的机制。考虑到维生素 A 和维生素 D 都广泛参与许多细胞的核受体调节，维生素 A 缺乏和过量对骨质代谢的影响，可能与其对维生素 D 活性的对抗有关。

6. 抗细胞增殖作用

除影响正常健康相关进化功能外，维生素 A 还有纠正多种病理状态的调节作用。维生素 A 及其异构体能够促进终末分化、抑制增殖、促进凋亡，该作用对组织恶变过程中的肿瘤发挥作用。体外多种癌细胞系研究发现，大剂量类视黄醇具有抗癌能力。

7. 促进血红蛋白生成和增加食物中铁的吸收

早期的研究发现，维生素 A 干预实验可增加多种营养素缺乏性贫血人群的血红蛋白和血细胞计数。维生素 A 和维生素 A 原，可能通过阻断植酸的干扰而改善铁吸收。研究发现，维生素 A 营养状况对血液系统的影响，不仅仅是膳食维生素 A 促进铁吸收的直接作用，还存在对铁营养状况的某种调控作用，包括刺激造血母细胞、促进抗感染、动员铁进入红细胞系。从胚胎初期卵黄囊阶段，到子宫内胎儿肝生成期，再到骨髓生成期，都有相关文献证明类视黄醇调控造血作用的存在。维生素 A 状况不仅对骨髓造血细胞系增殖产生影响，而且对血小板生成和血栓形成也具有影响。

四、维生素 A 的膳食参考摄入量

通常情况下，我们所吃到的食物中都含有丰富的维生素 A，如果日常饮食没有问题，人体一般不会缺乏维生素 A，但是出于日常保健和预防疾病的需要，一些人群需要注意补充足够的维生素 A。那么正常情况下，人体需要多少维生素 A 呢？营养调查结果显示，通常情况下，人体每天所需要维生素 A 为655μg。表3-5 罗列了不同年龄和不同的机体生理状况下，中国居民维生素 A 的参考摄入量。在某些特殊情况下，如体力活动增加、妊娠、哺乳等情况时，机体对维生素 A 的需要量会适当增加。对患感染性疾病，如麻疹、疟疾、结核病等及慢性消耗性疾病者应及早补充维生素 A，有慢性腹泻等吸收不良者可短期肌注数日后改为口服。另外需要说明的是，大量摄取维生素 A 原即胡萝卜素对人体没有明显的不良作用，而大量服用维生素 A 制剂则对人体有害无益。

因此，需要大量服用维生素 A 的人群（呼吸道感染的儿童）须经医生同意。患有肝病、肾病、胰肝病、糖尿病、腹痛、肠病等患者，还有孕妇及口服避孕药者服用前应该先征询医生的意见。

表 3-5　中国居民维生素 A 参考摄入量　　　　　单位：μg/d

人群	EAR（平均需要量）		RNI（推荐摄入量）		UL（最高摄入量）
	男	女	男	女	
0 岁~	—	—	300（AI）	300（AI）	600
0．5 岁~	—	—	350（AI）	350（AI）	600
1 岁~	250	240	340	330	700
4 岁~	280	270	390	380	1000
7 岁~	300	280	430	390	1300
9 岁~	400	380	560	540	1800
12 岁~	560	520	780	730	2400
15 岁~	580	480	810	670	2800
18 岁~	550	470	770	660	3000
30 岁~	550	470	770	660	3000
50 岁~	540	470	750	660	3000
65 岁~	520	460	730	640	3000
75 岁~	500	430	710	600	3000
孕早期	—	+0	—	+0	3000
孕中期	—	+50	—	+70	3000
孕晚期	—	+50	—	+70	3000
乳母	—	+400	—	+600	3000

五、维生素 A 缺乏症的病因

引起维生素 A 缺乏有多种原因，主要与食物中维生素 A 摄入不足、脂肪消化吸收不良和某些疾病原因有关。

（一）食物中维生素 A 摄入不足

食物中维生素 A 与胡萝卜素长期摄入不足，是人体维生素 A 缺乏的一个重要原因。婴幼儿、儿童和孕妇是此病因的重要敏感人群。维生素 A 和类胡萝卜素都很难通过胎盘进入胎儿体内，因此新生儿血清和肝脏中的维生素 A 含量明显低于母体。如果母体在哺乳期没有及时补充维生素 A，那么，这些婴幼儿就很容易出现维生素 A 缺乏。儿童生长发育速度较快，身体各个系统和器官逐渐发育成熟，对维生素 A 的需求量相对较大。除此之外，维生素 A 来源于动物肝脏、蛋黄及全脂牛乳，这些食物在我国居民膳食中的比例不高，而植物来源的维生素 A 原在人体内转化成维生素 A 的效价较低，如 β-胡萝卜素的效价仅为维生素 A 的 1/12，导致维生素 A 成为儿童最易缺乏的维生素之一。另外，一些不良的饮食行为也会导致某些儿童缺乏维生素 A，如挑食、偏食和不吃早餐而使营养不均衡有关。而对于孕妇，妊娠期内胎儿机体生长发育以及母体各组织的增加和营养物质储备均需要大量的维生素 A。在妊娠期，胚胎的生长和发育依赖维生素 A，且孕晚期胎儿生长迅速对维生素 A 需求旺盛。另一方面孕妇在孕早期往往食欲欠佳，常有恶心、呕吐、少食、挑食、不进食等早孕反应，造成摄入的营养不足，所以孕期易出现维生素 A 缺乏。

（二）脂肪消化吸收不良

维生素 A 与胡萝卜素是脂溶性维生素，它们在小肠的消化吸收都依靠胆盐的帮助，膳食中脂肪含量与它们的吸收有密切联系。当脂肪消化吸收不良时，维生素 A 的消化吸收也受到影响。

（三）某些疾病原因

一些消化道疾病如肠炎、腹泻、肠道寄生虫病等，会影响维生素 A 的消化吸收。肝脏疾病如肝硬化等也都会影响维生素 A 在肝脏中的储存。另外，消耗性疾病会使储存在体内的维生素 A 减少和分解消耗增加，摄入则往往因食欲不振或消化功能紊乱而明显减少，两者的综合结果势必导致维生素 A 缺乏病发生。

六、维生素 A 缺乏症的影响

（一）维生素 A 缺乏症对儿童的影响

调查显示，目前我国儿童维生素 A 缺乏发生率处于相对较低水平。然而，我国儿童维生素 A 边缘缺乏率仍处于较高水平，我国儿童维生素 A 缺乏与边缘缺乏发生率存在明显的地区、年龄差异，而且与是否服用含维生素 A 补充剂以及剂量等有关。研究显示，维生素 A 缺乏会降低 5 岁以下儿童抵抗感染性疾病的能力（特别是消化道和呼吸道感染），增加儿童死亡率。在当前情况下，边缘型维生素 A 缺乏和维生素 A 缺乏的预防更为关键，尤其在儿童早期阶段更应引起重视。

维生素 A 缺乏对人体的影响与缺乏的程度和阶段密切相关。当维生素 A 长期摄入不足时，肝脏最先出现维生素 A 的分解消耗，并不影响血浆中视黄醇的水平。只有当肝脏储存的维生素 A 接近耗竭时，才开始出现周围血液循环中维生素 A 水平的下降（即边缘型维生素 A 缺乏），此时期已经引起各种组织细胞增殖分化与代谢功能的改变，对生长发育、免疫功能和造血系统产生不良影响，临床上表现出生长减慢、反复感染、贫血等症状，群体儿童的患病率和死亡风险增加。当维生素 A 缺乏到严重程度（血浆视黄醇<0.7μmol/L）可出现典型临床症状，如夜盲症、干眼症、角膜溃疡、甚至失明，皮肤干燥、毛囊角化、黏膜功能障碍，体液免疫和细胞免疫的异常，是导致低龄儿童感染、死亡的重要原因之一。

（二）维生素 A 缺乏症对成人的影响

缺乏维生素 A 会影响钙、磷代谢，直接影响骨骼发育，进而影响身体健康。维生素 A 作为必需溶脂性维生素之一，缺乏时会引起钙、磷代谢异常和骨骼发育受阻。还会出现一系列皮肤症状，引起机体不同组织皮肤干燥、粗糙、脱屑，严重时出现毛囊上皮角化，毛囊腔内被角化物填充而呈棘状丘疹，且突出于表皮，抚摸有"鸡皮疙瘩"或粗沙样感觉以及皮脂腺角化、毛发脱落等。除此之外，指甲脆、薄、多纹，失去光泽，且易折断。同时，维生素 A 与 1 型糖尿病的发生有关，而且其抗氧化、清除自由基的作用可能防止和延缓糖尿病视网膜病变的发生。经饮食控制的糖尿病患者普遍存在维生素 A 缺乏。

（三）维生素 A 缺乏症对孕妇的影响

孕妇在整个妊娠期都可能出现维生素 A 缺乏，但维生素 A 缺乏主要发生在孕晚期，因为此时胎儿的发育加快，且孕妇血量出现生理性增高。妊娠期维生素 A 缺乏，孕妇会发生夜盲、贫血、早产、胎儿宫内生长发育迟缓和胎儿出生体重低等情况。孕期内孕妇缺乏维生素 A 还可能会导致胎儿有畸形，比如唇裂、腭裂、小头畸形等。另外，维生素 A 对胚胎的心脏发育影响也很大，如果孕妇严重缺乏维生素 A，会增加胎儿患先天性心脏病、心脏畸形的概率。研究证明，在怀孕 5~20d 内过量补充维生素 A，胚胎会按照无脑、眼缺陷、腭裂、脊柱裂、肢体缺陷的顺序依次出现畸形。

七、维生素 A 缺乏症的预防

（一）成人维生素 A 缺乏病的预防

首先，最有效的预防方法是保证膳食中有丰富的维生素 A 或胡萝卜素的来源。因为维生素 A 有大量储藏于肝脏的特点，因此只要不是超过中毒剂量，可以多摄取一点储藏于体内，以备食物中维生素 A 不足时的调节使用，也是预防维生素 A 缺乏的一种方法。维生素 A 最好的来源是动物性食品如黄油、蛋类、肝与其他动物内脏。植物性食物中的 β-胡萝卜素在人体内也可以转化为维生素 A，故在经济不发达的农村或贫困居民中，注意摄取富含 β-胡萝卜素的食物同样有较好的预防作用，深色的蔬菜和水果中胡萝卜素的含量极为丰富。也可采用维生素 A 强化食品进行预防，如在脱脂乳中用乳化的维生素 A 来强化，也可在面粉制品或糖果中补充维生素 A，但应严格控制强化剂量，切勿乱加、滥加。

其次，应注意公共卫生与环境卫生，如防止寄生虫感染、痢疾、肝炎、胃肠道炎症、肺炎、呼吸道炎症、长期慢性腹泻等，以避免疾病干扰维生素 A 的吸收、储存、利用与加速维生素 A 的消耗。在必要时，还应利用中草药与野菜，也可防止维生素 A 缺乏。定期做膳食调查与了解一个时期的膳食摄取情况，如发现有较长时期的膳食中缺乏维生素 A 与胡萝卜素，立即补充。平时眼睛无疾患，如发生经常霎眼或时常用手擦眼，即应考虑干眼症。夜间视物模糊或看不见，应考虑夜盲症。皮肤干燥，发生角化则应考虑皮肤干燥症。在此情况下，应作进一步的生化与功能性诊断。

（二）儿童维生素 A 缺乏的预防

对孕哺期母亲进行健康教育，婴幼儿每日膳食中的维生素 A 摄入量应达到推荐摄入量。提倡母乳喂养，从出生后及时添加维生素 A。建议摄入含维生素 A 丰富的食物，如每天摄入一定量的全脂牛乳、鸡蛋或强化维生素 A 的配方乳粉，每周至少摄入 1 次动物肝脏。家庭和托幼机构多做以深绿色蔬菜、胡萝卜、番茄等为主的食物，烹调尽可能适合婴幼儿的咀嚼能力。强化对高危人群干预：对严重维生素 A 缺乏的人群，可进行一次口服 20 万 IU 的维生素 A，6~8 个月再重复 1 次的干预措施。6~11 月龄的婴儿给予半量，更小的婴儿给予 1/4 量，并注意预防维生素 A 的中毒。在有蛋白质-能量营养不良的儿童中，补充高蛋白膳食时应注意及时补充维生素 A。孕妇产后 8 周内，一次给予 20 万 IU 维生素 A 是一种安全有效的改善母亲及其婴儿维生素 A 营养状况的措施。

（三）孕妇维生素 A 缺乏病的预防

1. 增加富含维生素 A 食物的摄入

妊娠是育龄期妇女的一个特殊阶段，不但要满足自身营养需要，还要为胎儿提供足够的营养。因此，在这一特殊时期中应重视并合理补充维生素 A 的补充，预防及减少妊娠剧吐、妊娠期贫血的发生。尤其是要增加动物性食物的比例，肝脏如羊肝、牛肝每 100g 含维生素 A 约 5 万 IU，乳类、黄油、干酪和蛋类维生素 A 中等含量，牛肉、羊肉、猪肉中维生素 A 含量较低，植物性食物中富含类胡萝卜素的蔬菜、水果有南瓜、胡萝卜、深绿色叶子蔬菜、马铃薯、芒果、杏、番茄等。

2. 大剂量补充维生素 A

推荐服用剂量为小于 6 个月婴儿服用 1 次 5 万 IU 的维生素 A，6~12 个月婴儿服用 1 次 10 万 IU 的维生素 A，大于 12 个月的儿童每 4~6 个月服用 20 万 IU 的维生素 A。孕妇和乳母也是易于维生素 A 缺乏的人群，但由于孕期，尤其孕早期（妊娠 3 个月以内）服用大剂量维生素 A 可以使婴儿畸形，因此孕期每日摄入维生素 A 不宜超过 1 万 IU。孕晚期（距分娩 8 周以内）或哺乳早期可以服用 20 万 IU 的维生素 A。儿童大剂量服用维生素 A 可以出现恶心、头痛、呕吐的副作用，副作用时间短暂，一般不超过 24h。

3. 食用强化食物

选择作为强化食品的食物是大多数人经常食用的食物，并且没有因大量食用这种食品而造成剂量过大的危险。为了保证强化食品的质量，必须集中加工处理，保证经维生素 A 强化后不影响该食品的形状、颜色、质地和感观性质。强化食物小麦、稻米、乳制品、茶、人造黄油、糖等。

第五节　硒缺乏症

一、硒缺乏症概述

硒是许多生物体必需的一种微量元素，具有抗氧化、抗衰老、抗癌、免疫调节、重金属解毒等多种的重要功能，相比于其他微量元素，硒从缺乏到中毒的范围较窄，而相比于硒中毒，硒缺乏在全球范围内尤其是在我国大部分地区更为常见。硒缺乏症是指由于硒摄入量不足、代谢紊乱等原因导致体内缺硒，出现生长发育缓慢、心肌病变、肌肉萎缩、关节变粗、脊柱变形、生殖能力下降等症状的营养缺乏性疾病。硒在全球的地理分布不均匀，虽然缺硒和高硒地区并存，但缺硒地区的分布面积更广，而机体是否缺硒与生活环境中的硒含量密切相关，因此硒缺乏现象更加值得警惕。人体硒的摄入主要从食物中获取，其中硒含量较高的食物包括谷物、水产品、蛋类、坚果类等。人体硒缺乏与癌症、肝脏疾病、心脑血管疾病、肾脏疾病、内分泌疾病等疾病的发生相关。WHO 推荐成年人硒摄入量为 30~40μg/d，我国成人硒的推荐摄入量为 60μg/d，而对于一些缺硒地区，硒推荐摄入量还需要再适当提高。补硒是治疗和预防硒缺乏症最直接且最有效的方法，在补硒过程中需要注意硒的剂量和形式，切忌盲目过度补硒。

二、我国硒缺乏的现状

我国是一个贫硒大国，翻开中国硒分布图，硒在土壤中的分布十分不均，特别是从东北到西南构成了"贫硒地带"，东北、东部沿海、华北、华南、华中、西北、西南是广大的缺硒带。我国已被世界卫生组织列为低硒或缺硒的 40 多个国家之一，经调查，我国 72%的国土面积处在低硒和缺硒地区，约有 7 亿人生活在缺硒地区，中国人在硒摄入量上低于世界水平。20 世纪 70 年代，中国科学家证实了硒缺乏是克山病的一个病因。目前，中国与硒营养相关的研究比较广泛，对动植物与硒、富硒地区及产业、人体硒营养状态、硒与食品、医学与硒等方面进行的研究有很多，针对硒的缺乏与过量摄入及其分别产生的危害、不同年龄段不同人群适宜的补硒方式和补硒剂量缺乏整体的介绍与总结。因此，让全国人民全面了解硒营养的相关知识，更加科学合理地认识硒、摄入硒刻不容缓。

（一）我国硒缺乏的原因

通过调查发现，我国缺硒的原因主要有以下四点：其一，环境缺硒，硒在土壤中呈不均匀分布状态，大部分地区土壤严重缺硒。缺硒地区的食物含硒量低，造成当地居民膳食硒的摄入量不足；其二，食物单一以及不科学的饮食结构也会影响人体对硒的吸收，并且随着年龄的增长，人体对硒的吸收能力降低，但对硒的消耗量却是增加的，因此中老年人更易出现硒营养素的缺乏，并且高脂肪食物可造成人体硒吸收量下降并降低硒的抗癌作用，人类不能从正常饮食中得到足够的硒；其三，环境污染，由于工业污染、酸雨等原因，大量的二氧化硫会与硒化合物反应，形成不利于植物吸收的元素硒，外加某些现代化种植方式，使食品链中硒在不断下降，造成人体缺硒；其四，长期大量饮酒可导致人体缺硒。

（二）硒缺乏的危害

硒元素是人体重要的微量元素，当硒缺乏的时候，就很容易导致人体免疫能力下降，威胁人类健康和生命的四十多种疾病都与人体缺硒有关。硒缺乏的表现主要是脱发、脱甲，部分患者还会出现皮肤症状，少数患者可出现神经症状及牙齿损害。人轻度或中度缺硒时，其征兆或症状并不明显。人体缺硒可能产生很多疾病，例如能量缺乏性营养不良、血溶性贫血、克山病、大骨节病、高血压。过量的硒则会引起中毒，主要有盲目蹒跚症、碱性病两种，表现为头发变干变脆、易脱落，指甲变脆、有白斑及纵纹、易脱落，皮肤损伤及神经系统异常，严重者死亡。可见，缺硒会成为一些疾病发生的诱因，补硒过量则会导致急慢性中毒威胁生命。因此，应该在补硒治疗疾病同时更好地把控硒元素摄入的安全剂量，更好地发挥硒的生理功能，更好地改善人类机体状况。

三、硒的生理功能

硒在人体内主要以硒蛋白的形式存在并发挥作用，已知的人体硒蛋白有 25 种。硒是人体的必需微量元素，在人体各项生理功能的调节中发挥着重要的作用。研究发现，硒具有抗氧化、调节免疫、预防心血管疾病、抗病毒、抗衰老、抗癌等作用。由于这些硒蛋白参与特定酶的代谢活动，因此硒缺乏将会阻碍酶的合成、降低酶的活性，从而影响人体正常的生理活动，尤其是在甲状腺激素代谢、氧化还原反应、生殖功能和免疫功能等方面。充足的硒有助于保持适当的硒蛋白水平，进一步保持特定酶的活性，降低血浆中自由基的水平，预防许多疾病的发生与发展。

（一）抗氧化作用

硒是以谷胱甘肽过氧化物酶的形式在体内发挥抗氧化作用。研究发现，体内因自由基引发的脂质过氧化作用与肿瘤、感染、炎症、自身免疫病、化学中毒、辐射损伤、心血管疾病以及衰老、吞噬杀菌等生理过程都有关系，因此，在体内随时清除自由基、消除其危害、保持其相对平衡显得非常重要。能够清除特定自由基或催化特定过氧化物还原的物质有超氧化物歧化酶、过氧化氢酶、过氧化物酶、谷胱甘肽还原酶，以及红细胞谷胱甘肽过氧化物酶、磷脂氢过氧化物谷胱甘肽过氧化物酶两种含硒酶，这些抗氧化酶共同构成了一个脂质过氧化作用的有效保护系统。维生素 E 同样具有抗氧化作用，且维生素 E 与硒在抗氧化作用上具有协同及互补的作用。此外，由于硒的抗氧化特性使得硒同时具有抗辐射、抗衰老等功能。

（二）免疫功能

许多硒蛋白都可以在免疫细胞中表达，起到抗氧化、促进某些细胞在激活过程中的信号传导等作用，对哺乳动物的免疫调节具有重要影响。巨噬细胞的吞噬能力是反映机体免疫能力的重要指标，研究发现，在缺硒状态下，巨噬细胞虽有吞噬细菌的能力，但不能立即杀死细菌。经补硒后，巨噬细胞的杀菌能力提高了 2 倍，说明在有充足硒的情况下，巨噬细胞才出现强大的杀菌能力。其机理可能是谷胱甘肽过氧化物酶具有消除过氧化物的作用，从而保护巨噬细胞免受过氧化物伤害，延长巨噬细胞寿命，提高机体的抗感染能力。

（三）保护血管和心肌的健康

克山病患者主要病变在心肌，由于心肌细胞受损，心脏收缩能力减弱，最终导致心力衰竭而死亡。其产生病变的机理是缺硒后脂质过氧化物酶活性增强造成脂质过氧化物增多、自由基代谢紊乱，引起心肌纤维坏死，心肌小动脉和毛细血管损伤。含硒的谷胱甘肽过氧化物酶可使脂质过氧化物分解，从而保护心肌细胞膜的完整。

（四）抗癌作用

大量动物实验表明，硒化合物可有效降低化学致癌剂的致癌作用，降低小鼠和大鼠皮肤癌、肝癌、结肠癌和乳腺癌的发生率。硒在环境中的分布存在明显的地域差异，肿瘤的发病率和死亡率与硒的地理分布呈负相关，低硒地区肿瘤的发病率及死亡率较高，肿瘤患者体内硒水平较正常人低，特别是皮肤癌和胃肠癌更为明显。流行病学调查表明，饮食中硒摄入量与乳腺癌、结肠癌和肺癌的死亡率呈明显的负相关性。大量实验推断，硒的抗癌机理主要是通过谷胱甘肽过氧化物酶将有害的过氧化物还原为无害的羟基化合物，从而保护细胞膜的结构和功能，捕获自由基，降低某些能激活致癌源的羟化酶的活性，降低致突变性，修复脱氧核糖核酸，从而达到抗细胞癌变的目的。

（五）增强生殖功能

缺硒会影响生殖系统的正常发育及其功能，使生育力降低或消失。硒元素是精浆中过氧化物酶的必需组成成分，当精液中硒含量减低时，该酶的活性会降低，不能抑制精子细胞膜质过氧化反应，造成精子损伤，死精增多，活力下降。

四、硒的推荐摄入量

最早关于人体硒需求量和推荐摄入量的研究来自杨光圻研究团队，该团队于1982—1992 年对低硒的四川克山病区和高硒的湖北恩施地区进行了硒的需求量和安全量研究，得到避免发生克山病的膳食硒最低需要量为 17μg/d，而使血浆谷胱甘肽过氧化物酶（GPX）达到饱和的膳食硒生理需要量为 41μg/d，膳食硒最高安全摄入量为 400μg/d。2007 年，夏弈明在四川克山病区进行硒需求量研究，得出使血浆硒蛋白 P 达到饱和的硒需求量为 49μg/d，认为其更适合作为今后评价人体硒营养状态、测定人体硒需求量及修订 DRIs 的最佳指标。经体重和个体差异等因素适当校正，即加上两个标准差（一般设为 10%）后计算出推荐摄入量为 60μg/d。多项研究与调查结果表明，我国成人硒的摄入量低于 27μg/d。不同的年龄阶段，人体对硒的需求量也是不同的。根据《中国居民膳食营养素参考摄入量（2023）》，不同年龄段人体每日硒摄入推荐量如表 3-6 所示。由此可见，随着年龄、身高、体重的逐渐增加，人体对硒的需求也在不断增多，最终维持在一定的动态平衡状态。尤其是老年人身体各种机能下降，全身细胞需要及时修复和更新，而硒在细胞修复和更新过程中无可替代。

表 3-6 不同年龄段人体每日硒摄入推荐量

年龄/阶段	推荐摄入量（RNI）/（μg/d）
0 岁～	15（AI）
0.5 岁～	20（AI）
1 岁～	25
4 岁～	30
7 岁～	40
9 岁～	45

续表

年龄/阶段	推荐摄入量（RNI）/（μg/d）
12 岁~	60
15 岁~	60
18 岁~	60
30 岁~	60
50 岁~	60
65 岁~	60
75 岁~	60
孕期	65
乳母	78

五、硒缺乏症与人体疾病

（一）硒缺乏症与癌症

WHO 下属国际癌症研究机构（IARC）数据显示，2022 年中国新发癌症病例数约457 万人。硒被称为"抗癌之王"，流行病学调查发现，许多癌症的发病率和环境中含硒量有关，低硒地区癌症发病率高于富硒地区。美国医学研究人员曾对 8000 人进行了长达 10 年的补硒追踪研究，结果表明，补硒能使癌症的发病率降低 1/3，死亡率降低1/2。硒防癌抗癌的主要途径有：①改善免疫功能，提高抗癌能力。免疫力下降是肿瘤发生、发展的重要因素之一。研究表明，硒不但能杀伤或抑制癌细胞的生长和转移，显著影响免疫系统调节，而且还能促进部分淋巴细胞产生抗体使血液免疫球蛋白水平增高或维持正常。②提高机体抗氧化能力。体内过多的自由基是细胞发生癌变的重要原因。肿瘤患者广泛存在抗氧化不平衡，体内有害自由基过剩。硒有强大的抗氧化能力，可以清除多余的自由基，并能激活细胞内的抑癌基因，防止正常细胞癌变。③阻断肿瘤血管形成。防止肿瘤复发、转移肿瘤的转移和生长。肿瘤依赖于自身建立一套血管系统，从人体中夺取养分来满足它快速生长需要。而硒可以促进"抗肿瘤新生血管生成抑制因子"的生长，抑制"肿瘤新生血管网"的形成与发展，切断肿瘤细胞的营养供应渠道，从而延缓癌细胞的生长。④从分子水平上抑制肿瘤发生。肿瘤形成是一个多因素参与、多基因改变、多步骤演进的复杂过程。硒能通过多种途径调节与肿瘤生物学特性有关的基因表达、蛋白合成，从而诱导肿瘤分化并抑制其生长。⑤硒能增强放、化疗的疗效。人体内肿瘤乏氧细胞对放、化疗不敏感，常成为肿瘤难以治愈的根源。硒能修复肿瘤未成熟血管减少肿瘤乏氧细胞，提高放、化疗治疗肿瘤的效果。

（二）硒缺乏症与肝病

1. 硒与肝病的关系

硒是人体必需的微量元素。硒因其卓越的保肝、护肝功能而被专家们称为"抗肝坏死保护因子"。为证实肝病与硒的关系，中国医学科学院肿瘤研究所于树玉历经 16 年，在江苏启东对 13 万居民进行补硒观察，结果发现补硒使肝炎病人减少 35%，而肝癌患者特别是有家族病史的，长期补硒可使肝癌的发病率下降 50%。于树玉等关于"硒预防肝癌研究"的突破性科研成果，使他们荣获了国际生物无机化学家协会授予的"施瓦茨奖"。

肝病患者体内普遍缺硒。肝脏出现疾病时，越是病情严重，血液中的硒水平越低。如乙型肝炎表面抗原健康携带者、急性肝炎、慢性迁延性肝炎、慢性活动性肝炎、重型肝炎、肝硬化直至肝癌患者的血硒水平依次下降。科学研究表明，肝脏是个大"硒"库，人体中含硒最丰富的器官之一就是肝，体内肝脏中的硒浓度显著高于其他组织器官的，肝脏自身多方位的代谢活动需要硒的保护，当人体的硒摄入量入不敷出时，首先动用的就是肝脏的硒，表现出肝的硒含量最先迅速降低。

2. 补硒防止肝损伤

补硒可以通过增强机体抗氧化能力和调节免疫功能来缓解肝损伤。首先，肝病患者普遍免疫功能低下，其最明显的表现就是体内的病毒难以完全清除，病情容易反复发作。硒是强效免疫调节剂，可刺激体液免疫和细胞免疫系统，增强机体的免疫功能，提高肝脏自身的抗病能力，从而有助于防止肝病病情的反复发作。另外，免疫功能的增强，有利于改善肝病患者多种症状，如甲型、乙型肝炎患者补硒能够在相对较短的时间内，大大改善食欲缺乏、乏力、面容晦暗等症状。其次，肝病的发展有"肝炎→肝硬化→肝癌"三部曲之说，肝纤维化是肝病向肝硬化、肝癌转化的过程，抑制肝纤维化，就能减少肝硬化、肝癌的发生。肝病患者体内往往缺硒，这会引起机体抗氧化能力的下降，造成"自由基"的清除受到阻碍，过多的自由基会损伤肝脏，引发肝纤维化。硒是强抗氧化剂，补硒可提高体内"含硒酶"活性，全面提高人体抗氧化能力，及时清除有害自由基，减轻肝炎症状，增强护肝药物治疗效果，并能够阻断肝炎向肝癌发展，保护肝脏，促进肝功能恢复，防止肝纤维化，预防肝硬化、肝癌的发生。

（三）硒缺乏症与心血管疾病

心血管疾病（cardiovascular disease，CVD）是目前人类死亡率最高的疾病，随着人口老龄化逐步加重，心血管疾病的发生率和病死率也在逐年上升。研究发现，硒对预防或辅助治疗如高血压（hypertension，HTN）、冠心病（coronary heart disease，CHD）、动脉粥样硬化、心肌病等 CVD 中发挥重要作用。

1. 硒与心血管疾病的关系

在过去的 30 年中，发现机体硒水平与心血管疾病之间有着密切关系，并且认识到硒在预防心血管疾病中起一定的作用。现今已有大量证据表明硒及其亚硒蛋白在心血管系统中的重要作用，这主要是由其众所周知的抗氧化特性引起的。硒代谢失衡会使谷胱甘肽过氧化物酶与超氧化物歧化酶活性降低、清除自由基功能降低，从而导致自由基堆积，生物膜氧化，进一步造成心肌细胞损伤。硒在心血管疾病中的作用的最早报道是关于其在克山病（keshan disease，KD）中的作用，克山病将在"（五）硒缺乏症与地方病"部分详细展开介绍。

冠心病是目前威胁人类健康的常见病、多发病，主要患病因素是由不良的生活习惯等导致的慢性炎症过程。临床数据统计和实验室研究均表明，高氧化应激状态是导致冠状动脉粥样硬化发病的主要原因。国外学者发现，人体内硒的摄入量与冠心病发病风险呈负相关，比较冠心病患者和同龄健康人的血清硒含量发现，冠心病患者血清硒含量明显低于健康组。并且通过在临床试验中用富硒酵母治疗冠心病患者，证实富硒酵母治疗后患者心绞痛的情况得到明显改善。证实硒通过消除脂质过氧化物，保护动脉细胞膜的完整性，预防冠心病的发生；同时还减少血栓形成，降低心肌梗塞的患病风险。多项研究发现，硒可通过减轻氧化损伤、诱导血管新生和抗高脂血症来预防动脉粥样硬化和改善心肌功能。

高血压是一种由遗传因素和环境因素共同作用引起的心血管综合征，是心血管疾病的主要危险因素。研究表明，长期高血压可导致代谢紊乱和各器官并发症的出现。引起高血压的原因包括不合理饮食、不规律作息、缺乏运动、长期吸烟、饮酒等，其中饮食为引起高血压的主要因素。膳食硒是导致患高血压疾病的原因之一，在膳食硒与高血压关系的横断面研究中，发现高血压患病率随着膳食硒的摄入量增加而降低。

2. 硒对心血管类疾病的作用机理

多种心血管疾病的病理基础是动脉粥样硬化。动脉粥样硬化好发于大中动脉，其病理过程包括内皮功能障碍，脂质代谢紊乱，平滑肌异常迁移与增殖，炎性细胞浸润及一系列炎症反应等，会引起管腔狭窄或者阻塞，最终导致急性心血管事件的发生，硒与动脉粥样硬化的发生发展密切相关，补硒可减轻动脉粥样硬化，主要表现为减轻内皮细胞损伤，抑制平滑肌异常增殖以及血管壁钙盐沉积等。

硒还可通过炎症反应和血管内皮损伤介导心血管疾病发生。血管内皮是血液中物质进入血管壁或血管外组织的重要屏障，维持血管内外水平衡及血管正常的生理功能。血管内皮损伤是动脉粥样硬化进程的始动因素，在高血压、糖尿病、缺氧等病理状态下，血管内皮容易受损，血清中脂蛋白特别是低密度脂蛋白（LDL）可趁机通过受损内皮进入血管壁，诱发一系列炎症反应，由此启动动脉粥样硬化进程。硒可以清除过氧化物，修复血管内皮功能，维持血管中 NO 的生物活性。NO 是内皮细胞产生的最重要的血管形成因子，在生理条件下，是由内皮细胞通过内皮一氧化氮合酶（eNOS）催化产生的。机体内硒的缺乏，使清除自由基的能力下降，ROS 以及过氧化物累积过多，ROS 不仅增加细胞内钙离子浓度，还减少 NO 的形成。同时生成过多的过氧化物还要消耗体内仅存的 NO 形成过氧亚硝酸根，进一步促进氧化剂的产生，导致血管内皮发生损伤。

血管钙化是心血管疾病发生率和死亡率的预测指标,硒在血管钙化过程中起重要作用。大量研究表明,动脉粥样硬化是由于血管平滑肌细胞过度增殖分化引起的。在生理状态下,血管平滑肌构成血管壁中层的主要成分,呈梭形且增殖缓慢,是影响血管张力和管径的决定性因素。血管平滑肌细胞成骨分化的严重后果就是血管钙化。而在动脉粥样硬化病变中,平滑肌细胞摄取进入受损内皮的大量脂质转变成泡沫细胞,并分泌许多炎性介质和细胞外基质,同时向内膜大量迁移、增殖,使血管僵硬度增加和管壁增厚,形成动脉粥样硬化发展的主要病理过程,影响着动脉粥样硬化性疾病的防治和预后。在血管平滑肌成骨分化的过程中,硒可参与多种信号通路调节,抑制血管钙化和血管平滑肌异常增殖,减缓动脉粥样硬化的发展。

此外,硒和血小板聚集等密切相关。硒缺乏时,硒依赖性酶(GPX)活性下降,脂质过氧化浓度增高,选择性抑制前列环素产生,而前列环素是血小板凝集抑制剂和血管扩张剂,因此前列环素下降,可促进血栓形成使患者前列环素和血栓素之间失衡,释放血栓素相对增多,易引起血小板聚集。同时,炎症造成的血管内皮受损,也使内皮细胞合成前列环素减少,加速胆固醇沉积及血管壁平滑肌细胞增殖,从而促进动脉粥样硬化及心血管疾病的发生。

(四)硒缺乏症与内分泌系统疾病

1. 硒与甲状腺疾病

自身免疫性甲状腺疾病(autoimmune thyroid disease,AITD)是临床多发的器官特异性自身免疫性疾病,发病率约为5%,在甲状腺疾病中占90%,主要分为桥本甲状腺炎(hashimoto thyroiditis,HT)和格雷夫斯病(grave disease,GD)。在严重缺硒的地区,甲状腺疾病的发病率高,多是由于患者甲状腺细胞内硒依赖性谷胱甘肽过氧化物酶活性降低而引起。体内合成的甲状腺激素需要碘的氧化、甲状腺球蛋白酪氨酸残基的碘化共同参与,在过氧化氢的存在下,甲状腺过氧化物酶可氧化碘为活性碘,进一步碘化酪氨酸残基。生理状态下,甲状腺细胞表面会产生过氧化氢来中和氧化应激过程中的电离子,但它的生成量远超过了球蛋白碘化过程的需要量,故需要强大的抗氧化系统来减轻过氧化氢及活性氧中间产物对甲状腺细胞的损害。多项研究显示,甲状腺滤泡囊内含有硒,甲状腺可高表达GPX,甲状腺滤泡上皮细胞顶端也可向腺腔内分泌血清GPX。GPXs属于抗氧化酶,催化还原过氧化氢和有机过氧化物,能去除过氧化氢、脂质和磷脂过氧化物,维持膜的完整,辅助细胞抵御氧化损伤,控制炎症反应。谷胱甘肽过氧化物酶家族包含细胞内GPX、血清GPX、胃肠道GPX,此三者可分解过氧化氢,另一种磷脂过氧化合物GPX侧重于分解磷脂过氧化物。此外,在甲状腺上还发现了硒蛋白P和硫氧还蛋白还原酶。这些硒蛋白共同构成抗氧化系统,维持了甲状腺组织的正常功能。

2. 硒与糖尿病

医学研究表明,糖尿病患者血液中的硒含量明显低于健康人。在缺硒状态下,人体抗氧化系统的重要物质——谷胱甘肽过氧化物酶的活性降低,对自由基的清除能力减弱，脂质过氧化物增多，使胰岛受到过氧化损伤，其分泌胰岛素的功能随之减退。人体胰岛素缺乏，就出现糖代谢的紊乱，血糖水平升高，尿糖大量排出。医学工作者得出的研究结论是：缺硒导致的胰岛过氧化损伤是糖尿病的诱因之一。但通过补硒可以控制糖尿病病情。第一，补硒能激活谷胱甘肽过氧化物酶。谷胱甘肽过氧化物酶专职催化谷胱甘肽与过氧化物的反应，使其还原成无害的物质，以保护机体免受过氧化损害。硒是谷胱甘肽过氧化物酶的活性中心物质，只有在人体硒含量充分的情况下，谷胱甘肽过氧化物酶才有活性，胰岛正是依仗充足的硒来改善自身的防御损伤系统。硒从氧化剂的角度保护着胰岛。第二，补硒保护、修复胰岛细胞。胰岛内分泌细胞（60%~80%为 β 细胞）含大量的内质网，网膜是自由基攻击的主要目标。糖尿病患者胰岛素分泌不足，最直接的原因就是胰岛素的制造工厂——胰岛细胞受损或其功能没有完全发挥。补硒提高了血及胰腺谷胱甘肽过氧化物酶的活性，阻止这种攻击损害，保护了细胞的膜结构，使胰岛 β 细胞恢复、保持正常分泌与释放胰岛素的功能。营养、修复胰岛细胞，恢复胰岛功能，让其自行调控血糖才是治疗糖尿病的根本。第三，硒具有胰岛素作用。研究发现，硒具有和胰岛素同样的功能。也就是说，补硒可以在一定程度上，降低糖尿病病人的高血糖水平。硒还能增强脂肪、肌肉等周围组织细胞吸收和利用血糖的能力，在肝脏抑制肝糖原异生和分解，增加肝糖原的合成，既达到降低血糖的目的，同时又保证细胞的能量代谢。

（五）硒缺乏症与地方病

硒缺乏是导致克山病和大骨节病发生的重要因素。克山病是一种原因不明、死亡率极高的心肌病，又称地方性心肌病（endemic cardiomyopathy，ECD），始见于我国黑龙江省克山县，故命名为克山病。通过对克山病发病及硒状况变化的观察，发现缺硒可能是克山病发生的主要致病地质因素，大部分克山区均位于低硒带，该地区粮食和水中的硒含量都偏低。全国克山病资料表明，克山病患者的头发、血液和心肌中的硒含量低于正常硒水平。20 世纪 50~60 年代，病区年发病率超过 0.5%，病死率高达98%，对病区人民的生命健康造成了极大的威胁。克山病多发于孕产期妇女和学龄前儿童，可发生急性、亚急性或慢性心肌损伤，犹以急型、亚急型为多，转为以潜在型和慢型为主。克山病可导致心源性休克、充血性心力衰竭、心肌呈现心肌灶性坏死与纤维化等病理改变。长期以来，克山病的防治得到高度重视，对克山病患病群体使用天然或人工合成的富硒物质可以起到降低发病率、预防克山病的作用，基本解决了大面积发病的问题。

大骨节病为一种病因未明的地方性、多发性、变形性骨关节病，主要分布于黑龙江、吉林、辽宁、陕西、山西、甘肃、河南、河北、内蒙古、山东、青海、四川、西藏等 14 个省及自治区。大骨节病以少年儿童多见，高发年龄为 11~15 岁，成人也可发病，患者主要表现为关节疼痛、屈曲受限甚至强直，不能站立、不能走动，甚至致残。大骨节病患者体内普遍缺硒，科研人员认为，硒是防治大骨节的理想药物，因为硒是抗氧化酶——谷胱甘肽过氧化物酶的重要组成成分，谷胱甘肽过氧化物酶广泛存在于红细胞、肝脏和其他组织中，保护机体免受氧化物和自由基的损伤，保护细胞膜的完整性和稳定性，促进软骨病变的修复。

六、硒缺乏症的治疗

治疗硒缺乏症的首要措施就是合理补充硒元素，补硒的形式和剂量发挥关键作用。硒主要以硒酸盐（SeO_4^{2-}）、亚硒酸盐（SeO_3^{2-}）、单质硒以及生物体转化后的有机硒等形式存在于自然界中。硒在生物体内主要以有机硒化合物的形式存在，主要有两大类：一类是含硒氨基酸，另一类是含硒蛋白质。到目前为止，人们从哺乳动物和微生物中检测到的含硒氨基酸主要有两种：硒代半胱氨酸（selenocrysteine，Se-Cys）和硒代蛋氨酸（selenomethionine，Se-Met）。硒以两种形式存在于蛋白质中：一种是可以离解的因子，另一种是通过共价键与氨基酸结合。以第一种形式存在的硒多见于细菌，哺乳动物中的硒多以第二种形式存在。Se-Met 在蛋白质中可代替蛋氨酸的存在，而 Se-Cys只在蛋白质的特定位点发挥特殊的功能，主要是催化氧化-还原反应。而在植物体内，硒的存在形式更加多样，除了上述两种常见的含硒氨基酸外，硒还以含硒氨基酸衍生物的多种形式存在。研究表明可以通过工业硒的营养、膳食补充剂的摄入和硒生物营养强化（包括天然硒生物营养强化、农艺措施硒生物营养强化和育种或基因技术硒生物营养强化）等不同补硒产品补充身体所需硒；还可以通过补硒剂补充人体硒。补硒剂主要有两类：一是无机硒，如亚硒酸钠、硒酸钠；二是有机硒，包括有机硒制剂、富硒地区出产的天然产物以及人工生物转化的各种动、植物和微生物产品，如硒代蛋氨酸、富硒茶叶、富硒水稻、富硒酵母、富硒鸡蛋、富硒灵芝和富硒螺旋藻等。

（一）增加食物多样性

人体所需要的硒或硒化物可通过进食、呼吸和皮肤获得，其硒源的 90% 来自食物，所以人体每天摄入硒的量直接受食物含硒量的影响，间接取决于环境中水、土壤的硒含量以及人们的饮食习惯。我国食物中的硒含量顺序为：水果<蔬菜<畜禽肉类<谷物<蛋乳类<水产类。由于我国居民膳食摄入以谷物为主，蔬菜和肉类为辅，引起硒摄入量偏低，因此建议中国人群增加水产类、蛋乳类食物的摄入以提高硒的摄入量。蔬菜中菌类和大蒜含硒较高，人对菌类所含硒的利用率可达到 70%～90%，对鱼类和谷物中的有机硒利用率也可达 70% 左右。蔬菜、水果中富含的维生素 A、维生素 C、维生素 E 可提高硒的利用率。

（二）工业硒制剂的补充

工业硒制剂一般是指无机硒，工业硒营养强化一般是通过向食品中适量添加硒的营养强化剂，从而使食品具有特定的营养价值。目前中国境内允许添加的硒营养强化剂只有以下 7 种：亚硒酸钠、硒酸钠、硒蛋白、富硒食用菌粉、L-硒-甲基硒代半胱氨酸、硒化卡拉胶（仅限用于含乳饮料）、富硒酵母（仅限用于含乳饮料）。工业硒营养强化剂是以亚硒酸钠、硒酸钠为代表的无机硒营养强化剂，无机硒营养强化剂稳定性较差、毒性大，人体吸收利用率较低，同时摄入过量会对人体造成伤害，甚至在生产加工中还会对生产人员的身体产生毒害。

（三）天然硒制剂的补充

通过农艺措施、生物技术或育种技术，增加农作物可食部分、畜牧动物或可食微生物的硒含量及其有效形态硒含量的方法。例如，富硒产地的作农作物中的大米、大豆、块茎作物、肉、蔬菜和鸡蛋等。通过食用天然富硒区的自然生物营养强化获取的富硒农作物，能够提高膳食硒的摄入量。叶面喷施硒肥可有效提高蔬菜和水果中的硒含量，同时硒矿物肥料可明显提高土壤中硒获取率和硒肥的利用效率。有机硒制剂易吸收而且不易产生毒副作用。

（四）富硒微生物

富硒微生物主要包括富硒酵母和富硒乳酸菌，富硒酵母可将无机硒转化为有机硒，最终主要转化为硒代蛋氨酸，其富硒能力高达 $3000\mu g/g$，是当前使用广泛的补硒形式之一。富硒乳酸菌的富硒能力也很强，并且可以转化为纳米硒（100~500nm），是优质硒的潜在来源。经生物转化而得的有机硒营养强化剂，以硒蛋白、硒酵母为代表，其毒性低，且生物利用率和生理作用更好。

思考题

1. 如果你的家人在日常生活中喜欢喝浓茶和浓咖啡，但最近一段时间出现面色苍白、食欲减退、精神涣散等症状，通过本章所学知识你推断他们可能有患哪种营养缺乏性疾病的风险？对他们的日常膳食摄入提出一些建议。

2. 婴幼儿以及儿童缺乏维生素 D 为什么会导致佝偻病的发生？

育人课堂

中国营养缺乏病防治
研究的开拓者——陈学存

第四章

代谢性疾病

学习目标

1. 掌握糖尿病、肥胖症、痛风、血脂异常和脂蛋白异常症以及骨质疏松症五种常见代谢性疾病的分类、病理机制、诊断方法、临床表现以及治疗、预后等知识。

2. 初步设定针对不同疾病患者的营养治疗方案。

思维导图

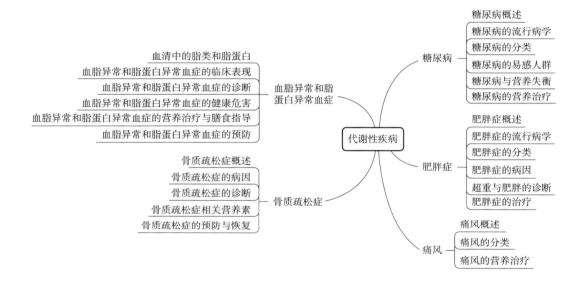

随着经济的飞速发展和人们生活水平日益提高，人们的饮食结构及生活习惯发生了巨大的变化，代谢性疾病的发生率呈逐年上升趋势。糖尿病是典型的代谢性疾病，与环境、遗传等因素密切相关，通过减肥、运动和/或口服降糖剂可以得到充分的血糖控制。至于肥胖症，据 WHO 报道，从 1975 年到 2019 年，世界肥胖人群已经增长近 3 倍，截至 2019 年，全球有超过 3820 万名 5 岁以下儿童超重或肥胖。肥胖症严重危害人体健康，由肥胖引起的并发疾病会加速人的衰老和死亡。肥胖已成为突出的社会问题，需要积极地采取预防和调养措施。此外，痛风是人类常见的炎症性关节炎，痛风的产生与人体的血清尿酸浓度相关，减轻体重和减少肉类、海鲜和酒精饮料的摄入对痛风的控制具有重要作用。与肥胖症相关的血脂异常在我国的患病率呈逐年上升趋势，血脂异常是目前造成心脑血管疾病发生的重要独立危险因素。另外，随着我国人口老龄化程度不断加重，骨质疏松症也越来越受到人们的重视。本章主要基于以上背景，分别介绍糖尿病、肥胖症、痛风、血脂异常和脂蛋白异常症以及骨质疏松症五种常见的代谢性疾病。

第一节 糖尿病

一、糖尿病概述

糖尿病是由遗传因素、内分泌功能紊乱等各种致病因子作用，导致胰岛功能减退、胰岛素抵抗等而引发的糖、蛋白质、脂肪、水和电解质等一系列代谢紊乱综合征。糖尿病的主要特征是在没有治疗的情况下出现高血糖（图4-1）。糖尿病的病理变化包括胰岛素分泌、胰岛素作用或两者的缺陷，以及碳水化合物、脂肪和蛋白质代谢的紊乱。糖尿病的长期特异性影响包括视网膜病变、肾病和神经病变以及其他并发症。糖尿病患者患其他疾病包括心脏、外周动脉和脑血管疾病、肥胖、白内障、勃起功能障碍和非酒精性脂肪肝的风险也会增加。此外，他们患某些传染病的风险也在增加，例如结核病。

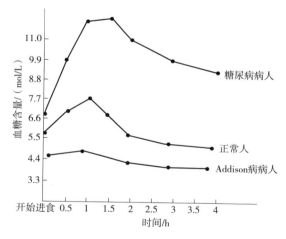

图4-1 一个人进食后4h内的血糖变化曲线

糖尿病可能出现特征性症状，如口渴、多尿、视力模糊和体重减轻。最严重的临床表现为酮症酸中毒或非酮症高渗状态，可能导致脱水、昏迷以及在缺乏有效治疗的情况下死亡。然而，由于高血糖恶化的速度较慢，糖尿病尤其是2型糖尿病的症状通常并不严重，或可能不存在。因此，在缺乏生化检测的情况下，在作出诊断之前，可能会出现足以引起病理和功能变化的高血糖，导致诊断时出现并发症。目前推荐四种糖尿病诊断测试，包括空腹血糖（Fasting Plasma Glucose，FPG）测量、75g口服葡萄糖耐量试验（Oral Glucose Tolerance Test，OGTT）的负荷后2h血糖、糖化血红蛋白（HbA1c）以及随机血糖中是否存在糖尿病的体征和症状。FPG≥7.0mmol/L（126mg/dL）、负荷后 2 小时血糖≥11.1mmol/L（200mg/dL）、HbA1c≥6.5%（48mmol/mol）或者随机血糖≥11.1mmol/L（200mg/dL）在有症状和体征的情况下被视为患有糖尿病。如果在无症状人群中检测到升高的值，建议在第二天尽快进行重复测试，最好使用相同的测试，以确认诊断。

二、糖尿病的流行病学

（一）调查

糖尿病流行病学研究的目标是人群而不是个人。在人群研究中，通常很难反复检查血浆葡萄糖。FPG 的再现性对单个受试者不利，但每个群体的平均血糖值及其分布曲线是可重复的。由于这些原因，出于流行病学研究的目的，通过单次测试获得的"糖尿病型"高血糖症应被视为"糖尿病"。由于有时很难确认受试者是否真正在禁食时接受过测试，因此建议使用 OGTT 的餐后 2 小时血糖（2hPG）值作为估计糖尿病患病率的基础。在难以执行 OGTT 的情况下，可以使用 ≥7.0mmol/L（126mg/dL）的 FPG 标准代替 2hPG 标准。糖尿病的患病率和血糖类别的个体分组取决于所使用的标准。FPG 低于 7.0mmol/L（126mg/dL）的受试者通常在糖尿病范围内具有 2hPG 值。因此，与仅通过 FPG 测试获得的"糖尿病"相比，OGTT 的"糖尿病"患病率可能增加 50%以上。因此，调查报告应描述使用的方法和标准。此外，建议流行病学调查报告包括血浆葡萄糖值分布的数据，以及"糖尿病"和其他类别葡萄糖不耐受的患病率。

（二）筛选

在糖尿病的健康筛查中，最重要的一点是不要忽视糖尿病患者和疑似糖尿病的受试者。筛选依据不仅包括血糖参数（如 PG、HbA1c 和尿糖），还有家族史、产科病史、目前和过去的肥胖、高血压和其他并发症的信息，这样筛选的受试者的诊断遵循与临床诊断相同的程序。

三、糖尿病的分类

高血糖是所有类型糖尿病的共同特征，但不同类型糖尿病的病因、潜在致病机制、自然病史和治疗有所不同。理想情况下，所有类型的糖尿病都可以通过定义该类型糖尿病的特征来分类。

WHO 于 1965 年发布了第一个糖尿病分类系统，使用了四个诊断年龄类别：婴儿或儿童（发病年龄为 0~14 岁）；青年人（发病年龄为 15~24 岁）；成人（发病年龄为 25~64 岁）；老年人（发病年龄为 65 岁或以上）。除了按年龄对糖尿病进行分类外，

WHO 还认识到其他形式的糖尿病：青少年型、妊娠期、胰腺、内分泌和医源性。WHO于 1980 年发布了第一个被广泛接受和全球采用的糖尿病分类，并于 1985 年发布了更新版本。这些分类包括两大类糖尿病：胰岛素依赖型糖尿病（insulin dependent diabetes mellitus，IDDM）或 1 型糖尿病；非胰岛素依赖型糖尿病（non-insulin dependent diabetes mellitus，NIDDM）或 2 型糖尿病。1999 年，WHO 建议，分类不仅应包括糖尿病的不同病因类型，而且还应包括该疾病的临床阶段。临床分期反映了糖尿病患者，无论其类型如何，都可以经历几个阶段，从正常血糖到伴有酮症的严重高血糖。然而，并不是每个人都会经历所有阶段。此外，2 型糖尿病患者可能会从一个阶段向另一个阶段移动。在缺乏潜在病因信息的情况下，糖尿病患者或正在发展中的患者可以根据临床特征按阶段进行分类。1999 年，WHO 重新引入了 1 型和 2 型糖尿病两个术语，并放弃了营养不良相关糖尿病（malnutrition ralated diabetes mellitus，MRDM），因为缺乏证据支持其作为一种独特类型的存在。

然而还有许多糖尿病患者不属于任何一个类别，并且近年来在人类在病理生理学途径和新兴技术的知识方面取得了最新进展，以检查作用于特定途径的病理学和治疗，现在有一种个性化治疗的趋势。因此，人们呼吁 WHO 对于糖尿病的分类进行一次更新。2019 年 WHO 糖尿病分类中拟议的糖尿病临床类型如下（图 4-2）。

1. 1 型糖尿病

1 型糖尿病是一种胰岛素分泌障碍，主要病因是免疫介导的胰腺 β 细胞破坏，通常为绝对胰岛素缺乏。成人潜伏性自身免疫性糖尿病（LADA）是指一种自身免疫性糖尿病，其特征是成年期发生、胰岛素分泌减少较慢、与 1 型糖尿病相关，不是独立的亚型。糖尿病相关自身抗体的存在是 1 型糖尿病发展的有力预测因子。测定时的年龄以及自身抗体的数量和特异性似乎与 1 型糖尿病的发展有关。

1 型糖尿病的发展是基于细胞介导的胰腺 β 细胞自身免疫性破坏。自身免疫标志物包括胰岛细胞抗体、胰岛素抗体、GAD65 抗体、酪氨酸磷酸酶 IA-2 和 IA-2β 抗体，以及锌转运蛋白 8（ZnT8）等。1 型糖尿病自身存在一种或多种这些抗体。1 型糖尿病与人类白细胞抗原基因型之间的强关联说明了遗传易感性。1 型糖尿病父母发生 1 型糖尿病的风险为 1%~9%，兄弟姐妹为 6%~7%，同卵双胞胎为 30%~70%。

1 型糖尿病临床症状的严重程度各不相同，伴有多尿，多饮，虚弱，视力障碍，感染倾向和体重减轻是代谢脱轨直至糖尿病酮症酸中毒的典型体征。1 型糖尿病初始阶段可观察到酮症酸中毒和伴随的胃肠道不适，尤其是儿童患者。在对 1 型糖尿病患者的亲属中，研究发现阳性抗体可能会预测 1 型糖尿病发病的风险。一项针对儿童的跨国研究显示，当体内超过 2 种阳性抗体时，约 70% 的患者在未来 10 年内发展为 1 型糖尿病，84% 的患者在 15 年内发生。

2. 2 型糖尿病

2 型糖尿病是胰岛素作用减少，伴有 β 细胞功能的进行性丧失的一类最为广泛的糖尿病，最初表现为胰岛素相对缺乏，并且通常破坏葡萄糖依赖性的胰岛素分泌。功能障碍在单独糖尿病的临床表现之前或代谢综合征的背景下以不同程度存在。

3. 妊娠糖尿病

妊娠糖尿病的传统概念是"轻度暂时性葡萄糖不耐受，在怀孕期间首次出现"，这意味着葡萄糖不耐受在分娩后消退。第四届国际妊娠糖尿病研讨会将妊娠糖尿病定义为"不同程度的碳水化合物不耐受，在怀孕期间发病或首次识别"。无论胰岛素是否用于治疗或妊娠后病情持续存在，该定义均适用。它不排除未被识别的葡萄糖不耐受可能在怀孕之前出现的可能性。将妊娠糖尿病与其他类型的糖尿病分开考虑的原因是双重的。首先，怀孕期间轻度葡萄糖不耐受，不符合一般的糖尿病标准，可能对母亲和婴儿产生有害影响，需要特别注意和治疗。其次，这些受试者将来患糖尿病的风险更高，即使分娩后葡萄糖不耐受症有所改善。

4. 其他特殊类型糖尿病

其他特定形式的糖尿病包括胰腺外分泌疾病（如胰腺炎、创伤、手术、肿瘤、血色病、囊性纤维化），内分泌器官疾病（如库欣综合征、肢端肥大症）、胰岛素分泌的遗传缺陷和胰岛素作用疾病、其他遗传缺陷综合征（如唐氏综合征、克兰费尔特综合征、特纳综合征）、感染（如先天性风疹）和罕见形式的自身免疫介导的糖尿病。

糖尿病类型分布

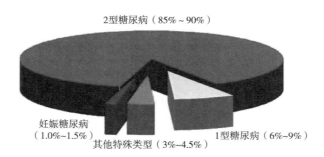

图 4-2　糖尿病类型分布图

四、糖尿病的易感人群

（一）老年人

葡萄糖不耐受的患病率随着年龄的增长而增加。血糖水平仅略高于临界值的老年人（65 岁以上）应单独通过饮食或适度运动进行治疗，而无需使用药物。在老年人中，与 FPG 相比，2hPG 往往更高。

（二）儿童

在儿童中，1 型糖尿病通常表现为明显的症状和明显的高血糖，在诊断中几乎没有问题。在学校通过尿液分析检测到的轻度糖尿病在诊断中带来了一些问题。对于 OG-TT，葡萄糖负荷的量为 1.75g/kg，最大为 75g。使用与成人相同的血糖标准。在儿童糖尿病中，区分糖尿病类型很重要。那些 10 岁以下患糖尿病的人几乎总是患有 1 型糖尿病。15 岁以后，2 型糖尿病的发病率超过 1 型糖尿病。儿童中的大多数 2 型糖尿病与肥胖有关。抗 GAD 抗体和其他自身抗体有助于识别 1 型糖尿病。详细的家族史不仅有助于检测成年发病型糖尿病患者，还有助于检测 1 型和 2 型糖尿病。

五、糖尿病与营养失衡

（一）糖尿病基因和饮食相互作用研究

现代精密营养学和可穿戴监测技术进步奠定了精准营养新时代的基础，这些技术进步可实现深度分子和生理学分析。先前的研究已经提供了令人信服的例子，说明环境压力如何通过可能影响个体对治疗干预反应的特定变异来丰富人类基因组。一项这样的研究在墨西哥或拉丁美洲血统的人群中发现，SLC16A11 位点中存在一种常见的风险单倍型，与 2 型糖尿病风险增加相关。风险单倍型携带者在肝细胞质膜中单羧酸盐转运蛋白 11（由 SLC16A11STBZ 编码的蛋白质）的血浆水平较低，并且在能量超负荷下，代谢向三酰基甘油积累转变。虽然全人群的饮食建议避免能量密集的食物有利于降低肥胖和糖尿病的风险，但限制能量摄入在这种风险单倍型的携带者中可能特别有价值。

除了特定的遗传变异之外，一个关键问题是多基因评分是否与精确营养相关，前者提供了疾病遗传风险的定量衡量标准。一项纳入男性卫生专业人员的前瞻性研究显示，2 型糖尿病的多基因评分与疾病风险之间的关联被西方饮食模式放大。然而，在急性脑出血强化降压试验（InterAct）研究中，没有发现遗传风险与地中海饮食之间在糖尿病发展方面有显著相互作用的证据。一项个体-受试者-数据 meta 分析也报告了零发现，以调查遗传风险与饮食脂肪质量之间的相互作用，英国生物银行的一项研究显示，饮食与遗传风险组内和遗传风险组之间的糖尿病事件相关。虽然遗传和饮食因素的相互作用可能难以与当前方法解开，但这些研究表明，仅靠遗传变异不足以针对饮食建议，并且需要通过整合生物、环境和社会指标来采取更全面的方法来针对饮食建议。

（二）糖尿病的饮食和肠道微生物组研究

在鉴定精确营养的遗传谱的同时，人们发现肠道微生物组的相互作用可能介导饮食对糖尿病的影响。男性生活方式验证研究是长期运行的卫生专业人员随访研究的子研究，是迄今为止识别此类特征的最全面的生物储存库之一。最近的一项研究通过分析来自 307 名健康男性的纵向宏基因组学和元转录组学特征发现，地中海饮食的心脏保护益处与肠道中 *Prevotella copri* 丰度降低的个体尤其相关。对地中海饮食的依从性越高，*P. copri* 丰度降低的患者心肌梗死风险降低 18%而 *P. copri* 携带者心肌梗死风险增加 30%。虽然 *P. copri* 包括四个不同的分支，在非西方化人群中广泛分布，但该研究证实，该研究人群中的 *P. copri* 完全由分支 A 组成。在另一项研究显示，包括 21 种纤维发酵细菌在内的肠道微生物组特征介导了 60%的整体饮食质量对糖尿病风险的有益影响。虽然这些研究是初步的，缺乏独立的复制，但发现肠道微生物群谱调节饮食和生活方式暴露的影响，并将其纳入风险评分，可以帮助推进糖尿病的精准营养。

（三）糖尿病的综合组学和饮食研究

除了单一组学方法之外，收集个人、密集和动态数据的临床研究正在通过更好地了解个体间的变异性，为复杂的疾病预防和治疗提供新的依据。个性化营养项目显示，个体间对完全相同的膳食的血糖反应存在很大差异，并证明了机器学习算法在预测餐后血糖对现实生活膳食的反应方面的准确性。该算法在 100 名参与者的独立队列中进行了验证，与基于其他方法（如碳水化合物计数或血糖指数评分）的模型相比，该算法更好地预测了个体餐后血糖反应。一项纳入 26 例个体的随访双盲随机交叉试验显示，基于算法的饮食建议导致 1 周后血糖变量得到改善。膳食组成和遗传因素是餐后血糖反应的主要预测因子，而血清脂质和血糖标志物解释了餐后脂质反应的较大差异。这些研究强调了精准营养在减少餐后血糖反应对健康结果的不利影响方面的潜力。

六、糖尿病的营养治疗

营养治疗在 2 型糖尿病的预防和治疗中起着不可或缺的作用。营养治疗 2 型糖尿病核心原则包括：①个体化医学营养治疗（尽可能由注册营养师提供），实现健康的身体成分、饮食模式，以及基于预防/治疗目标的全量营养素分布；②只有当证明其益处大于风险时，才推荐膳食补充剂和营养食品；③碳水化合物与胰岛素或促泌剂（例如磺酰脲类和格列奈类）治疗同步。国家卫健委发布的《成人糖尿病食养指南（2023 年版）》提出 8 条原则和建议：①食物多样，养成和建立合理膳食习惯；②能量适宜，控制超重肥胖和预防消瘦；③主食定量，优选全谷物和低血糖生成指数（GI）食物；④积极运动，改善体质和胰岛素敏感性；⑤清淡饮食，限制饮酒，预防和延缓并发症；⑥食养有道，合理选择应用食药物质；⑦规律进餐，合理加餐，促进餐后血糖稳定；⑧自我管理，定期营养咨询，提高血糖控制能力。

微量营养素缺乏状态在 2 型糖尿病中很常见，也应予以解决。缺乏维生素 C_2 型的糖尿病患病率为 13%~55%，缺乏维生素 D_2 型的糖尿病患病率为 85%~91%，缺乏锌 2 型的糖尿病患病率为 19%。这些缺乏状态与氧化应激、炎症和免疫异常增加有关。在 2 型糖尿病中，营养缺乏与 B 淋巴细胞功能障碍的进展、B 淋巴细胞质量的丧失、胰岛素信号损伤和高胰岛素血症等因素有关。与其他营养流行病学发现和临床的相关性一样，微量营养素如维生素 D 缺乏的存在并不能直接推断干预会产生具有临床意义的结果，如补充维生素 D 可以使血糖控制得到改善。

(一) 糖尿病专用营养配方与标准配方

糖尿病专用营养配方（diabetes-specific nutrition formulas，DSNFs）具有明确的宏量营养素和微量营养素成分，用于管理血糖异常、营养不良和其他心脏代谢风险因素。这些配方食品含有低 GI 的改良碳水化合物，并为 2 型糖尿病患者提供补充饮食建议。此外，DSNFs 通常含有纤维、不饱和脂肪酸、蛋白质、维生素和矿物质，口味适宜且热量可控。这些配方食品通常用作等热量或低热量膳食/零食替代品、营养不良患者的高热量补充品、肠内营养支持品。在极低热量饮食的情况下，以临床情况和医疗专业人员的处方为准。DSNFs 中碳水化合物、脂肪和蛋白质中的常量营养素分布分别为 37%~55%、30%~45% 和 15%~19%。地中海饮食的常量营养素分布分别为 40%~50%、35%~40% 和 15%~20%，专业协会如美国糖尿病协会（ADA）的临床实践指南的常量营养素分布分别为 45%、20%~35% 和 15%~20%。相比之下，标准配方可能含有大量快速消化的碳水化合物（高 GI），脂肪含量不同，因此会影响血糖控制。

(二) 糖尿病特定营养配方使用的临床方法

根据患者的体重（体重不足、正常体重或超重）和血糖控制水平（未控制或控制），指导患者应摄入多少 DSNFs（表 4-1）。例如，建议患有 2 型糖尿病和超重/肥胖的患者每天消耗 2~3 个 DSNFs，作为膳食和/或零食替代品，作为减少热量膳食计划的一部分。相比之下，作为低 GI 膳食计划的一部分，建议患有不受控制的 2 型糖尿病（即 HbA1c > 7%）的患者每天摄入 2~3 个 DSNFs，作为膳食和/或零食的替代品。

表 4-1　糖尿病前期、1 型糖尿病和 2 型糖尿病患者使用糖尿病特定营养配方的循证算法

超重/肥胖个体	使用 2~3 种糖尿病专用营养配方作为低热量膳食计划的一部分，作为膳食、部分膳食或零食的热量替代品 热量目标（来自糖尿病特定营养配方和其他健康饮食来源）： 113.4kg=1200~1500kcal >113.4kg=1500~1800kcal	
正常体重个体	未控制的糖尿病 HbA1c>7%	每天将 1~2 种糖尿病特定营养配方纳入膳食计划，作为膳食、部分膳食或零食的热量替代品
	控制糖尿病 HbA1c<7%	糖尿病特定营养配方的使用应基于临床判断和个人评估 B
体重不足的个人	根据预期的体重增加率和临床耐受性，每次临床判断使用糖尿病专用营养补充剂 1~3 单位/d	

（三）　糖尿病患者实施精确营养的十大考虑因素

糖尿病患者实施精准营养的十大考虑因素为：①精确营养应该是预防和管理 2 型糖尿病的基于人群的健康饮食建议平行目标的补充；②在引入新兴的精确营养工具之前，应先进行科学审查；③除了血糖水平的变化外，还需要监测其他随饮食变化的成分；④需要更多的研究来认识无糖尿病个体血糖波动的临床重要性，并定义正常/异常的营养反应；⑤需要对旨在确定食欲调节的分子、行为和社会驱动因素的研究项目进行投资，以提高对饮食建议的遵从性；⑥精确营养的成功将与现代食品系统的监管平行；⑦需要采取针对人口和个人层面的协同方法，解决健康的社会决定因素，以确保公平获得和减少健康差距；⑧支持精确营养的新技术和方法需要仔细考虑伦理、监管/法律和社会影响；⑨有效实施精准营养需要集体负责；⑩预测营养反应的机器学习算法可能需要 2 周以上的测试来捕捉动态营养反应的细微差别。

第二节　肥胖症

一、肥胖症概述

肥胖症（obesity）是指体内脂肪堆积过多和（或）分布异常，除了伴有体重增加，还对健康造成负面影响的身体状态，可能导致寿命减短及各种健康问题。WHO 则将肥胖定义为可能导致健康损害的异常或过多的脂肪堆积。作为一种由多因素引起的慢性代谢性疾病，肥胖症早在 1948 年就被 WHO 列入疾病分类名单（国际分类疾病编码 E66），在一些国家和地区人群中的患病情况已达到流行的程度。肥胖不仅发生在高收入国家，在低收入到中等收入国家（尤其是在城市）超重和肥胖人口的增加更加引人瞩目。

超重和肥胖的主要危害在于可以导致严重的健康后果，而且随着体重指数（BMI）的上升这些危险呈上升趋势。与 BMI 增加有关的主要慢性疾病包括：①心血管疾病：包括心脏病和脑卒中，目前已经在全球范围致死原因中名列前茅，每年有千万人因上述疾病死亡；②糖尿病：已经成为全球性的流行性疾病。WHO 预计在未来由于糖尿病导致的死亡将大幅增加；③肌肉骨骼疾病：尤其是骨关节炎；④某些癌症：如子宫内膜癌、乳腺癌、结肠癌的发病与肥胖有关。

肥胖症是一组常见的代谢症群。当人体进食热量多于消耗热量时，多余热量以脂肪形式储存于体内，其量超过正常生理需要量，且达到一定值时遂演变为肥胖症。患者主要表现为体内脂肪过度蓄积和体重超重。正常男性成人脂肪组织重量占体重的 15%~18%，女性成人 20%~25%。随年龄增长，体脂所占比例相应增加。

肥胖症是一种由遗传因素、环境因素等多种原因相互作用而引起的慢性代谢性疾病，其发生机制是因为能量摄入超过能量消耗，导致体内脂肪过度蓄积和体重超常。

肥胖症按其病因可分为原发性和继发性。研究表明：导致全球超重和肥胖的因素包括：过多食用富含脂肪和糖类而缺乏维生素、矿物质和其他微量营养素的高热量食物；由于城市化、交通方式的改变以及更多地采用坐姿的工作等导致体力活动不断减少等。

超重和肥胖及其导致的慢性疾病绝大部分是可以预防的。对于个人而言，可以采取的预防措施包括：力求摄入和消耗能量平衡并维持正常体重；限制脂肪摄入并用不饱和脂肪代替饱和脂肪；增加蔬菜、水果、豆类以及谷物和坚果的摄入，同时减少简单糖类的摄入。在采取健康饮食的同时增加体力运动，每天保持至少 30min 规律的、中等强度的运动；必要时为了控制体重需要增加运动强度。同时还应该认识到超重和肥胖的防治不单纯是个人的问题，只有引起全社会的关注与支持以及获得政府的政策支持才有可能在全社会成功地防治肥胖。一些人可能拥有较不容易发胖基因，但任何人都有可能发胖，反过来任何人也都有可以减重。

二、肥胖症的流行病学

根据 1992 年我国全国营养调查资料，20～60 岁成年人 BMI≥25kg/m² 者占该人群总数的 14.4%（城市 24.6%，农村 10.4%）；BMI≥30kg/m² 者占该人群总数的 1.5%（城市 2.9%，农村 1.0%）。国际生命科学学会中国办事处中国肥胖问题工作组数据汇总分析协作组对 20 世纪 90 年代的 20～70 岁 24 万人的调查资料分析，BMI 在 25～29.9kg/m² 者占 22.4%，BMI≥30kg/m² 者占 3.01%。而 2002 年 "中国居民营养与健康状况调查" 数据，按照《中国成人超重和肥胖症预防控制指南（试行）》标准我国成人超重率为 22.8%，肥胖率为 7.1%，估计人数分别为 2 亿和 6000 多万。大城市成人超重率与肥胖现患率分别高达 30.0% 和 12.3%，儿童肥胖率已达 8.1%。与 1992 年全国营养调查资料相比，成人超重率上升 39%，肥胖率上升 97%。近年来，我国居民肥胖率仍呈上升趋势。根据《中国居民营养与慢性病状况报告（2020 年）》显示，我国 18 岁及以上居民超重率、肥胖率分别为 34.3%、16.4%，其中 18～44 岁、45～59 岁和 60 岁及以上居民肥胖率分别为 16.4%、18.3% 和 13.6%。

三、肥胖症的分类

肥胖症可由许多疾病引起，根据病因可分为单纯性肥胖症（只有肥胖而无任何器质性疾病的肥胖症）与继发性肥胖症两类。

（一）单纯性肥胖症

单纯性肥胖是各种肥胖中最常见的一种，大约占肥胖人群的 95%。这种肥胖患者脂肪分布比较均匀，没有内分泌紊乱现象，也无代谢障碍性疾病，其家族往往有肥胖病史。

其发病原因主要有遗传因素和营养过剩所致。此类肥胖分为体质性肥胖和获得性肥胖。

1. 体质性肥胖

体质性肥胖又称增生性肥胖，是由于脂肪细胞数量增加所致。此类患者一般有明显的家族肥胖病史。多数患者自幼肥胖，多与食欲旺盛、喂养过度有关。胎儿期第30周至1周岁，是脂肪细胞增殖最活跃的时期。这个时期，如果喂养过度、营养过剩，可导致脂肪细胞数目增多，从而引起肥胖。而脂肪数目增加是永久性的，成年以后，这些脂肪数目会保持终生。有学者调查发现，10~13岁的小胖子，长到30岁时，有约88%的人变成了大胖子。所以，肥胖的防治应从婴幼儿时期就开始，10岁以前的儿童保持正常体重，是其成年后维持正常体重的开始。

2. 获得性肥胖

获得性肥胖又称肥大性肥胖。一般是由于成年后营养过剩，身体内脂肪细胞肥大和数目增加所致。此类肥胖因为进食过多、热能消耗过少，使体内的脂肪体积增大，含脂量增加。正常人每个皮下脂肪细胞长度为67~98μm，而肥胖症患者体内脂肪细胞长度达127~134μm。脂肪细胞体积的增大有一定限度，当细胞体积超过这个限度不能再增大时，在摄食过多和消耗过少的条件下，就会出现脂肪细胞数量代偿性地增加，以使体内过剩的热能得以储藏起来。当成人体重超过标准体重的170%时，不仅有脂肪细胞体积的增大，还有新的脂肪细胞生成，导致脂肪细胞总数的增加。而脂肪细胞一旦产生就不会消失，所以重度肥胖减肥非常困难。

对单纯性肥胖症，必须在排除水肿和肌肉发达等因素下，并除外引起肥胖的原发病后才能诊断。

（二）继发性肥胖症

继发性肥胖是由于内分泌紊乱或代谢障碍所引起的一类疾病，临床上很少见，占肥胖症患者的2%~5%。这类肥胖者的肥胖只是疾病的症状表现之一，同时还伴有其他原发病的临床表现，包括皮质醇增多症、甲状腺功能减退症、性腺功能减退症等。这类肥胖症的治疗，应着重治疗原发病，单纯运动或饮食疗法均不宜应用。有些药物在治疗疾病的同时，还有使人发胖的不良反应。例如，用糖皮质激素类药物（如氢化可的松）治疗风湿病、哮喘等，可使患者身体变胖，特点是满月脸和向心性肥胖。治疗精神病的吩噻嗪类药物（如氯丙嗪），能刺激患者食欲，引起肥胖。三环类抗抑郁药能直接作用于下丘脑，改善患者的抑郁状态，增进食欲、增加体重。这类肥胖症患者不多，占肥胖症患者的约2%。一般而言，只要停止应用导致肥胖的药物，肥胖情况就会改善。但有些患者停用药物后依旧肥胖。

四、肥胖症的病因

肥胖症是一组异质性疾病，病因未明，被认为是遗传、饮食和运动等多种因素相互作用的结果。脂肪积聚是能量摄入超过能量消耗的后果，但这一能量平衡紊乱的原因目前尚未明确。

（一）遗传因素

肥胖症有家族聚集倾向，但至今未能够确定其遗传方式和分子机制，不能完全排除共同饮食、活动习惯的影响。少数遗传性疾病可以导致肥胖，如肥胖性生殖无能综合征等。近来又发现了数种单基因突变引起的人类肥胖症，但上述类型肥胖症极为罕见，对绝大多数人类肥胖症来说，至今未发现其致病原因，推测普通型原发性肥胖症可能属多基因遗传性复杂病，其基因机制有待深入研究。目前认为绝大多数人类肥胖症是复杂的多基因系统与环境因素综合作用的结果。

（二）饮食和运动因素

饮食和体力活动是导致肥胖症的重要因素。坐位生活方式、体育运动少、体力活动不足使能量消耗减少，饮食习惯不良如进食多、喜甜食或油腻食物使摄入能量增多，长此以往会逐渐发展为肥胖症。此外，胎儿期母体营养不良、蛋白质缺乏，或出生时低体重婴儿，在成年期饮食结构发生变化时，也容易发生肥胖症。

（三）节俭基因假说和节俭表型假说

节俭基因（thrifty gene）假说认为人类的祖先为适应贫穷和饥饿的环境，逐渐形成储存剩余能量的能力，在长期进化过程中，遗传选择能量储存关联基因使人类在食物短缺的情况下生存下来。当能量储存基因型暴露于食物供给丰富的现代生活方式时，即转化为对机体损害的作用，引起（腹型）肥胖和胰岛素抵抗。近年来基于个体的适应性变化提出了另一种解释：在胎儿期营养缺乏如宫内营养不良环境下，个体产生调节或适应性反应，引起机体的组织结构、生理功能和代谢的持续变化，即"程序化（programming）"过程，这样个体对生活方式的改变更加敏感，这一理论被称为节俭表型（thrifty phenotype）。

（四）脂肪组织和脂肪细胞在肥胖发生中的作用

研究表明，作为一种高度分化的细胞，脂肪细胞不仅具有储存能量的功能，同时还是一个活跃的内分泌器官，能分泌数十种脂肪细胞因子、激素或其他调节物质，在机体代谢及内环境稳定中发挥重要作用。营养状况、激素和各种细胞生长因子均可使前脂肪细胞分化为成熟的脂肪细胞。但是短期内出现体重迅速增加往往是脂肪细胞体积增大的结果，而非脂肪细胞数量的增多；同样，迅速的体重减轻，也主要是由于脂肪细胞体积缩小而非数量改变。男性型脂肪主要分布在内脏和上腹部皮下，称为"腹型"或"中心性"肥胖。女性型脂肪主要分布于下腹部、臀部和股部皮下，称为"外周性"肥胖。中心性肥胖症患者发生代谢综合征的危险性较大。

五、超重与肥胖的诊断

作为一种由于机体脂肪蓄积过多和分布异常导致的慢性疾病，肥胖的诊断标准并非一成不变，在临床上主要通过对身体外部特征测量间接反映体内的脂肪含量和分布，其中又以 BMI 最为常用。根据体重来估计肥胖，必须考虑种族、地区、年龄、性别、身高及体格类型；对于妊娠期妇女，则尚须考虑由妊娠所造成的正常体重增加。

根据《中国成人超重和肥胖症预防与控制指南（节录）》标准，成人 BMI < 18.5kg/m² 为消瘦，BMI 18.5~24.9kg/m² 为正常，BMI 25.0~29.9kg/m² 为超重，BMI ≥ 30.0kg/m² 为肥胖症。BMI 指数适用于 18~65 岁无特殊情况人群。如果是以下人群之一，则不适用于该标准：①未满 18 岁（儿童的 BMI 另有标准）；②是运动员或正在做重量训练；③怀孕或者哺乳中；④身体虚弱或久坐不动的老人。在不同性别和不同年龄段的成年人中，BMI 提供了在人群水平最有用的超重和肥胖的衡量标准。但是，同时 BMI 是一种较为粗略的指标，在不同个体某一 BMI 水平并不总是意味着相同的肥胖水平，尤其是对肌肉特别发达的个体，因此 BMI 不适宜作为判定肥胖的绝对标准。

目前，WHO 将 BIM 工作为评价肥胖程度的指标，BMI ≥ 25kg/m² 定义为超重，而 BMI ≥ 30kg/m² 定义为肥胖。上述观点提供了评估个人的基准，但是有证据显示在人群中 BMI 从 21kg/m² 开始发生相应慢性疾病的风险就逐渐上升。WHO 肥胖专家顾问组针对亚太地区人群的体质及其与肥胖有关疾病的特点，在 2002 年提出亚洲成人在不同 BMI 和腰围水平时，BMI 23.0~24.9kg/m² 定义为肥胖前期、>25kg/m² 定义为肥胖，并建议各国应收集本国居民肥胖的流行病学以及疾病危险数据，以确定本国人群 BMI 的分类标准。

同时，还有另一些被用来反映肥胖程度的指标。体脂肪率则是脂肪含量占总体重的百分比，一般认为男性体脂大于 25% 或女性大于 33% 即为肥胖。体脂肪率可通过以下公式用 BMI 的数值进行计算：体脂% = 1.2×BMI+0.23×年龄−5.4−10.8×性别。其中男性性别取值为 1，女性取 0。该公式考虑到在相等 BMI 的情形下，男性体脂含量比女性低约 10%；且即使体重不变，体脂肪率也会随年龄增长。

进一步的研究表明，腰围（waist circumference，WC）、腰臀比（waist-to-hip ratio，WHR）和腰高比（waist-to-height ratio，WHtR）相较于 BMI，能够更加准确地反映机体的内脏脂肪情况和腹型肥胖程度。据此，多个机构也作出了关于通过腰围诊断肥胖症的诊断标准：根据 WHO 的定义，男性腰臀比>0.9 或女性腰臀比>0.85，即为肥胖；2004 年美国国立糖尿病、消化和肾脏疾病研究所建议男性和女性均以腰高比（WHtR）≥0.5 为腹型肥胖的诊断标准；世卫组织建议男性腰围（WC）>94cm，女性腰围（WC）>80cm 作为肥胖的标准，但这一标准适宜于欧洲人群；对于亚太地区，建议男性腰围（WC）>90cm，女性腰围（WC）>80cm 作为肥胖的标准。与此同时国内有研究显示，对于中国女性腰围（WC）>85cm 可能是一个更为合适的标准。

迄今为止，全球仍未对腰围测量部位达成共识，WHO 推荐采用最低肋骨下缘与髂嵴最高点连线的中点作为测量点，被测者取直立位在平静呼气状态下，用软尺水平环绕于测量部位，松紧应适度，测量过程中避免吸气，并应保持软尺各部分处于水平位置。

六、肥胖症的治疗

对已有超重和肥胖并有肥胖相关疾病的高危个体，体重管理的适宜目标是强调合理的体重减轻，以达到减少健康风险的目的，同时应该兼顾持续促进减轻和维持体重，预防体重增加，并对已出现并发症的患者进行针对性的治疗。通过健康教育使患者充分认识到肥胖是一种慢性疾病，提高患者对肥胖可能进一步发展成其他疾病危险性的认识，并努力提高患者的信心，树立体重管理应该持续终生的观念。本章节仅针对营养与认知行为干预的角度阐述，

（一）肥胖症管理和治疗的总体原则

（1）对肥胖症的管理和治疗不应局限于减轻体重，还需要兼顾减少有关的健康风险并促进健康状况。这些目标可以通过适度的减轻体重（减少原有体重的 5%～10%），营养干预和适当的体力活动等措施达到。

（2）除了体重之外，还应兼顾肥胖症并发症的管理，包括血脂紊乱、2 型糖尿病、高血压、呼吸系统疾病尤其是睡眠呼吸暂停综合征以及相关精神-心理障碍的干预。

（3）有效的肥胖管理能够减少对治疗肥胖症伴发疾病药物的需要。

（4）对于部分患者尤其是超重的患者，通过饮食和运动治疗防止体重进一步增加而不是减轻体重可能是合适的目标。

（5）体重减轻的目标应该具备合理性、可操作性（可以达到的）、个体化，着眼于长期有效。

（6）具体的目标为在 6 个月时间达到 5%～15%的体重下降，该目标已被证实为可以达到而且有利于健康状态的恢复；严重程度肥胖（如 BMI>35kg/m^2）可能需要更多的（20%或以上）体重减轻；维持体重减轻和防治伴发疾病是肥胖治疗成功的两个关键；作为一种慢性疾病，为了预防体重再次增加以及防治伴发疾病，随访是必不可少的。

此外，《成人肥胖食养指南（2024 年版）》根据营养科学理论、中医理论和目前膳食相关肥胖科学研究文献证据，提出 6 条原则和建议：①控制总能量摄入，保持合理膳食；②少吃高能量食物，饮食清淡，限制饮酒；③纠正不良饮食行为，科学进餐；④多动少静，睡眠充足，作息规律；⑤食养有道，合理选择食药物质；⑥安全减重，达到并保持健康体重。《儿童青少年肥胖食养指南（2024 年版）》同样提出 6 条原则

和建议：①小份多样，保持合理膳食结构；②辨证施食，因人因时因地制宜；③良好饮食行为，促进长期健康；④积极身体活动，保持身心健康；⑤多方合作，创造社会支持环境；⑥定期监测，科学指导体重管理。

（二）肥胖症治疗的具体措施

肥胖症治疗主要包括减轻和维持体重的措施和对伴发疾病及并发症的治疗。改善体重的具体治疗措施包括医学营养治疗、认知行为干预、体力活动、药物治疗以及手术治疗。医学营养治疗、体力活动和认知行为治疗是肥胖管理的基础，也是贯穿始终的治疗措施，相当一部分患者通过这些措施可以达到治疗目标，但是在必要的时候以及特定患者也应该积极采取药物或者手术治疗手段以达到控制体重增加或减轻体重，减少和控制并发症的目的。

1. 医学营养治疗

医学营养治疗的总体原则包括减少食品和饮料中能量的摄入，减少总摄食量，避免餐间零食，避免睡前进餐，避免暴饮暴食，能量限制应该考虑到个体化原则，兼顾营养需求、体力活动强度、伴发疾病以及原有饮食习惯。在平衡膳食中，蛋白质、碳水化合物和脂肪提供的能量比，应分别占总能量的 15%～20%、50%～60% 和 20%～30%。在制订限制能量饮食时可能需要营养师的合作。采用饮食日记有助于对每天的食物进行定量估计，同时也有助于促进患者对健康饮食的认知和行为管理。饮食建议应该强调健康的饮食习惯，增加谷物和富含纤维素食物以及蔬菜、水果的摄取，食用低脂食品，减少高脂食物的摄取。

饮食治疗措施的分类：每天 1200kcal（1kcal = 4.1855kJ）以上的饮食计划为低热量平衡饮食（hypocaloric balanced diets，HBD）每天提供总热量在 800～1200kcal 为低热量饮食（low calorie diets，LCD）；每天不足 800kcal 热量为极低热量饮食（very low calorie diets，VLCD）。VLCD 治疗一般仅限于少数患者的短时间治疗，治疗期间可能需要密切的医疗监护，且不适用于儿童、青少年、老年以及妊娠或者哺乳妇女。每日摄取 1200kcal 以下饮食可能导致微量营养素的缺乏。一个较为简便的方法是在习惯饮食的基础上减少 15%～30% 的能量摄取，这对于体重稳定的患者是合适的；或者每天减少能量摄入 600kcal，这样有可能达到每周减轻体重 0.5kg。

2. 认知和行为干预

认知行为治疗（cognitive behavioural therapies，CBT）的目的在于改变患者对于肥胖和体重控制的观点和知识，建立信念；同时鼓励患者采取有效减轻并维持体重的行为措施。CBT 通常包括自我管理（如饮食日记），控制进餐过程，强化认知的技巧等。

3. 体力活动

除了增加能量消耗和减少脂肪之外，体力活动还具有以下优点：减少腹内脂肪，增加瘦组织（包括肌肉和骨组织）的量；降低血压，改善糖耐量和胰岛素敏感性，改善脂代谢；增强体质；增加对饮食治疗的依从性，并对长期体重控制具有正面影响；改善对自我健康的满意度，减少自卑感；减轻焦虑和抑郁状态。

体力活动的目标包括：减少久坐的行为方式，如长时间看手机或者使用电脑；增加每天的运动量。患者在采取增加体力活动的过程中应该得到相应的指导。制订锻炼方案时要考虑到患者的运动能力和健康状况，本着循序渐进和安全第一的原则。建议患者每天进行 30~60min 中等强度的体力活动。

中等强度体力活动消耗的能量，男、女分别为 4.8~7.0kcal/min 和 3.3~5.1kcal/min，而低强度活动则分别是 1.9~4.6kcal/min 和 1.4~3.2kcal/min。用心率来大致区分，进行中等强度体力活动量时的心率为 100~120 次/min，低强度活动时则为 80~100 次/min。

每天安排进行体力活动的量和时间应按减体重目标计算，对于需要消耗的能量，一般多考虑采用增加体力活动量和控制饮食相结合的方法，其中 50%（或 40%~60%）由增加体力活动的能量消耗来解决，其他 50% 可由减少饮食总能量和减少脂肪的摄入量来达到。增加体力活动的时间，可以有意识地结合日常活动来安排。肥胖者对体力活动量的安排应根据其体能、年龄和兴趣等因素进行，可以某一项活动为主，再配合其他一些活动以达到需要消耗的能量，可以用能量消耗相等的或相似的体力活动或运动来取代或交换（表 4-2）。

表 4-2　各种运动和体力活动 30min 的能量消耗

运动项目	活动 30min 的能量消耗/kcal
静坐、看电视、看书、聊天、写字、玩牌	30~40
轻家务活动：编织、缝纫、清洗、清扫房间	40~70
散步（速度 1m/s）、跳舞（慢速）、体操、骑车（速度 8.5km/h）	100
步行上学或上班、乒乓球、游泳（速度 20m/min）、骑车（速度 10km/h）	120
羽毛球、排球（中等）、太极拳	175
擦地板、快速跳舞、网球（中等强度）、骑车（15km/h）	150
网球、爬山（50 坡度）、慢跑、羽毛球比赛、滑冰（中等）	180
一般跑步、跳绳（中速）、仰卧起坐、游泳、骑车（速度 19~22km/h）	200
山地骑车	200~250
上楼、游泳（速度 50m/min）、骑车（速度 22~26km/h）、跑步（速度 160m/min）	300

4. 药物治疗

（1）药物治疗的指征　多数肥胖症患者在认识到肥胖对健康的危害后，在医疗保健人员的指导下通过控制饮食量，减少脂肪摄入，增加体力活动，可使体重减轻。有一部分患者由于种种原因体重仍然不能减低，或不能达到期望的减重目标，可考虑在医生指导下使用药物辅助减重。此外，对于那些存在伴发疾病尤其是增加体力活动可能加重原有的疾病或使病情出现新的变化的患者也需要在医生指导下采用药物辅助减重。

研究表明，药物治疗有助于患者增加对行为治疗的顺应性，改善肥胖导致的并发症并提高生活质量，同时也有助于预防相关并发症（如糖尿病）的进展。欧洲成人肥胖治疗指南建议对于 BMI>30kg/m² 或者 BMI>27kg/m² 同时伴有肥胖相关疾病（如高血压、2 型糖尿病）患者进行药物治疗。英国国家卫生与临床优化研究所（National Institute for Health and Clinical Excellence，NICE）发布指南建议对于 BMI>30kg/m² 或者 BMI>28kg/m²，同时伴有肥胖相关疾病（如高血压、2 型糖尿病）者进行药物治疗。

国内建议有以下情况可以采取药物治疗：食欲旺盛，餐前饥饿难忍，每餐进食量较多；合并高血糖、高血压、血脂异常和脂肪肝；合并负重关节疼痛；肥胖引起呼吸困难或有阻塞性睡眠呼吸暂停综合征；BMI≥24kg/m² 有上述并发症情况，或 BMI≥28kg/m² 不论是否有并发症，经过 3~6 个月的单纯控制饮食和增加活动量处理仍不能减重 5%，甚至体重仍有上升趋势者，可考虑用药物辅助治疗。同时需要注意的是，应该先采取充分的饮食、运动和行为治疗，再在医生指导下考虑使用药物治疗。

（2）药物减重的目标　使原体重减轻 5%~10%；减重后维持体重不反弹；使降血压、降血糖、调脂药物能更好地发挥作用。

（3）不适宜用药物减重的情况　儿童；孕妇和乳母；原有对该类药物有不良反应者；正在服用其他选择性血清素再摄取制剂者；用于美容的目的。

5. 手术治疗

研究表明，对于重度肥胖患者而言，手术治疗是维持长期体重稳定、改善伴发疾病和生活质量的有效手段。欧美指南认为对于年龄在 18~60 岁的患者，如果 BMI>40.0kg/m² 或者 BMI 在 35.0~39.9kg/m²，但是伴有某些通过手术减轻体重可以改善的伴发疾病（包括 2 型糖尿病或其他代谢紊乱、心肺疾病、严重关节疾病和肥胖相关的严重精神障碍），均应考虑手术治疗。

肥胖手术治疗的主要目的是预防和治疗其伴发疾病，单纯以 BMI 来决定手术指征具有局限性。中国肥胖病外科治疗指南（2007）建议以外科治疗肥胖病的关键是由单纯脂肪过剩引起的伴发病（代谢紊乱综合征）为选择患者的手术适应症，有以下（1）~（3）之一者，同时具备（4）~（7）情况的，可考虑行外科手术治疗：

（1）确认出现与单纯脂肪过剩相关的代谢紊乱综合征，如 2 型糖尿病、心血管疾病、脂肪肝、脂代谢紊乱、睡眠呼吸暂停综合征等，且预测减重可以有效治疗。

（2）腰围　男性≥90cm，女性≥80cm；血脂紊乱：甘油三酯（triglyceride，TG）≥1.70mmol/L 和（或）高密度脂蛋白胆固醇（high density lipoprotein cholesterol，HDL-C）男性<0.9mmol/L，女性<1.0mmol/L。

（3）连续 5 年以上稳定或稳定增加的体重，BMI≥32kg/m²（应指患者正常情况下有确认记录的体重及当时的身高所计算的系数，而如怀孕后 2 年内等特殊情况不应作为挑选依据）。

（4）年龄 16~65 岁。65 岁以上者，由于肥胖相关的并发症顽固且复杂，应根据术前各项检查权衡手术利弊，再决定手术与否。16 岁以下青少年患者要综合考虑肥胖程度、对学习和生活的影响，以及是否有家族遗传性肥胖病史、本人意愿等。

（5）经非手术治疗疗效不佳或不能耐受者。

（6）无酒精或药物依赖性，无严重的精神障碍、智力障碍。

（7）患者了解减肥手术方式，理解和接受手术潜在的并发症风险；理解术后生活方式、饮食习惯改变对术后恢复的重要性并有承受能力，能积极配合术后随访。

考虑到术前对肥胖症患者的评估和准备，重度肥胖的手术治疗过程及围手术期处理可能涉及多个不同的临床学科参与，术后需要对营养支持、相关伴发疾病的治疗以及精神-心理健康给予长期随访和治疗护理，建议手术治疗应该在具备提供完备的肥胖及其伴发疾病的诊断和内外科治疗能力（即具备继发性肥胖的鉴别诊断以及伴发内科、骨科、精神心理疾病的诊断治疗能力），并能够为患者提供包括内外科医师以及营养师、心理医师在内的多学科团队进行手术后护理和长期随访的综合性医疗机构进行。手术者应为具有高年资中级或以上职称的普外科医生，并经过专项培训或临床指导后方可独立施行此类手术。同时建议卫生行政主管部门建立该类手术的资格准入制度以保证手术的有效性和安全性。

减重手术按照原理可分为减少吸收型手术和限制摄入型手术。前者包括胆胰旷置术、小肠绕道术、十二指肠转位术和回肠转位术等。后者包括垂直绑带式胃减容术、袖状胃切除术、胃球囊术和可调节胃绑带术等。此外还有兼具减少吸收手术和限制摄入的混合型手术如胃分流术及胃旁路手术。

因为严重肥胖的患者往往合并多种其他疾病，特别是心肺功能的异常，所以要充分认识手术的风险。大部分手术方式本身将永久性改变患者的消化道解剖结构，所以必须在事前让患者充分了解手术可能带来的并发症以及导致的生活方式的改变。恶心、呕吐为术后最常见的症状。手术后并发症包括吻合口瘘、胃空肠吻合口狭窄、肠梗阻、胃肠道出血等，长期后遗症中肠绞痛、脂肪泻等较常见。限制性手术一般不会造成术后营养不良、贫血、电解质紊乱等并发症。合并 2 型糖尿病的肥胖患者术后倾倒综合征的发生率较高。减少吸收型手术术后维生素及微量元素缺乏。

手术治疗后需要终生随访。在术后的第 1 年里，至少要进行 3 次门诊随访，以及更多的电话或其他方式的随访。随访的目的是掌握患者体重减轻以及伴发疾病的情况，是否有手术并发症发生，有无营养物质、维生素和矿物质的缺乏，以便根据需要做相应的检查并及时调整治疗方案，如有需要，还应进行必要的心理辅导。

6. 精神-心理支持

精神-心理支持对于肥胖的成功治疗是十分重要的，这种支持既包括在整体管理措施中对患者进行一般性的心理疏导和支持，也包括对相关的精神疾患如焦虑、抑郁等的针对性治疗，必要时应请专科医师进行治疗。

第三节　痛风

一、痛风概述

痛风是由于血清尿酸（serum uric acid，SU）水平持续升高超过尿酸单钠盐（MSU）晶体形成的饱和点（约404μmol/L）而引起的一种慢性关节病，也是一种真正的晶体沉积疾病。痛风现在是男性最常见的炎性关节炎，也是女性炎性关节疾病的一个越来越常见的原因，其发病率超过类风湿性关节炎。该疾病具有很强的遗传性，其他风险因素包括代谢综合征（肥胖、高血压、高脂血症和高血糖）、慢性肾功能损害等。

痛风的发病率和患病率随年龄增长而增加。男性的血清尿酸水平高于女性，患痛风的风险也高于女性，但由于绝经后雌激素尿酸效应的丧失，性别差异随着年龄的增长而减少。高尿酸血症是痛风的主要危险因素，它的发病率大约是痛风的5倍。无症状高尿酸血症的初始阶段与周围关节内和周围无症状形成尿酸钠晶体有关。然而，这种持续的晶体沉积最终会导致有症状的临床问题。首先表现是极度疼痛的急性滑膜炎、自限性发作，其原因是晶体从关节软骨脱落到关节间隙形成滑膜炎。然而，重要的是，亚临床慢性晶体引起的炎症和致密晶体"痛风石"对关节软骨和骨骼的机械作用可能导致不可逆的关节损伤和相关症状，这种情况被称为慢性痛风石。痛风的特征是滑液和其他组织中沉积的MSU晶体，导致疼痛反复发作和组织损伤。当尿酸水平超过正常生理条件下的溶解度极限（400μmol/L）时，MSU晶体可以形成。预防和减少痛风发作和慢性炎性关节炎的主要方法是将血清尿酸水平降至远低于该饱和阈值。荟萃分析显示全球痛风患病率约为0.6%，而我国的痛风患病率正在逐步上升，2000—2016年，中国成年人群中痛风的总患病率为1.1%（从2000—2005年的1.0%上升到2010—2016年的1.3%），其中，男女比例约为15∶1，平均年龄为48.28岁。

痛风的治疗需要药物干预以缓解急性痛风发作期间的疼痛和炎症，预防以对抗慢性炎症，慢性降低尿酸盐治疗以减少尿酸池，从而减少和停止组织尿酸单钠结晶沉积和疾病进展。非药物疗法可以被视为当前药物疗法的一种辅助手段。使用非药物干预通常对痛风患者有益。非药物治疗包括急性痛风的局部冰敷和慢性改变导致痛风的生活习惯。这些措施包括饮食干预，如水合作用、减肥和降低酒精消耗，以及使用膳食补充剂，如维生素C和其他生活方式措施，如锻炼和针灸。

二、痛风的分类

痛风的分类详见表4-3。

表 4-3 痛风分类标准

适用标准（符合准入标准方可应用本标准：存在至少 1 次外周关节或滑囊的肿胀、疼痛或压痛

确定标准（无需进行分类诊断）：偏振光显微镜镜检证实在（曾）有症状关节或滑囊或痛风石中存在尿酸钠晶体（图 4-3）

分类标准（符合准入标准但不符合确定标准时）：累计≥8 分可诊断痛风

临床特点	评分
受累关节分布：曾有急性症状发作的关节/滑囊部位（单或寡关节炎）	
踝关节或足部（非第一跖趾关节）关节受累	1
第一跖趾关节受累	2
受累关节急性发作时症状：①皮肤发红（患者主诉或医生查体）；②触痛或压痛；③活动障碍	
符合上述 1 个特点	1
符合上述 2 个特点	2
符合上述 3 个特点	3
典型的急性发作：①疼痛达峰<24h；②症状缓解≤14d；③发作间期完全缓解；符合上述≥2 项（无论是否抗炎治疗）	
首次发作	1
反复发作	2
痛风石证据：皮下灰白色结节，表面皮肤薄，血供丰富；典型部位：关节、耳廓、鹰嘴滑囊、手指、肌腱（如跟腱）	
没有痛风石	0
存在痛风石	4
实验室检查	
血尿酸水平：非降尿酸治疗中、距离发作>4 周时检测，可重复检测；以最高值为标准	
<4mg/dL（<240μmol/L）	-4
4~6mg/dL（240~360μmol/L）	0
6~8mg/dL（360~480μmol/L）	2
8~10mg/dL（480~600μmol/L）	3
≥10mg/dL（≥600μmol/L）	4
关节液分析：由有经验的医生对有症状关节或滑囊进行穿刺及偏振光显微镜镜检	
未作检查	0
尿酸钠晶体隐形	-2
影像学特征	
（曾）有症状的关节或滑囊处尿酸钠晶体的影像学证据：关节超声"双轨征"，或双能 CT 的尿酸钠晶体沉积	
无（两种方式）或未作检查	0
存在（任一方式）	4
痛风相关关节破坏的影像学证据：手/足 X 射线成像存在至少一处骨侵蚀（皮质破坏，边缘硬化或边缘突出）	
无或未作检查	0
存在	4

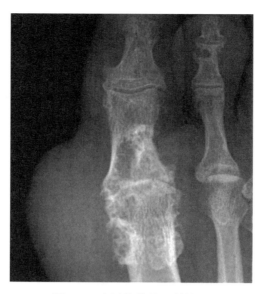

图 4-3 痛风关节的 X 射线图

三、痛风的营养治疗

《成人高尿酸血症与痛风食养指南（2024 年版）》对成人高尿酸血症与痛风人群的日常食养提出 7 条原则和建议：①食物多样，限制嘌呤；②蔬乳充足，限制果糖；③足量饮水，限制饮酒；④科学烹饪，少食生冷；⑤吃动平衡，健康体重；⑥辨证辨体，因人施膳；⑦因地因时，择膳相宜。以下主要通过饮食推荐来对痛风的营养治疗进行详细阐述。

（一）低嘌呤饮食

因为尿酸是人体嘌呤代谢的最终产物，所以可以认为过量摄入富含嘌呤的食物会导致 SU 水平升高。然而，并非所有含嘌呤的食物对 SU 水平和痛风风险都有相同的影响。肉类和海鲜摄入量增加与痛风风险增加有关；富含嘌呤的蔬菜与痛风风险之间没有显著性联系。事实上，摄入大量的植物蛋白可以预防痛风。荷兰营养监测研究表明，在女性中，肉类和鱼类的摄入量越高，SU 水平越高。水果和蔬菜嘌呤的代谢很可能与动物嘌呤不同。与肉类和海鲜相比，水果和蔬菜的 SU 水平降低。富含嘌呤的水果和蔬菜不会增加 SU 痛风风险的原因尚不清楚。有人提出，这些水果和蔬菜中所含的纤维可能与 SU 水平的降低有关。

（二）减少酒精摄入

阿尔弗雷德·加罗德爵士（Sir Alfred Garrod）的名言："在医学上，没有比摄入发酵酒或酒精酒是痛风所有诱发因素中最强大的一个更可靠的事实了。"摄入酒精是痛风的重要饮食风险因素。健康专业人员后续研究发现，即使是适度的定期饮用啤酒，也会有患痛风的高风险。饮酒与痛风发病的多变量相对风险为 1.15/次有关。相反，每天适度饮酒 1~2 杯与痛风风险的显著变化无关。摄入啤酒会导致次黄嘌呤、黄嘌呤和尿酸的血浆浓度和尿液排泄的增加。与大多数其他形式的酒精不同，啤酒从麦芽中含有高含量的易于吸收的嘌呤鸟嘌呤核苷，因此可以进一步增加尿酸的生成，加剧酒精代谢物对肾脏尿酸重吸收的刺激作用。使用低碳水化合物 "淡啤酒" 并不能避免这个问题。酒精诱导高尿酸血症的发病机制有很多种。急性饮酒可能会导致暂时的乳酸症。这导致肾尿酸排泄减少和高尿酸血症。作为酒精代谢的一部分，慢性酒精摄入通过加速乙酸转化为乙酰辅酶 A 过程中三磷酸腺苷的降解来刺激嘌呤的生成。此外，喝酒的人往往会忘记服用药物，包括降低尿酸盐的药物。

（三）水合作用

肾脏排出的尿酸与尿液流量成正比。因此，脱水可能通过提高 SU 水平而成为痛风发作的危险因素。痛风患者应多喝水。研究表明，痛风发作前 24h 的充足饮水量与痛风复发的显著减少相关。

（四）食用乳制品

牛乳有降低尿酸的作用。从牛乳中摄入的牛乳蛋白如酪蛋白和乳清蛋白，可以降低健康受试者的 SU 水平。一项为期 12 年的研究使用了两年一次的问卷调查得出结论，每天喝两杯以上的牛乳可以降低 50% 的痛风风险。这种保护作用只有在低脂乳制品中才明显，例如脱脂乳和低脂酸乳。此外，对 92224 名女性进行的研究发现，食用乳制品，尤其是低脂乳制品，对痛风发病率具有类似的保护作用。

对 16 名健康男性志愿者进行的短期（3h）随机对照交叉试验发现，急性摄入相当于 80g 蛋白质的牛乳导致 SU 水平下降约 10%。最近一项为期 3 个月的浓缩脱脂乳粉（skimmed milk powder，SMP）预防痛风发作的随机双盲研究招募了 120 名痛风患者。1/3 的患者患有痛风性疾病，许多患者经常急性发作。只有一半的患者接受了降低尿酸盐如食用别嘌呤醇的方案治疗。患者被随机分为三组：乳糖粉对照组、SMP 对照组和富含糖大环肽（GMP）的 SMP 组，这是一种 64 氨基酸的 k-酪蛋白羧基末端片段和 G600（SMP/GMP/G600）。服用富含 SMP 的脱脂乳粉（GMP 和 G600）的痛风患者组痛风发作频率有较大降低。

（五）饮用咖啡

咖啡是世界上消费广泛的饮料之一。随着咖啡摄入量的增加，SU 水平显著降低。然而，其他饮料的咖啡因总摄入量与 SU 水平之间并没有相关性。一项对 45869 名男性进行的为期 12 年的咖啡消费和痛风风险关系的研究报告称，与不喝咖啡的受试者相比，每天喝 4~5 杯咖啡的痛风患者的风险降低达 40%，每天喝≥6 杯咖啡的痛风患者的风险降低达 59%。并建议长期饮用咖啡与降低痛风发病的风险有关。喝咖啡可能通过多种机制影响痛风风险，包括降低血清尿酸水平。咖啡因（1，3，7-三甲基黄嘌呤）是黄嘌呤氧化酶的竞争性抑制剂，类似别嘌呤醇的作用，阻碍尿酸的内源性合成。此外，咖啡因通过刺激生热和能量消耗促进体重减轻。长期高水平的咖啡摄入也可能有助于降低血清胰岛素水平，降低胰岛素抵抗。

（六）食用水果和蔬菜

富含蔬菜的饮食对身体健康很重要。类人猿的 SU 水平比人类低。类人猿的 SU 水平（1.5~3.0mg/dL；89~177μmol/L）低于美国普通人类人口的水平［平均：女性为 4.0mg/dL（236μmol/L），男性为 5.5mg/dL（325μmol/L）］。可能的解释是，类人猿主要以植物、水果和蔬菜为食，只有少量的动物蛋白。

一项比较中国素食者和杂食者胰岛素敏感性指数的研究发现，杂食者的 SU 水平高于素食者。素食者比杂食者对胰岛素更敏感。胰岛素敏感性的程度似乎与素食年限有关。吃 0.5g 樱桃或喝等量的樱桃汁可以预防痛风发作。黑樱桃、甜樱桃、黄樱桃和红樱桃都很有效。在一项前瞻性随机对照试验中，33 名使用酸樱桃浓缩汁治疗的痛风患者在开始摄入浓缩樱桃汁的 4 个月内，急性发作次数显著减少（$P<0.05$），而在摄入浓缩石榴汁的对照组中，这种效果并不明显。在摄入浓缩樱桃汁的患者中，55% 的患者没有受到攻击，并在开始使用浓缩樱桃汁后 60d 内停止了非甾体抗炎药的定期摄入。石榴组的患者没有停止任何药物治疗。在一项回顾性研究中，定期摄入浓缩樱桃汁可在至少 4 个月内显著降低发病率。在那些没有接受降低尿酸盐治疗的患者中，同期 SU 水平没有降低，这表明痛风发作的减少不是 SU 改变的结果。

樱桃和浓缩樱桃汁预防痛风发作的机制尚不清楚。痛风炎症主要由白细胞介素 1（IL-1）介导。初步研究表明，体外浓缩樱桃汁可以减少尿酸单钠晶体激活的单核细胞释放 IL-1。柑橘类水果含有柠檬酸和抗坏血酸。抗坏血酸又称维生素 C。柠檬酸是一种使柠檬、橙子和其他柑橘类水果具有酸味的酸。虽然柠檬汁本身就是一种酸，它刺激胰腺释放的碳酸钙的形成，帮助血液和尿液碱化，中和尿酸等酸。研究发现，柠檬水可以作为痛风患者和高尿酸血症患者的辅助性低尿酸治疗。豆腐富含蛋白质，但大部分嘌呤在加工过程中丢失，摄入豆腐只会使健康人和痛风患者的 SU 略有上升。水果和蔬菜中的嘌呤不是高尿酸血症和痛风的危险因素。在对素食主义者进行的研究中发现，他们饮食中富含嘌呤，主要是大豆制品，降低了患高尿酸血症和痛风的风险。

（七）高蛋白饮食

高蛋白饮食与尿酸排泄增加相关，并可能降低 SU 水平。有人建议，高蛋白饮食可降低甘油三酯，可促进体重减轻，并可提高胰岛素敏感性。一些流行的饮食计划包括高蛋白/高脂肪/低碳水化合物饮食，如阿特金斯和南海滩。美国心脏协会（American

Heart Association，AHA）建议饮食应包含 50% ~ 60% 碳水化合物、30% 以下脂肪和 12% ~ 18% 蛋白质（基于每日总热量摄入），与此相反，未经改良的阿特金斯饮食由 5% 碳水化合物、60% 脂肪和 35% 蛋白质组成。这些饮食鼓励患者吃富含嘌呤的食物，如肉类和海鲜，这些食物与痛风的高风险相关。此外，这些饮食中脂肪含量高，可能导致酮症和随后的高尿酸血症。目前尚不清楚通过这种饮食降低 BMI 是否会超过导致高尿酸血症恶化和痛风风险增加的酮症理论风险。

（八）食用膳食补充剂

非处方的膳食补充剂被普通人群广泛用于预防和治疗多种疾病。尽管循证研究很少，痛风患者也在服用补充剂。常见的膳食补充剂包括氨基酸（如肉碱和谷氨酰胺）、抗氧化剂（如褪黑素）、必需矿物质（如硒、钙和磷）、多不饱和脂肪酸、益生菌（如乳酸杆菌）以及维生素（如维生素 C）等。

在一项双盲安慰剂对照研究中评估了维生素 C 对 SU 水平的影响，该研究共有 184 名参与者，他们每天服用安慰剂或 500mg 维生素 C，持续 2 个月。两组的蛋白质、富含嘌呤的食物和乳制品的摄入量基本相同。然而，SU 水平仅在维生素 C 组中降低。在基线检查时患有高尿酸血症的患者中，补充维生素 C 导致 SU 平均降低 1.5mg/dL。

相反，一项为期 8 周的随机试验评估了维生素 C 与别嘌呤醇在降低 SU 方面的效果，纳入了 40 名痛风患者。患者在入组时按别嘌呤醇的使用情况进行分层。有 20 名患者没有服用别嘌呤醇（50%），他们被随机分配，从每天 50 ~ 100mg 开始服用别嘌醇，并在 4 周后根据 SU 水平进一步调整剂量（$n = 10$），或维生素 C 每日 500mg（$n = 10$）。8 周时 SU 的平均降低是试验的主要终点。总的来说，维生素 C 降低 SU 的效果明显低于别嘌呤醇；因此，维生素 C 在降低这些痛风患者 SU 方面的益处尚不清楚。未来的研究需要确定补充维生素 C 是否可以降低高尿酸血症或预防痛风。

第四节　血脂异常和脂蛋白异常血症

血脂异常和脂蛋白异常血症是指包括高甘油三酯血症、高胆固醇血症、混合型高脂血症和低高密度脂蛋白胆固醇血症在内的血脂异常疾病，俗称"高脂血症"。由于在血液中脂质以脂蛋白的形式存在，血脂异常也表现为脂蛋白异常血症。近 30 年来，我国高脂血症患病率明显增加。《中国居民营养与慢性病状况报告（2020 年）》显示，我国 18 岁及以上居民高脂血症总体患病率高达 35.6%，造成严重的疾病负担。血脂异常和脂蛋白异常症是高血压、糖尿病、冠心病、脑卒中的重要危险因素，长期患血脂异常和脂蛋白异常症可导致动脉粥样硬化，增加心血管疾病的发病率和死亡率。血脂异常和脂蛋白异常症的发病与饮食中胆固醇或饱和脂肪酸过量、体重增加、年龄增加、基因突变、全身系统性疾病、药物治疗等因素密切相关。控制饮食、选择少油少盐控糖的食养方式是防治血脂异常和脂蛋白异常症最主要的手段。

一、血清中的脂类和脂蛋白

血清中的脂类：甘油三酯（triglyceride，TG）、胆固醇（cholesterol，CHOL）、磷脂（phospholipid，PL）、鞘脂（sphingolipids）等，常与蛋白质结合为复合体。脂蛋白分类：①用密度离心法分离：乳糜微粒（chylornicron，CM）、极低密度脂蛋白（very low density lipoprotein，VLDL）、低密度脂蛋白（low density lipoprotein，LDL）、中间密度脂蛋白（intermediate density lipoprotein，IDL）和高密度脂蛋白（high density lipoprotein，HDL）；②用蛋白电泳法分离：CM、β-脂蛋白、前β-脂蛋白和α-脂蛋白。

1. 总胆固醇

血清总胆固醇（TC）在 4.5mmol/L（173mg/dL）以下冠心病较少，冠心病人血清 TC 多数在 5.0~6.5mmol/L（192~250mg/dL），血清 TC 水平越高，冠心病发病越多越早，血清胆固醇每降低 1%，冠心病的危险性可减少 2%。

2. 甘油三酯

饮食中脂肪以 TG 存在，吸收后以 CM 循环于血中，餐后大约 12h 后从血中消除，血液 TG 恢复至原有水平，TG 以 VLDL 循环于血中，VLDL 如转变为小而致密的 LDL 则致动脉粥样硬化能力增高，TG>2mmol/L（176mg/dL）并伴有低密度脂蛋白胆固醇（low density lipoprotein cholestorol，LDL-C）升高或高密度脂蛋白胆固醇（high density lipoprotein cholesterol，HDL-C）降低则冠心病危险性增加。

其他有关危险因素尚有肥胖，活动少的生活方式等，血中纤维蛋白原增高，血胰岛素抵抗、血中脂蛋白增高或高半胱氨酸血症等作为冠心病危险因素的重要性正在研究中。血脂异常的特征是脂质水平升高，可能由多种遗传或后天疾病引起。在成年人中，高脂血症已被证明是发生 CVD 的主要危险因素。

3. 脂蛋白

脂蛋白存在于血浆中，是一类由富含固醇酯、甘油三酯的疏水性内核子。由蛋白质、磷脂、胆固醇等组成的外壳构成的球状微粒，具体分类见表4-4。血浆中脂蛋白成微粒状，表层由少量的胆固醇、磷脂和载脂蛋白构成，核心主要为胆固醇和甘油三酯。

（1）极低密度脂蛋白 VLDL 是运输内源性甘油三酯的主要形式。正常人极低密度脂蛋白大部分代谢变成低密度脂蛋白。这类脂蛋白由于携带胆固醇数量相对较少，且他们的颗粒相对较大，不易透过血管内膜。

（2）低密度脂蛋白 胆固醇在血中主要以 LDL 的形式存在，目前公认 LDL 属于致动脉粥样硬化脂蛋白，其血中水平越高，动脉粥样硬化的危险性越大。

（3）中间密度脂蛋白 主要是 VLDL 异化的中间代谢产物。

（4）高密度脂蛋白 HDL 具有防治动脉粥样硬化的作用，因此，低高密度脂蛋白血症时动脉粥样硬化的危险性增加。

干预性试验中升高血液高密度脂蛋白可使动脉粥样硬化减退，血清高密度脂蛋白胆固醇（HDL-C）低于 0.9mmol/L（35mg/dL）属于过低，流行病学资料发现血清高密度脂蛋白胆固醇（HDL-C）每增高 0.4mmol/L（15mg/dL），则冠心病危险性降低 2%~3%。

表 4-4 脂蛋白的主要特点

脂蛋白分类 （超速离心法，电泳法）	密度/（g/mL）	主要来源	主要脂质	主要功能
高密度脂蛋白（HDL） α-脂蛋白	1.063~1.21	肝脏、肠道	胆固醇酯	逆向转运胆固醇
低密度脂蛋白（LDL） β-脂蛋白	1.019~1.063	VLDL 分解代谢	胆固醇酯	运送内源性 胆固醇到外周组织
极低密度脂蛋白（VLDL） 前 β-脂蛋白	0.95~1.006	肝脏	甘油三酯	运送内源性 甘油三酯到外周组织
乳糜微粒（CM）	< 0.95	食物	甘油三酯	运送外源性 甘油三酯到外周组织

各类脂蛋白具有不同的临床意义。CM 的代谢残粒可被巨噬细胞表面受体所识别而摄取，可能与动脉粥样硬化有关。血浆中极低密度脂蛋白（VLDL）水平升高是冠心病的危险因素。血浆中间密度脂蛋白（IDL）浓度升高常易伴发周围动脉粥样硬化，是所有血浆脂蛋白中首要的致动脉粥样硬化性脂蛋白，经过氧化或其他化学修饰后的中间密度脂蛋白（IDL），致动脉粥样硬化能力更强。高密度脂蛋白（HDL）是一种抗动脉粥样硬化的血浆脂蛋白，是冠心病的保护因子。

二、血脂异常和脂蛋白异常血症的临床表现

大多数血脂异常的患者通常没有明显的症状或异常体征。血脂异常的临床表现为：脂质在真皮内沉积所引起的黄色瘤，脂质在血管内皮沉积所引起的动脉粥样硬化。黄色瘤是一种异常的局限性皮肤凸起，其颜色可为黄色、橘黄色或棕红色，多呈结节、斑块或丘疹形状，质地一般柔软。当血脂恢复正常水平时，大多数黄色瘤可以逐渐消失。角膜弓和脂血症眼底改变常常是严重血脂异常的特征表现。此外，明显的高甘油三酯血症还可引起急性胰腺炎。

三、血脂异常和脂蛋白异常血症的诊断

（一）西医

1. 血液检查 检测项目（表 4-5、表 4-6）：TC、HDL-C、TG、LDL-C 等。

检查复查：如首次检测发现血脂异常则宜复查禁食 12~14h 后的血脂水平，1~2 周内血清胆固醇水平可能有变化，实验结果的差值容许在 3% 以内，在判断是否存在高脂血症或决定防治措施之前，至少应有二次血标本检查的记录。

表 4-5　血液检测项目

血清项目	范围	诊断
TC	5.20mmol/L（200mg/dL）以下	合适范围
	5.23~5.69mmol/L（201~219mg/dL）	边缘升高
	5.72mmol/L（220mg/dL）以上	异常
LDL-C	3.12mmol/L（120mg/dL）以下	合适范围
	3.15~3.61mmol/L（121~139mg/dL）	边缘升高
	3.64mmol/L（140mg/dL）以上	异常
HDL-C	1.04mmol/L（40mg/dL）以上	合适范围
	0.91mmol/L（35mg/dL）以下	减低
TG	1.70mmol/L（150mg/dL）以下	合适范围
	1.70mmol/L（150mg/dL）以上	异常

表 4-6　血液检测项目

血浆项目	合适	边缘升高	异常
TC/（mmol/L）	<5.18	5.18~6.19	≥6.22
HDL-C/（mmol/L）	≥1.04	—	<1.04 ≥1.55
TG/（mmol/L）	<1.7	1.7~2.25	≥2.26
LDL-C/（mmol/L）（计算值）	<3.37	3.37~4.12	≥4.14

2. 脂蛋白检查　空腹 12~14h 后抽血，4℃放置过夜观察其分层及浑浊度，如高乳糜微粒（CM）标本有奶油状悬浮物；脂蛋白电泳、超速离心技术（无需常规）。

以下作为接受血液血脂检查的对象：

①已有冠心病、脑血管病或周围动脉粥样硬化病者；

②有高血压、糖尿病、肥胖、吸烟者；

③有冠心病或动脉粥样硬化病家族史者，尤其是直系亲属中有早发病或早病死者；

④有黄瘤者；

⑤有家族性高脂血症者。

以下也可考虑作为接受血脂检查的对象：40 岁以上男性，绝经期后女性。

3. 询问病史和查体

包括家族史、饮食习惯、其他疾病史和用药史；查体注意黄色瘤和脂血症眼底。

患病重点对象包括有动脉粥样硬化病史及家族遗传史者，有高血压、糖尿病、肥胖、吸烟者，有皮肤黄色瘤者，有家族性血脂异常者。根据临床诊断上是否已有冠心病或其他部位动脉粥样硬化性疾病及有无危险因素，结合血脂水平进行全面评价，再决定治疗措施及血脂的目标水平。

从临床上，高脂血症可以分为以下四类：①高胆固醇血症：血清总胆固醇（TC）水平增高；②高甘油三酯血症：血清甘油三酯（TG）水平增高；③混合型高脂血症：血清总胆固醇（TC）与甘油三酯（TG）水平均增高；④低高密度脂蛋白血症：血清高密度脂蛋白胆固醇（HDL-C）水平减低。按病因高脂血症可分为：①原发性高脂血症：大部分原因不明，散发性，为多基因与环境综合作用的结果，是代谢综合征的一种；②继发性高脂血症：常见的病因包括糖尿病、甲状腺机能低下、肾病综合征等；少数为基因缺陷所致的家族性疾病，例如家族性脂蛋白脂肪酶（lipoprotein lipase，LPL）缺乏症、家族性载脂蛋白（ApoC-Ⅱ）缺乏症和家族性高胆固醇血症（LDL受体缺陷）。

轻度至中度高甘油三酯血症通常是代谢综合征的一部分，可由多种小效应的遗传变异引起，并可继发于几种疾病和药物的副作用。严重的高甘油三酯血症，血浆甘油三酯水平大于1000~1500mg/dL可由3种情况引起：①性LPL复合体的罕见突变，称为家族性乳糜微粒血症综合征（familial chylomicronemia syndrome，FCS）；②遗传性和继发性高甘油三酯血症并存，称为多因素乳糜微粒血症综合征（multifactorial chylomicronemia syndrome，MFCS），这是严重高甘油三酯血症的一个更常见的原因；③家族性部分性脂肪营养不良（familial partial lipodystropy，FPLD）。

（二）中医

中医学文献中尚无血脂异常和脂蛋白异常血症及一些并发症的病名，但有其相关的论述。例如，《素问·通评虚实论篇》记载："凡治消瘅，仆击，偏枯痿厥，气满发逆，甘肥贵人，则高粱之疾也。"《灵枢·营卫生会》记载："人受气于谷，谷入于胃，以传于脉，五脏六腑，皆以受气，其清者为营，浊者为卫，营在脉中，卫在脉外。"《灵枢·五隆津液别》记载："五谷之津液和合而为膏者，内渗入于骨空，补益脑髓而下流于阴股。"《类经·藏象类》记载："故通于土气，虽若指脾而言，而实总结六腑者，皆仓廪之本，无非统于脾气。"

因此，多数中医学者认为本病属于中医"痰浊""血瘀""胸痹""眩晕""肥胖"范畴，本病的产生与肝脾肾三脏关系最为密切，而尤以脾肾为要。其病机是在脏腑之气虚衰基础上，饮食肥甘，好坐好静，七情劳伤等形成虚邪实证，并以正虚为本，痰瘀为标，属本虚标实之证，所谓标实之邪即为气滞血瘀、水湿痰浊或痰瘀交结等病理产物壅塞脉道，对此诸医家异途同归，达成共识。

1994年，国家中医药管理局中国中医药文献检索中心归纳整理20世纪90年代以来中医药防治高脂血症的65篇文章把其病因病机概括为：痰浊凝聚注入血脉是高脂血症的关键病机；脾虚失运，肾精亏虚是导致痰瘀形成高脂血症的内在病因；嗜食肥甘、膏粱厚味是化生痰浊促成高脂血症的外因条件；痰瘀互结，沉积血府，脉道失柔是高脂血症发展为心脑血管疾病和机体衰老的必然转归。因此高脂血症的发生病性不外阴阳虚实，病位在于肝脾肾三脏，病邪责之于痰浊与血瘀，三者综合分析，才能全面准确。

四、血脂异常和脂蛋白异常血症的健康危害

（一）动脉粥样硬化性心血管疾病

LDL 和 CVD 之间的因果关系一直是公认的。流行病学的研究已经提出高甘油三酯血症是心血管疾病的危险因素，这一点毋庸置疑。甘油三酯与心血管疾病风险的联系在调整 HDL 和非高密度脂蛋白胆固醇（non-HDL-c）减弱，它很重要。此外，非空腹甘油三酯水平与 CVD 之间也存在很强的关系。全基因组关联研究表明，一些影响甘油三酯水平的遗传变异也与 CVD 风险增加有关。杂合缺失和其他类型的 LPL 突变也与心血管 CVD 风险增加有关。研究证明了甘油三酯在动脉粥样硬化性 CVD 中起着重要作用。

（二）急性胰腺炎和乳糜微粒血症综合征的其他特征

严重高甘油三酯血症最严重的并发症是急性胰腺炎，其死亡率为 2%~5%。严重的高甘油三酯血症导致急性胰腺炎的机制仍具有一定的不确定性。溶血卵磷脂和游离脂肪酸在动物模型中导致化学诱导的胰腺炎，通过胰腺内脂肪酶水解卵磷脂和甘油三酯局部释放溶血卵磷脂和游离脂肪酸起一定作用。胰腺炎症释放更多的胰腺脂肪酶，从而建立恶性循环。甘油三酯诱导的高黏滞血症导致胰腺缺血性损伤也被认为发挥了作用。

严重的高甘油三酯血症是仅次于酒精和胆结石的急性胰腺炎的第三大常见原因，如果甘油三酯水平仍然显著升高，则通常会复发。此外，甘油三酯诱发的胰腺炎比其他形式的胰腺炎预后更差，肾衰竭和呼吸衰竭大约增加一倍，休克增加近 4 倍，死亡率几乎增加一倍。

乳糜微循环综合征伴随血浆甘油三酯水平严重升高（通常大于 1500mg/dL）而发生的一系列的其他病征包括暴发性黄瘤、以臀部、背部和上肢伸肌表面的黄红色丘疹为特征、脂肪肝。这与 CVD 风险增加有关。眼底和视网膜血管的白色外观称为视网膜脂血症，这仅是一种临床观察到的现象，没有病理生理学后果。也有一些急性记忆丧失和精神模糊也有报道。这些特征明显不如急性胰腺炎重要，但有助于对乳糜微粒血症综合征的诊断。根据病因，乳糜微型血症综合征可能与 CVD 风险增加相关。

五、血脂异常和脂蛋白异常血症的营养治疗与膳食指导

《成人高脂血症食养指南（2023 年版）》对血脂异常和脂蛋白异常血症人群的日

常食养提出8条原则和建议：①吃动平衡，保持健康体重；②调控脂肪，少油烹饪；③食物多样，蛋白质和膳食纤维摄入充足；④少盐控糖，戒烟限酒；⑤因人制宜，辨证施膳；⑥因时制宜，分季调理；⑦因地制宜，合理搭配；⑧会看慧选，科学食养，适量食用食药物质。

（一）营养治疗的主要内容

影响血清总胆固醇的主要营养成分是饱和脂肪酸及膳食胆固醇，以及因膳食热量的摄入与消耗不平衡而导致超重和肥胖。因此，营养治疗的主要内容是降低饱和脂肪酸和胆固醇的摄入量，以及控制总热量和增加体力活动来达到热量平衡，同时为防治高血压还应减少食盐摄入量。这是治疗血清胆固醇升高的第一步，同时也要贯穿在降脂治疗（包括药物治疗）的全过程。

（二）营养治疗的目标

对于高胆固醇血症进行营养治疗的目的不仅是为了降低血清胆固醇，同时需要保持患者在其性别、年龄及劳动强度的具体情况下有一个营养平衡的健康膳食，还要有利于降低心血管病的其他危险因素，增加保护因素。由于高脂血症患者的膳食往往是不平衡的，因此营养治疗的目标是对有关的营养成分规定一个限度（表4-7）。

表4-7　高血清胆固醇营养治疗目标

营养素	建议
总脂肪	<30%总热量
饱和脂肪酸	8%总热量
多不饱和脂肪酸	8%~10%总热量
单不饱和脂肪酸	12%~14%总热量
碳水化合物	>55%总热量
蛋白质	15%左右
胆固醇	<300mg/d

上述目标是参考美国成人高胆固醇检出、评价与治疗方案的膳食治疗方案，又根据我国膳食情况略作修改而成。此方案大体相当于目前我国大城市中年人群营养素平均摄入员，因此对于高脂血症患者是可以做到的，其中最关键的是脂肪、饱和脂肪酸和胆固醇摄入量。至于蛋白质和碳水化合物的热量百分比可以互有增减，例如蛋白质热量百分比为12%，碳水化合物热量百分比为58%也可。热量百分比的计算方法：

①脂肪（或脂肪酸）热量百分比=｛［脂肪（或脂肪酸）摄入量（g）×9］/总热量（kcal）｝×100%

②蛋白质热量百分比=｛［蛋白质摄入量（g）×4］/总热量（kcal）｝×100%

③碳水化合物热量百分比=｛［碳水化合物摄入量（g）/总热量（kcal）］｝×100%

中国人膳食中以上几种成分的主要食物来源如下：①饱和脂肪酸：家畜肉类（尤其是肥肉）、动物油脂、奶油糕点、棕榈油；胆固醇：蛋黄、蛋类制品、动物内脏、鱼子、蛇鱼、墨鱼；②总脂肪：肉类（尤其是肥肉）、动物油脂、植物油（植物油固然能提供不饱和脂肪酸，但它和动物油一样能提供较高的热量，有些植物油也含一定量的饱和脂肪酸，故植物油也不应摄入过多）。

具体膳食指导方案见表4-8，这个方案的重点是根据上述食物来源来指导患者限制某些食物摄入量，并选择适当品种，同时考虑到有利于降低其他危险因素水平，如限盐、增加抗氧化维生素（蔬菜水果）等。此控制方案列为对高脂血症膳食治疗的总体要求，实际应用时要针对患者情况加以个体化，即根据患者的血清总胆固醇或 LDL-C 水平及其目前膳食存在的主要问题，对某些项目加强教育。以上控制方案也可以用来作为评价患者膳食的参考标准，尤其着重了解肉、蛋、食用油和糕点甜食的摄入量及品种。如有超过表中"限制量"或多食用表中所列"应减少或避免"的品种者，即应进行教育，要求减量并选择表中所列"选择品种"。

表 4-8 高脂血症膳食指导方案

食物类别	限制量/（g/d）	选择品种	减少或避免品种
肉类	75g	瘦肉、牛肉、去皮鸡鸭肉、鱼肉	肥肉、禽肉皮、加工肉制品（肉肠类）、鱼子、动物内脏：肝、脑、肾、肺、胃、肠
蛋类	3~4 个/周	鸡蛋、鸭蛋、蛋清	—
乳类	250g	牛乳、酸乳	—
食用油	20g（2 平勺）	橄榄油、菜籽油、花生油、茶油、调和油、香油	动物源油脂
糕点、甜食	0	不推荐食用	—
糖类	10g（1 平勺）	白糖、红糖	—
新鲜蔬菜	400~500g	深绿叶菜、红黄色蔬菜	—
新鲜水果	50g	各种水果	—
盐	5g（半勺）	—	—
谷类	500g（男）400g（女）	米、面、杂粮	—
干豆	30g（或豆腐150g或豆制品、豆腐干等45g）	黄豆、豆腐、豆制品	—

（三）营养治疗的总原则

对于血脂异常患者的营养治疗应以控制体重为主要目标，因为他们常是代谢异常综合征（或称胰岛素抵抗综合征）患者的一部分。控制体重除应限制膳食中的高热量食品如脂肪、甜食等之外，还应增加体育锻炼，如快步走、跑、体操、骑自行车等，每天坚持 20~30min，以达到热量收支平衡。超重肥胖，血清甘油三酯增高者除按照上述治疗方案外，还应适当控制主食，即吃"八成饱"。

具体而言，应做到：①摄取均衡营养：适量摄取多不饱和脂肪酸，如橄榄油、花生油、菜籽油；少食用饱和脂肪酸含量高的油脂，如猪油、牛油、奶油等动物性脂肪；富含 EPA 及 DHA 的食物；少食用胆固醇含量高的食物，如内脏类等；多食用多糖类食物，主食方面多食用五谷根茎类等食物，而减少单糖类食物的摄取，如精制甜食，含有蔗糖或果糖的饮料，各式糖果等；多食用富含纤维质的食物，如蔬菜类等，尤其是可溶解纤维，可降低血胆固醇。②维持理想体重，减轻体重可显著降低甘油三酯浓度，并提高高密度脂蛋白-胆固醇（HDL-C）浓度；控制脂肪总摄取量；减轻体重应饮食控制及运动二者并行。③酒精会增加血中胆固醇浓度，也会增加三酸甘油脂浓度，故需杜绝食用。除了以上饮食原则外，适当调整生活习惯也是必须的，如戒烟及规律运动，可强健身体并降低患心血管疾病（CVD）的风险。

（四）营养治疗的具体方法

1. 高甘油三酯血症

高甘油三酯血症的营养治疗：①限制总能量，常有超重或肥胖，应先减体重，甘油三酯会降低；②不宜食用蔗糖、果糖、水果糖、蜂蜜及含糖点心、罐头及中草药糖浆；③烹调菜肴及牛乳、豆浆时不加糖；④限制胆固醇，<300mg/d；⑤适当补充蛋白质，尤其是豆类及其制品、瘦肉、去皮鸡鸭；⑥适当进食鱼类；⑦新鲜蔬菜可增加食物纤维摄入量饱腹感，又可供给足够矿物质及维生素。

2. 高胆固醇血症

高胆固醇血症的营养治疗：①限制胆固醇摄入量，轻度增高的<300mg/d，重度增高的<200mg/d；②限制动物脂肪，适当增加植物油；③除合并超重和肥胖者外，能量及糖类无须严格限制，蛋白质也无须限制；④多食用新鲜蔬菜及瓜果类，可增加食物纤维摄入量，利于胆固醇排出；⑤多食用洋葱、大蒜、香菇、木耳、苜蓿、大豆及其制品等能降低胆固醇的食物。

3. 混合型高脂血症

混合型高脂血症的营养治疗：①控制能量，使体重降低并维持在标准体重范围内；②限制胆固醇，<200mg/d，禁食高胆固醇食物；③用多不饱和脂肪酸代替饱和脂酸；④控制糖类摄入，忌食蔗糖、果糖、甜点心及蜂蜜等简单糖食品；⑤适当增加蛋白质摄入，尤其是豆类及其制品；⑥多食用新鲜蔬菜、瓜果，增加食物纤维及多种维生素和矿物质摄入。

4. 低高密度脂蛋白胆固醇血症

低高密度脂蛋白胆固醇血症的营养治疗：①改变饮食习惯，少吃油腻、高脂肪、高胆固醇的食物；②多吃新鲜的蔬菜和水果，尤其是黄豆、红豆、黑豆等豆类食物以及洋葱、大蒜等具有降脂和抗凝血作用的食物；③不狂饮暴食，戒烟戒酒，不喝咖啡和浓茶；④加强体育锻炼，合理逐步增加运动强度。

六、血脂异常和脂蛋白异常血症的预防

血脂异常和脂蛋白异常血症的预防手段包括行为改变和避免脂肪食物，促进健康饮食和体育活动；同时需要避免吸烟或停止吸烟，采取健康的生活方式。行为习惯是后天养成的，所以是能进行改变的。预防糖尿病和肥胖症将有助于预防高脂血症，在阻止并发症方面也很重要。预防措施以个人的行为与饮食控制为主，预防方法主要依靠通过多种途径。预防的目的是使血脂异常和脂蛋白异常血症患者人群的血脂保持在较低水平或降低，以普遍提高健康水平。

第五节　骨质疏松症

一、骨质疏松症概述

WHO 将骨质疏松症定义为一种通过双发射 X 射线吸收仪（dual-emission X-ray absorptiometry，DXA）测量的骨密度（bonemineral-density，BMD）t 评分小于 -2.5 的常见疾病，它的基本诊断条件包括任何原因的骨软化、引起营养缺陷或全身性炎症的胃肠道疾病、慢性肾脏、肺或肝脏疾病以及一系列会损伤骨骼的条件。

骨质疏松症是一个重大的公共卫生问题，骨折的风险随着年龄的增长而增加，在老年人中越来越常见。在很多国家，老龄化和生活方式的改变可能会导致骨质疏松症的增加。骨质疏松症的患病率从 1994 年的 6.6% 略微上升到 2000 年的 7.0%，两项全国范围的调查报告显示，中年女性的患病率从 1997—1999 年的 19.9% 上升到 21 世纪初的 31.0%。

二、骨质疏松症的病因

关于骨质疏松症的病因学研究有很多，现在所知道的成因有骨骼重塑、骨骼质量变化和骨骼病理性变化等。如图 4-4 展示了各种成因的机理与内容。

（一）骨骼重塑

骨骼重塑或去除和替换是骨骼更新和适应负重变化的主要机制。骨重塑是由成骨

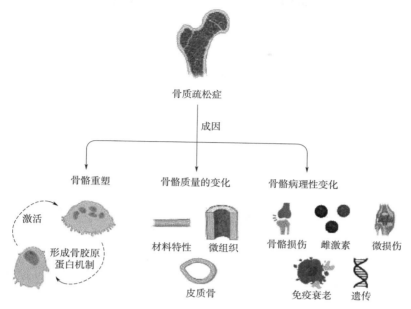

图 4-4　骨质疏松的病理成因

细胞或其成熟形式骨细胞发出的信号触发的，而骨细胞反过来激活破骨细胞。破骨细胞是多核细胞，来源于骨髓造血细胞系，主要参与骨吸收，破骨细胞牢固地附着在骨表面，将其封闭在骨表面。然后，它们分泌盐酸来溶解骨矿物质，分泌组织蛋白酶 K来溶解骨基质。破骨细胞成团工作，将分散的骨块从特定位置移除，形成所谓的骨结构单元。成骨细胞随后形成一层一层的骨胶原蛋白基质，并进行矿化。

重塑可分为两类：①修复微损伤并保持骨骼力学完整性的靶向重塑；②支持血浆钙稳态的随机重塑。后者如果过量，会影响整体骨骼强度。骨小梁穿透导致骨量损失，可使骨小梁变弱；一旦小梁表面被消除，该部位就不能再形成。此外，在过度激活吸收和逆转阶段，过量的骨结构单元会导致小梁中过度弱化的位点和超过修复能力的微损伤的增加，最终导致骨质疏松。

（二）骨骼质量的变化

骨骼质量的变化主要体现在三个方面：①骨骼材料特性的变化；②骨骼微结构的变化；③皮质骨的丧失。

骨组织的材料特性是指骨骼对弯曲、弹性、韧性和/或强度的抵抗能力，是骨骼抗断裂能力的重要组成部分。载荷和由此产生的变形之间的关系可以在动物模型中使用经典的工程特性来测量。其中大多数无法通过临床测量。骨骼材料特性的变化与骨骼的重塑是息息相关的，骨质疏松患者的过度重塑可能对骨材料性能产生负面影响，而与骨量的变化无关。由于新沉积的骨样基质需要很长一段时间才能完全矿化，过度重塑导致新形成的骨中矿化不足的比例比正常比例大，对弯曲的抵抗力下降。新形成的骨骼被较老的、较硬的骨组织保护起来，不受负重的影响，导致较老的骨骼微损伤增加，对骨折的抵抗力降低。

骨骼的微结构是骨骼抵抗骨折的另一个重要部分。它包括小梁骨组织的数量、大小、形状、连通性以及皮质骨组织的数量和形状。骨质疏松症与骨小梁的数量和大小减少有关。相关的研究表明骨质疏松患者的骨小梁数量的显著减少和向棒状小梁的转变。骨质疏松症的所有特征，从重塑的增加到微结构和固有材料性能的缺陷，都不是孤立发生的。没有一个与骨骼脆性相关的单一特征是导致这种疾病的原因。它们可能是相互作用和自我延续的，尽管非靶向重塑的过度可能是最重要的单一因素。

皮质骨形成骨骼的外壳。它是一种致密的骨骼，占骨架重量的 80%。年龄和更年期都引起骨皮质的丧失导致骨质疏松，这主要发生在骨内表面。通过在骨膜表面添加骨头，可以部分地弥补骨流失，这增加了骨骼的大小和强度，并有助于部分补偿骨量的损失。

（三）骨骼病理性变化

骨骼的病理性变化主要有骨骼机械负担、骨骼微损伤、免疫衰老、雌激素缺乏和遗传因素等。

骨骼的机械负担通过日常活动承受身体的重量，对骨质疏松症的发展有影响。在一种极端情况下，瘫痪或宇航员在微重力环境中出现的不使用负荷或缺乏负荷，会导致严重的骨丢失，并伴有骨重塑的增加。另一种极端是过度使用骨骼，这在运动员或新兵中最为常见。在短时间内，随着活动度的增加，骨骼负荷的显著增加会导致骨骼微损伤的增加。如果没有足够的恢复时间进行修复，可导致临床上明显的应力性骨折。机械载荷的最佳范围存在于这两个极端之间的某个地方。

骨骼微损伤可以横断片状物和管状物，破坏骨细胞的交流。骨细胞是骨中最丰富的细胞，在骨的感觉和信号传递中特别重要，涉及适应不同程度的机械运动和微损伤的修复。在管腔内有一个广泛的细胞过程网络，其位置非常理想，可以感知机械负荷的反应并发出信号。负荷会导致裂隙和管腔内的液体流动发生变化。这些信号使破骨细胞前体分化为破骨细胞，以清除微损伤，并由成骨细胞修复。未修复的微损伤的增加超过了定向重塑成功修复的水平，与僵硬度和强度的丧失有关。小的裂缝可能会凝聚在一起，形成更大的裂缝，如果不加以修复，微裂纹随着年龄的增长而增加，最后发生骨折。

对于一些女性，51 岁左右的大多数妇女可能还有雌激素缺乏导致的因素。在绝经期之前的 1~2 年，卵巢雌激素分泌逐渐减少。雌激素会抑制破骨细胞的活性，而雌激素的剥夺会消除这种抑制并导致骨量的损失。雌激素缺乏还与肠道钙吸收减少和尿钙损失增加有关，可能是由于钙从雌激素缺乏的骨骼输注到血浆中，从而导致甲状旁腺激素水平降低与更年期相关的骨质迅速流失是令人印象深刻的。在绝经前后的 5~7 年，女性大约失去了 12% 的骨量。

最后，从遗传因素上说，骨质疏松相关的遗传因素是那些决定骨量、骨大小、结构、微结构和内在特性的基因。大量的基因和多态性已被确定为可能调节骨量的候选基因，包括转化生长因子β1（transforming growth factor-β1，TGF-β1），骨形态发生蛋白（bone morphogenetic protein，BMP），硬化蛋白（sclerosteosis，SOST）。

三、骨质疏松症的诊断

（一）骨密度测量

双能X线骨密度仪（DXA）测量髋关节（股骨颈和全髋关节）和脊柱是诊断骨质疏松症、预测未来骨折风险和监测患者的首选方法（图4-5）。当髋关节和/或脊柱无法测量时，DXA在半径1/3处测量BMD可用于诊断。DXA测量骨矿物质含量（BMD，g）和骨面积（bone age，BA，cm^2）。以g/cm^{2}为单位的面积骨密度是用BMD除以BA计算的。用于骨质疏松症诊断的t评分是通过用患者的骨密度减去年轻成人参考人群的平均骨密度，并除以年轻成人人群的标准差（SD）来计算的。Z评分用于比较患者的骨密度与同龄人群的骨密度，计算方法为：从患者的骨密度中减去年龄匹配、种族匹配和性别匹配的参考人群的平均骨密度，并除以参考人群的SD。正常骨量、骨质减少和骨质疏松的BMD诊断是基于WHO的诊断分类，该分类应用于绝经后妇女。即使骨密度在正常范围内，以前的脆性骨折也可以诊断为骨质疏松症。脆弱性骨折是指在成年生活中自发发生的骨折，或因创伤引起的骨折，在健康的人身上不会导致骨折。

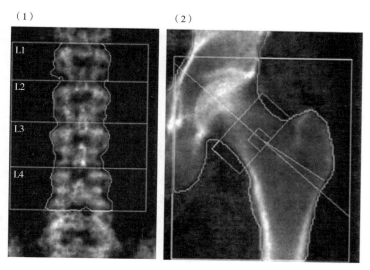

图4-5　用DXA测量腰椎和髋部骨密度

（1）正常腰椎 L1 至 L4 的 DXA　（2）左髋关节 DXA

其他技术，如外周双能量X线骨密度仪、基于计算机断层扫描的骨密度仪、定量计算机断层扫描（QCT）、外周QCT和定量超声密度仪，都可以用来预测特定部位和整体骨折风险。当按照公认的标准执行时，这些技术是准确的和高度可重复性的。然而，

这些技术的 t-评分并不等同于 DXA 得出的 t-评分，DXA 是所有骨质疏松治疗试验中使用的唯一方法。

（二）骨折风险评估

初步评估包括详细的病史，以评估骨折的临床危险因素和骨丢失的次生原因，彻底的身体检查和基本的实验室检查。

病史应关注脆性骨折、身高下降、与骨质疏松相关的药物、吸烟、饮酒、肾结石、摔倒以及家族史骨质疏松和/或髋部骨折。患者应评估可能导致骨质流失的共存疾病，如风湿性关节炎、甲状腺功能亢进、库欣综合征、甲状旁腺功能亢进、多发性骨髓瘤、炎症性肠病和乳糜泻。最初的实验室评估包括血清肌酐、钙、磷、镁、25-羟基维生素 D 和肝功能检查。如有临床症状，应检测全血计数、甲状旁腺激素、促甲状腺激素、血清蛋白电泳、24h 尿钙和游离皮质醇。如果发现后凸畸形或记录 2.5cm 或以上高度下降，应获取胸腰椎 X 射线片以排除椎体压缩性骨折的存在。骨转换标记正在成为骨质疏松症管理中有前途的工具，因为他们可以提供有关骨骼状态的动态信息。商业骨转换标志物测定，如血清 C-末端肽和尿 N-末端肽可用于骨吸收的评估。血清骨特异性碱性磷酸酶、血清骨钙素或血清前胶原 1 型 N-端前肽可用于评估骨形成。大多数这些指标都有一个昼夜节律，在清晨达到峰值，在下午和晚上有一个低谷。建议在清晨或使用第一或第二次排空的尿液取样空腹血清，以减少变异。

所有绝经后妇女都应进行临床骨质疏松风险评估，以确定是否需要进行 BMD 检测。评估独立于骨密度的临床危险因素对骨折预测很重要。经验证的独立于骨密度的危险因素包括高龄、骨折史、长期糖皮质激素治疗、低体重、髋部骨折家族史、吸烟和过量饮酒。一般来说，存在的危险因素越多，骨折的风险就越大。

四、骨质疏松症相关营养素

营养和骨质疏松预防的主要焦点几乎完全集中在钙和维生素 D 上。近年来，其他几种营养物质在确定 BMD 和预防骨折方面的作用也被关注到了。其中包括蛋白质、几种矿物质（包括镁和钾）、维生素（包括维生素 K、B 族维生素和抗氧化维生素 C）和类胡萝卜素等。

（一）钙

膳食钙摄入量与骨密度的相关性不大，两者关系主要表现在体重指数较低的瘦弱男性和女性身上一般 BMI<27kg/m^2。维生素 D 缺乏是老年人骨折的一个已知的危险因素。继发性甲状旁腺功能亢进导致的更高的骨转换、钙吸收减少和骨量损失一些处方药也被证明会干扰钙的吸收，包括利尿剂、糖皮质激素、抗惊厥药、免疫抑制药物、非甾体抗炎药、含糖皮质激素的哮喘药物和一些抗生素。

钙对于骨质疏松有着重要的作用，尤其对于老年人。随着年龄的增加，人的骨骼转换和流失会加速，同时很少有老年人从食物中摄入这么多的钙，大多数医生建议老年患者服用钙补充剂。目前，钙补充剂在预防骨折方面的实际有效性尚不清楚。

钙吸收通过两种途径进行，一种是饱和调节的维生素 D 依赖的跨细胞途径，另一种是非饱和的细胞旁途径，不受剧烈调节。当个体的骨骼发育成熟时，如果他们的钙摄入量没有明显下降，钙的活性吸收就会下降。如果老年人进入负钙平衡，即失去骨骼钙，积极吸收将接近零，吸收只通过不饱和途径。由于总骨量的 20% 是松质骨（骨小梁），在进入负钙平衡的时候首先丢失松质骨，在 10 年左右会丢失 40%~60% 的骨小梁钙。

研究表明，每日喝含钙牛乳的人群的股骨颈骨密度增加，FPG、HbA1c、TC、LDL-C 和载脂蛋白 B100 改善。绝经后健康女性每日摄入富含钙和维生素 D 的牛乳可显著改善维生素 D 状况，显著增加股骨颈的骨密度，并对血糖和血脂水平有良好的影响。

（二）维生素

与骨质疏松相关的维生素主要有维生素 D、维生素 C、维生素 K 和 B 族维生素。

维生素 D 的三种光学异构体结构如图 4-6 所示，维生素 D 对钙吸收和骨骼健康的重要性是众所周知的，但是对此的流行病学证据并不一致。维生素 D 通过促进肠道钙吸收，维持足够的血清钙浓度，对骨骼的正常矿化十分重要。维生素 D 通过作用于成骨细胞和破骨细胞参与骨生长和骨重塑，加速骨周转、骨丢失和骨质疏松性骨折。

维生素 D 缺乏对多发性骨髓瘤的负面影响已被证实，在大量受试者中，血浆维生素 D 浓度降低与疾病晚期有直接联系。2015 年，德国研究人员证实，生物代谢中更多的浆细胞与维生素 D 浓度 <10ng/mL 相关。同时，研究表明，维生素 D 类似物可导致细胞周期阻滞和程序性细胞死亡。维生素 D 缺乏的存在不仅会影响继发性骨质疏松症引起的骨代谢改变的发生，或骨折和溶解性病变的出现。

维生素 C 可以减少氧化应激，抑制骨吸收，化学结构如图 4-6 所示。此外，维生素 C 是胶原蛋白形成的重要辅助因子，缺乏维生素 C 与结缔组织缺陷有关。作为一种抗氧化剂，维生素 C 会降低活性氧的水平，而活性氧会增加骨吸收。同时，维生素 C 可增加破骨细胞的分化。

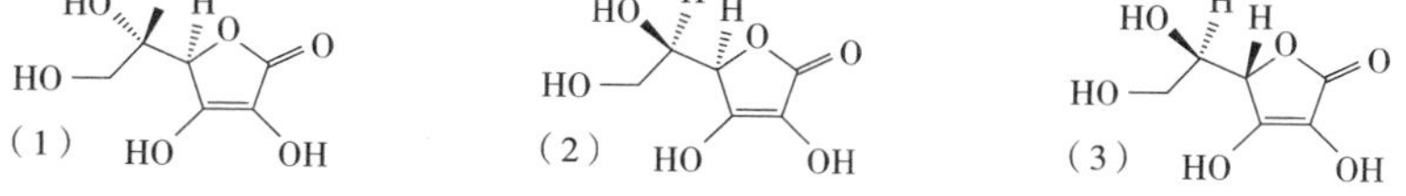

图 4-6 维生素 D 的三种光学异构体结构

维生素 K 是绿叶蔬菜中的另一种维生素，化学结构如图 4-7 所示。维生素 K 在骨骼健康中的作用是通过它的羧基化作用，激活重要的骨骼蛋白质。如果 γ-羧基化受损，则羧基化不足的骨钙素积累，而后者与髋部骨折风险增加相关。

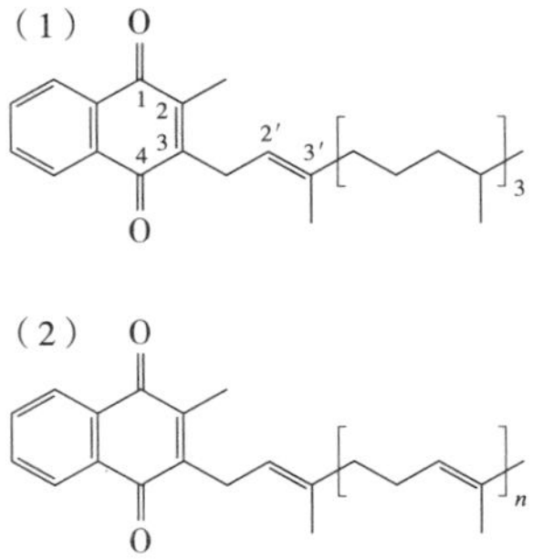

图 4-7 天然存在的维生素 K 的化学结构

维生素 K 在维持骨强度方面起着关键作用，作为 γ-羧酸酶的辅助因子，维生素 K 在维持骨强度方面发挥着关键作用，反过来又激活了骨中依赖维生素 K 的蛋白质 OC、基质 Gla 蛋白（MGP 蛋白）、富含 Gla 的蛋白、蛋白 S 和生长停滞特异性 6 蛋白（Gas6）。Gla 蛋白位于体液和细胞外基质中，具有钙结合能力。

B 族维生素的代谢辅助因子对心血管和其他疾病很重要，但它能在身体上起到重要的作用。维生素 B_{12} 是与蛋氨酸合成酶相关的代谢反应中必需的辅助因子，是 DNA 合成所必需的，并可能刺激成骨细胞活性和骨形成，其工业化生产稳定形式如图 4-8 所示。对于维生素 B_{12}、骨折风险和骨密度的研究结论并不一致，一部分研究表明维生素 B_{12} 和骨折风险之间不存在关系；另外一项研究可以证明维生素 B_{12} 和骨密度之间存在正相关关系。

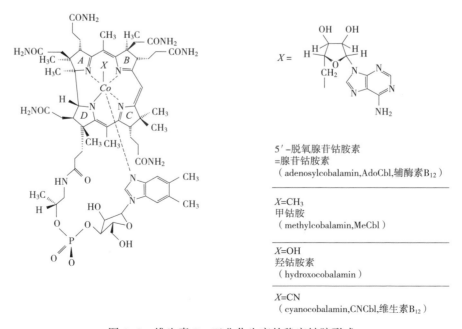

5′-脱氧腺苷钴胺素
=腺苷钴胺素
（adenosylcobalamin,AdoCbl,辅酶素 B_{12}）

X=CH_3
甲钴胺
（methylcobalamin,MeCbl）

X=OH
羟钴胺素
（hydroxocobalamin）

X=CN
（cyanocobalamin,CNCbl,维生素 B_{12}）

图 4-8 维生素 B_{12} 工业化生产的稳定钴胺形式

（三）类胡萝卜素

胡萝卜素是指由 8 个异戊二烯首尾相连苟恒的四萜类化合物，分子式为 $C_{40}H_{56}$，含有一系列的共轭双键，有 α-胡萝卜素、β-胡萝卜素、γ-胡萝卜素三种异构体，其中 β-胡萝卜素在植物中含量最高。叶黄素是指胡萝卜素衍生的醇类，是胡萝卜素两末端环上各有一个氢被羟基取代的产物，分子式为 $C_{40}H_{56}O_2$。类胡萝卜素是胡萝卜素和叶黄素的总称。

胡萝卜素、角黄素、褐藻黄素、花药黄素和紫黄素对骨稳态的影响尚未明确。在各种胡萝卜素和叶黄素类中，β-隐黄素对体外骨钙化具有潜在的合成代谢作用。各种黄酮中的杨梅素、山柰素、异鼠李素、姜黄素、橙皮苷和芦丁（槲皮苷 3-芦丁苷）对体外培养的骨形成和钙化没有影响。维生素 A（视黄醇、视网膜和视黄酸）是由类胡萝卜素形成的，类胡萝卜素是动物和人类体内的维生素 A 的主要来源。

类胡萝卜素是水果和蔬菜中一类重要的植物化学物质，它可以通过减少氧化应激的影响来保护骨密度。氧化应激可通过激活肿瘤坏死因子-α 介导的核因子-κB 和破骨细胞发生活性来增加骨吸收。

研究表明，饮食或补充剂中摄入类胡萝卜素与腰椎、股骨颈和粗隆 BMD 呈负相关；随着类胡萝卜素摄入量的增加，髋部骨折的相对风险逐渐增加，这主要是因为来自饮食或补充剂的视黄醇，而不是类胡萝卜素的摄入。较高的血清类胡萝卜素水平与骨折和髋部骨折的风险有较高相关性，而没有证据表明摄入胡萝卜素会造成伤害。研究发现膳食或补充视黄醇摄入对骨密度和髋部骨折风险的危害方面大体上是一致的。在确定危害方面，维生素 A 摄入量比来源更重要。

（四）蛋白质

充足的营养在骨骼结构的发育和维持中起着重要的作用，以抵抗通常的机械应力。除了钙和充足的维生素 D 之外，膳食蛋白质是骨骼健康的关键营养物质，对预防骨质疏松症有作用。研究指出，高蛋白摄入对骨密度或骨密度有积极作用，这与髋部骨折发生率的显著降低有关。

低蛋白质摄入量［<0.8g/（kg 体重·d）］常出现在髋部骨折患者中。研究表明，在骨科治疗后，补充蛋白质可减轻骨折后骨丢失，倾向于增加肌肉力量，并减少医疗并发症和康复住院时间。没有证据表明高蛋白摄入本身会对骨量和强度有害。但是当钙摄入量低（<600mg/d）时，应避免高蛋白饮食［>2.0g/（kg 体重·d）］。在老年人中，考虑到随着年龄增长对膳食蛋白质的合成代谢反应减弱，目前的膳食蛋白质推荐摄入量（RDA）设定为 0.8g/（kg 体重·d），对于脆弱性骨折的一级和二级预防来说可能太低。

较高的蛋白质的摄入是一个尿钙流失的决定因素。1 型胶原蛋白约占骨蛋白总量的 98%。主要的非胶原蛋白是骨钙素、骨膜蛋白和骨连接蛋白。在骨塑形的过程中，主要是在成年后的生长和重塑过程中，有机基质的形成和吸收两个过程的分子产物特别是 1 型胶原蛋白，被释放到系统的细胞外区间，它们可以被化学分析并作为骨形成和吸收的标志物。其他非胶原蛋白的骨蛋白，如骨特异性的碱性磷酸酶或骨钙素也会在骨重塑过程中释放。它们可在系统的细胞外区间内检测到，并且也被用来估计骨重塑的速度以及其在药物或营养干预下的变化。

（五）其他矿物质

矿物质对骨骼的保护作用主要体现在镁和钾对骨骼的保护作用。其中镁主要是被整合到骨基质中，有助于提升骨骼强度；反之，钾的摄入促进了肾脏的钙保留并通过维持酸碱平衡来防止骨质流失。

关于血清镁浓度及其与骨骼关系的各种研究表明，镁浓度低与骨质疏松症的存在有关，30%～40%的被分析对象（主要是绝经期妇女）存在低镁血症。各种饮食调查表明，约20%的人经常摄入低于推荐量的镁；此外，在这一类别中，发现较低的骨密度和较高的骨折风险。

富含钾离子的食物含有碳酸氢盐的前体，可以缓冲体内的酸。现代西方饮食中碱的来源相对较低（钾离子高的食物如水果和蔬菜），而酸的来源较高（鱼、肉和干酪）。当碱的数量不足以维持正常的 pH 时，身体会从骨骼中动员碱性钙盐来中和饮食中消耗的酸和代谢产生的酸。高的饮食酸负荷可导致代谢性酸中毒，并造成有害影响，包括骨脱矿、蛋白质降解和肾结石形成。

五、骨质疏松症的预防与恢复

（一）运动对于骨质疏松症的预防与恢复

定期的身体活动、充足的钙摄入和正常的维生素 D 水平对健康的骨质很重要。根据骨折风险的不同，病人也可以按骨型开药物；如果此处脆弱骨折，必须持续的治疗或强化。研究结果表明，绝经后健康妇女每天摄入富含钙和维生素 D 的牛乳可明显改善维生素 D 状况，明显增加股骨颈的 BMD，并对血糖和血脂状况产生有利影响。与美国医学会的建议（20ng/mL）相比，血清的维生素 D 维持在 30ng/mL 以上，没有任何好处。在预防非骨质疏松的绝经后早期妇女的骨质疏松症方面，低剂量维生素 D 补充剂只有很小的作用，并没有给单独的 HRT 带来任何额外的好处。钙和维生素 D 和皮质类固醇的摄入量提高似乎可以增加炎症性肠病患者的腰椎密度，氟化物不能提供进一步的提升改善。

对于骨质疏松症患者，推荐多成分运动计划，包括阻力训练和平衡训练，强调每天的脊柱伸肌训练；当然，损伤、骨折风险和活动史也必须考虑在内。研究发现，高强度的、基于跳跃的间歇性水上运动项目能够改善绝经后妇女的 BMD 和功能健身参数。运动对骨密度的影响在统计上相对较小，但可能很重要；锻炼有可能成为避免绝经后妇女骨质流失的一种安全和有效的方式。

（二）天然植物提取物对于骨质疏松症的预防与恢复

从植物的根、叶、花和种子中提取的活性化合物对骨骼具有抗再吸收或合成代谢的特性。植物通过不同的途径对骨骼有益。一些植物含有降低全身与骨质流失相关的促炎细胞因子水平的物质，另一些植物含有高水平的钙，还有一些植物则作用于胃肠道以加强钙的吸收。

1. 芸香科植物提取物

洋葱是一种常见的具有骨骼保护功能的蔬菜，在世界各地都有食用。研究发现，在雄性大鼠中，从干洋葱泡中提取乙醇馏分后的水渣可减少骨重吸收，增加骨矿物质含量（BMC）、骨小梁厚度和骨小梁骨密度。从洋葱中提取的乙醇提取物也可以减少女性骨质疏松模型的骨质流失，并抑制破骨细胞的再吸收。活性洋葱提取物还能防止老年繁殖大鼠高磷酸盐/低蛋白饮食引起的胫骨皮质和松质骨丢失。另一种在世界范围内普遍食用的蔬菜是大蒜，它的油提取物可以防止卵巢切除引起的骨丢失和调节年轻大鼠的骨转换。

2. 菊科植物提取物

在韩国传统医学中，红花的种子被用来治疗骨质疏松症。红花种子成分具有骨保护和骨形成的特性，红花籽的粗提物和水提物都能刺激培养中成骨细胞的分化，脱脂的红花籽能防止卵巢切除引起的骨丢失，红花种子的甲醇提取物具有成骨特性，这可能是由 IGF-1 介导的红花籽油对胫骨干骺端的骨小梁有保护作用。

3. 蔷薇科植物提取物

蔷薇科茶是世界上最常见的饮料之一。它是由山茶的叶子制成的。红茶和绿茶都含有抗炎和抗氧化的多酚，研究发现，茶与骨骼健康呈正相关，既能增加骨形成，又能减少骨重吸收。目前为止，还没有关于饮茶量与骨密度水平之间负相关的报道。

4. 木犀科植物提取物

在传统中医中，女贞果（ligustrum lucidum，FLL）被用来治疗包括腰痛在内的各种疾病。FLL 的干燥植物提取物可以调节年轻双卵巢摘除（ovariectomy，OVX）大鼠胫骨中的骨转换和钙平衡。在年老 OVX 大鼠中，FLL 还通过增加血清中 1，25-（OH）$_2$-D$_3$ 和维生素 D 依赖性钙结合蛋白的水平来改善钙平衡。此外，FLL 治疗的老年大鼠长骨和腰椎矿化较好，FLL 刺激成骨，抑制破骨细胞形成。橄榄树的果实及其油自古以来就被用作食物和药物，研究发现，橄榄油可以缓解中年大鼠卵巢切除引起的骨质流失。

5. 毛茛科植物提取物

黑孜然是一种富含百里香醌的草药，从其种子中提取的油可以改善雄性糖尿病大鼠股骨的微结构和生物力学特性，达到与甲状旁腺激素治疗相同的水平。来自同一科的另一种植物黑升麻可增加 OVX 大鼠股骨和 L3 椎体的骨密度和力学性能。即使是雄性大鼠，在喂食黑升麻后，胫骨中与年龄相关的骨质流失也有所减少。

6. 葡萄科植物提取物

从葡萄科植物的茎和叶中提取的提取物被用于传统的阿育吠陀医学中治疗骨折。已知这种植物能促进骨折愈合，增加骨矿化，促进骨折部位黏多糖的积累，葡萄含有活性化合物白藜芦醇，可以促进成骨细胞的发生和骨形成，主要是通过影响 ST2 细胞中的 Wnt 信号通路家庭的活力。

还有一些其他的预防和帮助骨质疏松症恢复的方法，研究表明，口服中药复方对预防绝经后骨丢失的有益作用，证明了其降低脆性骨折发生率的潜力。

思考题

1. 如何通过日常饮食控制预防糖尿病？

2. 请根据医学营养治疗的角度，谈谈如果想要设计低热量平衡饮食，应该如何搭配日常饮食？

3. 请根据营养学的角度，谈谈如何看待肥胖症患者采取极低热量饮食、节食减肥甚至网络上热传的 21d 减肥法？同时请查阅相关资料，谈谈不同热量饮食和调整饮食结构相比，哪种更利于肥胖症患者减重？

4. 请查阅相关前沿文献，总结目前最新研究发现的血脂异常和脂蛋白异常症的并发症还有哪些？

5. 查阅文献，寻找一种预防与治疗骨质疏松的营养素，分析其市场与开发前景。

育人课堂

代谢性疾病研究
中的中国贡献

第五章

心脑血管疾病

学习目标

1. 掌握高血压、冠状动脉粥样硬化性心脏病和脑血管疾病的病理机制、治疗方法以及膳食预防措施等重点内容。

2. 学会初步为相应患者设计治疗和预后的营养干预方案。

思维导图

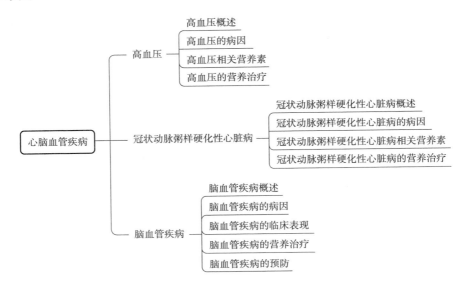

高血压是全球心血管疾病和过早死亡的主要原因，据估计 2010 年全球 31.1% 的成年人（13.9 亿）患有高血压。高血压的发生受到多种危险因素的影响，如高钠摄入、低钾摄入、肥胖、饮酒、缺乏运动、不健康饮食等，因此通过膳食营养的方式辅助缓解高血压已经成为其治疗方法中必不可少的一种。冠状动脉粥样硬化性心脏病是冠状动脉血管发生动脉粥样硬化疾病而引起血管腔狭窄或阻塞，造成心肌缺血、缺氧或坏死而导致的心脏病，常被称为"冠心病"。与高血压一样，冠心病也是一种可以通过改变膳食模式预防或者辅助治疗的心血管疾病。脑血管病是由脑部血管病变或是脑部血流障碍引起脑功能障碍的一类疾病总称，近年来患病率和致死率不断攀升。因此，本章将分别介绍上述三种常见的心脑血管疾病。

第一节　高血压

一、高血压概述

血压是一个正态分布的生物变量，其中分布的高端值称为高血压。高血压的诊断基于一个测量值的任意临界点，该测量值在整个范围内与各种心血管疾病的风险具有连续和分级的关系。在大多数国家和国际指南中，诊断高血压的阈值是在诊所或办公室测量的收缩压至少为 140mmHg，舒张压至少为 90mmHg 或两者兼而有之。全球疾病负担项目的最新数据显示，血压升高（收缩压>115mmHg）仍然是全球疾病负担和全球死亡率的最大因素，每年导致 940 万人死亡。其中主要的原因是高血压可以诱发冠心病和中风，并且无性别差异。然而，高血压死亡的相对发病率因地理位置而异，这可能反映了其他危险因素的共存。《中国居民营养与慢性病状况报告（2020 年）》显示，我国 18 岁及以上居民高血压患病率为 27.5%，其中 18~44 岁、45~59 岁和 60 岁及以上居民高血压患病率分别为 13.3%、37.8% 和 59.2%。我国居民高血压患病率总体呈上升趋势，目前成人高血压患病人数估计为 2.45 亿。迄今为止，高血压的发展过程与主要环境决定因素的暴露增加有关，如盐、酒精摄入过量等。膳食干预是国内外公认的高血压防治措施，对血压改善极为重要。

二、高血压的病因

高血压通常分为原发性和继发性两种。继发性高血压通常发病年龄较早，无家族史，病因明确，如内分泌紊乱和口服避孕药等。大多数指南建议对 40 岁以下的高血压患者进行继发原因调查。相比之下，由于生活方式和遗传因素之间的相互作用，原发性或继发性高血压大多发生在中老年人。

在确诊为原发性高血压的大多数患者体内，血流阻力（总外周阻力）的增加是高血压的主要原因，而心输出量保持正常。有证据表明，一些患者高血压前期或"临界高血压"的年轻人有较高的心输出量和心率升高，但是外周阻力保持正常，这种现象称为高动力临界高血压。由于他们的心输出量下降，外周阻力随着年龄的增长而增加，这些人在晚年时会出现原发性高血压的典型特征。高血压患者外周阻力的增加主要归因于小动脉的结构性狭窄。另外，毛细血管数量或密度的减少也是原因之一。此外，高血压也与外周血管弹性的降低有关。外周血管弹性的降低会增加回流心脏的血量和心脏前负荷，最后导致心脏功能失常。

高血压的动脉系统所见的血流阻力现象，有许多致病机制予以解释。大多数证据指向下列两个病因：一个是肾脏的盐和水调节紊乱，另外一个是交感神经系统异常，例如各种原因使神经递质浓度或活性发生异常，最终导致交感神经活性亢进。此外血压中儿茶酚胺浓度的增加也会导致血压升高。这些致病机制并不会彼此排斥，而是可能两者都在某种程度上造成大多数原发性高血压病理。另外，人们也推测，内皮细胞功能受损（血管内皮功能受损）和血管炎症也可能使外周阻力增加和血管损坏加剧。

三、高血压相关营养素

(一) 高钠摄入与高血压

高血压与膳食钠摄入量之间的关系密切。饮食中钠的减少不仅会降低血压和高血压的发病率，而且还会降低心血管疾病的发病率和死亡率。不论性别和种族，盐摄入量的持续适度减少都会导致高血压和血压正常者的血压下降。摄入盐的减少幅度越大，收缩压下降幅度越大。钠摄入量高和血压水平升高之间的关系与水潴留、全身外周阻力增加、内皮功能改变、大弹性动脉结构和功能改变、交感神经活动改变以及心血管系统自主神经调节有关。这一部分中将重点介绍钠摄入对血管血流动力学的影响及其在高血压发病机制中的意义。

钠摄入量与血压值之间有直接关系。过量的钠摄入量（WHO 标准为>5g/d）已被证明会显著增加血压，并与高血压及其心血管并发症的发病有关。相反，减少钠摄入量不仅可以降低血压水平和高血压发病率，而且还与降低心血管疾病发病率和死亡率相关。相关研究表明，无论性别和种族，4 周或以上适度减少盐摄入量会导致高血压患者和正常血压个体的血压显著下降，而盐摄入量的减少程度与收缩压下降程度有关。然而，目前的卫生政策在减少人口膳食钠方面尚未取得有效的成绩，由于饮食依从性差，减少钠摄入量对血压水平的积极影响往往随着时间的推移而减少。

目前为止，钠的摄入与血压升高之间病理生理学联系的解释主要包括三种：①过多的钠摄入可能引起水潴留，即机体在组织间隙中积存了过多的水并且无法通过排尿的形式排除。水潴留会导致动脉血管的流量升高，而这种血流动力学的负荷会通过升高血压的方式导致不良的微血管重构。②过多的钠摄入可能会诱发微血管内皮炎症、结构的重塑和功能异常，从而增加了血管的阻力导致血压的升高。③除了影响小阻力动脉外，血浆中钠水平的升高还会影响大弹性动脉的结构和功能，进而诱发高血压。具体的机制如下：

（1）高血压和盐敏感性　高血压和盐敏感性的关系指当盐摄入过多使动脉压力升高时，压力性钠排泄机制会促进钠和水的排泄，从而使血容量降低至血压恢复正常值。只有当肾脏的压力性钠排泄机制失调时，才会导致水潴留，进而诱发高血压。但是，人与人之间对于高盐饮食升高血压的程度是不一样的，即每个人的盐敏感性指数（salt-sensitivity index，SSI）不同。同样的盐负荷量，有的患者血压升高较为明显，另一些患者升高就不太明显，这种差异与遗传特异有关，这也就在一定程度上解释了高血压具有明显的遗传倾向性的原因。

（2）钠的摄入量和交感神经兴奋　除了影响尿钠的排泄率以外，与普通人群相比，原发性高血压患者体内 SSI 的差异也会影响到交感神经的兴奋性，从而诱发高血压的发生。交感神经是植物性神经系统的一部分。它的活动比较广泛，刺激交感神经能引起腹腔内脏及皮肤末梢血管收缩、心搏加强和加速、瞳孔散大、消化腺分泌减少、疲乏的肌肉工作能力增加等，其主要作用是保证在人体紧张状态时的生理需要。而交感神经兴奋所引起的心率加快和心肌收缩力增强均会引起心输出量增多，从而诱发高血压。此外，交感神经兴奋造成的血液中儿茶酚胺等激素的分泌增多也是导致血压升高的机制之一。在原发性高血压患者体内，当钠摄入过多导致血容量增加时，会刺激交感神经，而由于调节机制受损，长期的交感神经兴奋就会增加高血压患者的患病风险。

（3）盐诱导的血管功能障碍　盐摄入量的增加会显著引起循环容积的扩大以及血流量和血压值的增加，从而通过剪切应力的机械载荷和壁张力介导动脉壁的不利重塑。除此之外，高钠摄入对微血管循环会有不利的影响。食盐摄入会导致高血压动物模型体内发生由结构改变引起的微血管稀疏。微血管稀疏是指直径$<40\mu m$的微动脉和毛细血管在数量上的减少，这是高血压的重要特征。微血管稀疏会导致血液平行通路下降，进而使外周阻力增加，同时各组织的物质能量代谢水平、储备能力及物质交换能力均会下降。除了微血管稀疏外，在进食高盐饮食后，动脉血管扩张能力也会下降，并导致肾重量的减轻。以上病理变化均可以诱发高血压，而在食用低盐饮食后可以得到缓解。此外，高钠摄入所引起的血管内皮细胞Ca^{2+}信号和20-羟基二十碳四烯酸等局部血管收缩效应器的异常，可能是盐摄入过多与微血管障碍联系起来的关键介体。

（4）钠摄入量和动脉硬化度　膳食中高盐含量、动脉高血压和大动脉硬化增加之间存在着密切的关系。高钠摄入量可以显著促进动脉硬化，而动脉硬化导致的血管弹性下降则会引起血压的升高。

首先，高血浆钠会显著影响大弹性动脉的功能特性，这与系统外周阻力的相对增加有关，并且钠的摄入也会影响到小阻力动脉的作用，例如，低盐饮食人群的颈动脉-股动脉搏动波速度会显著低于高盐饮食人群。

其次，与高钠摄入相关的内皮功能障碍和氧化应激也可以引起血管损伤。主动脉和大弹性动脉的力学特性取决于动脉壁细胞外基质的主要成分即弹性蛋白和胶原蛋白之间的关系。因此，弹性蛋白和胶原纤维的比例是大动脉黏弹性的主要特征，并且这一特征受到基质金属蛋白酶的调节。高钠摄入会激活细胞外基质金属蛋白酶MMP2和基质金属蛋白酶MMP9，从而刺激转化生长因子β1抗体（TGF-β1）的产生，导致弹性蛋白纤维变薄和断裂，并降低弹性蛋白和胶原蛋白的比例。另一方面，TGFβ-1的过度表达会抑制胶原酶的产生，并对动脉壁的细胞外基质产生纤维生成作用，从而改变其力学性能。

另外，肾素-血管紧张素-醛固酮系统（renin-angiotensin-aldosterone system，RAAS）在调节大弹性动脉的力学特性、激活MMPs和增加Ⅰ型胶原合成方面也发挥着重要作用。当机体大出血或者血压下降时肾血流量减少，刺激肾脏球旁细胞分泌肾素增多，肾素能够将血管紧张素原转化为血管紧张素Ⅰ，血管紧张素Ⅰ具有微弱的升血压作用。在血管中血管紧张素Ⅰ转化为血管紧张素Ⅱ，血管紧张素Ⅱ能够强烈的收缩小血管，使血压升高同时促进醛固酮分泌，具有保钠排钾的作用，并使水钠潴留和血容量增加。同时，血管紧张素Ⅱ还可以收缩小静脉，并使回心血量增多。在血管紧张素Ⅱ的作用下，回心血量增多、血压回升、有效循环血量得到改善。研究发现，高钠饮食可以选择性地促进血管紧张素Ⅱ阻滞剂的表达，因此高钠饮食摄入诱发高血压也可能与RAAS有关。

综上所述，高钠的摄入可以通过促进交感神经兴奋、造成血管运动障碍和增加动脉硬度促进高血压的产生，因此保持低钠的摄入对于高血压患者的营养治疗中格外重要。

（二）低钾饮食与高血压

钾是活细胞中最重要的离子，几乎影响所有细胞功能。大量的临床和流行病学研究均表明，钾是血压调节的一个基本因素。在钾缺乏的情况下，血压的调节可能会大大受损。本部分阐述了钾在高血压中的作用，重点说明了钾对血管和肾脏的影响，并讨论了细胞钾作为高血压标志物的机理研究。

1. 钾与血管活性

（1）钾促进了血管平滑肌细胞的松弛　血压由心输出量和外周血管阻力决定。短期因素（如收缩松弛反应）和长期因素（如血管重塑）会影响血管阻力，从而影响血压。细胞内钾是血管平滑肌细胞（vascular smooth muscle cell，VSMC）松弛和增殖的关键因素。在收缩过程中，膜去极化和钙是VSMC收缩的关键因素，而在舒张过程中，钾和膜超极化是关键因素。从这个意义上讲，血管内压力增加会导致VSMC的分级膜去极化，并激活电压依赖性的L型钙通道。这些通道的激活提高了细胞内钙浓度，并通过激活肌球蛋白轻链激酶促进VSMC收缩。同时，细胞内钙浓度的整体上升通过激活肌浆网上的利亚诺定受体产生反馈信号。这些受体的激活促进了肌浆网的局部钙释放，从而激活相邻细胞膜上具有大电导的钙激活钾通道（big conductance Ca^{2+}-activated K^+ channels，BK）。由此产生的钾外流使细胞膜超极化，关闭电压依赖性钙通道，终止钙内流，并结束平滑肌的收缩。因此，细胞钾含量的改变或其流出可能会削弱VSMC的松弛。

（2）钾在血管平滑肌细胞增殖中的作用　钾通过激活中间电导钙活化钾通道（intermediate conductance Ca^{2+}-activated K^+ channels，IK），在VSMC的增殖中起着关键作用。IK广泛分布于机体成纤维细胞、增殖型平滑肌细胞、内皮细胞、T淋巴细胞、浆细胞、巨噬细胞和上皮细胞中，并参与体内血管舒缩、炎症、钙化、组织纤维增生、免疫反应、恶性肿瘤发生和内外分泌腺分泌等病理生理过程。在成熟健康的血管中，大多数VSMC处于完全分化的收缩状态，BK的激活通过使钾离子顺电化学势梯度被动运输，让细胞膜发生超极化并松弛。然而，在存在血管损伤的情况下，VSMC与IK表型转变相关的生长反应性和基质生成增强。这种表型转变改变了VSMC的细胞电特性及其功能，其中的部分原因是BK和IK对钙内流的不同影响。钾调节钙信号振幅和持续时间的能力对其诱导细胞功能变化的能力至关重要，因为只有某些类型的钙信号才能激活促生长基因。在收缩过程中，BK的激活导致L型钙通道的关闭，而IK诱导的超极化通过增加其电化学驱动力，促进钙在大的化学梯度上的运输。这种通过非选择性阳离子通道的钙内流导致细胞质钙水平的增加，从而选择性地激活平滑肌生长机制，包括基因表达、蛋白激酶的激活以及参与细胞分裂的过程。

此外，调节钾通道的因素有可能导致生理信号编码的改变，进而影响功能反应。例如可以通过钙和磷酸化调节钙激活性钾通道的活性。钾通道功能的改变可能是钾影响钙信号传导从而激活基因表达和细胞生长的普遍机制。因此，钾外流是否有利于VSMC增殖取决于钙活化钾通道在VSMC中的表型表达。

钾与VSMC增殖相关的另一个因素是普遍存在的Na^+/H^+交换异构体-1（Na^+/H^+ exchanger isoform-1，NHE-1）的活性。在体外，VSMC增殖与细胞外钾浓度呈负相关，而NHE-1在高血压患者体内的活性显著增加。在生理状况下，高血压会引起VSMC中NHE-1的周转增加，并进一步促进Na^+/H^+的活性增强，而这一效应会在钾缺乏的情况下尤为严重。由于NHE-1在细胞增殖中起到了重要的作用，在钾缺乏的期间，VSMC中NHE-1活性的变化可能引起VSMC的增殖，并进一步导致高血压。

（3）钾在内皮源性超极化因子中的作用　内皮细胞来源的超极化因子（endothelium-derived hyperpolarizing factor，EDHF）具有不依赖于内皮细胞中一氧化氮和前列环素的调节血管张力的特性。虽然EDHF的性质尚不明晰，但相关研究表明，EDHF可以被抑制钾离子外排的特定毒素所阻断，证明了钾是EDHF中的重要组成部分。

2. 钾离子与肾脏

盐敏感性是肾钠排泄的主要决定因素，而钾的摄入会显著影响盐敏感性。低钾摄入可能导致盐敏感性，而补充钾可能会抑制钠的升压反应。高血压患者在饮食限钾期间时，盐敏感性较低的患者表现出钠尿能力受损和中度钙流失，而盐敏感性较高的高血压患者表现出显著的钙耗竭，以上变化会对进一步对肾脏和血压造成损害。

3. 钾影响一氧化氮的产生

研究发现高血压Dahl大鼠尿中的NO_2^-和NO_3^-排泄量显著增加。高钠摄入量可以显著增加血压，而补充钾则可达到相反的效果。在去甲肾上腺素预收缩环中，高血压Dahl大鼠对乙酰胆碱、5′-二磷酸腺苷和异丙肾上腺素的舒张反应显著减弱，而这一现象可以通过补钾改善。然而，当动脉环用NO合成酶抑制剂（NG-硝基-L-精氨酸甲基）预处理时，对补钾的这些反应被消除，这表明补钾刺激内皮细胞产生NO。有趣的是，高血压Dahl大鼠对非内皮依赖性舒张的反应显著减弱，但不受补钾的影响，这表明补钾改善了内皮功能，但不改善平滑肌功能，而NO作为一种信号分子，存在于心血管系统、神经系统乃至全身。它可以舒张和扩张血管，以确保心脏的足够血供，并能够降低血压。因此补钾可以通过刺激NO的产生降低血压。

4. 红细胞钾作为原发性高血压的标志物

鉴于钾对血压调节的影响，细胞钾含量的测定似乎是研究血压调节机制的必要工具。然而，在临床环境中，出现了研究哪种细胞及其可及性的问题。尽管内皮细胞、血管平滑肌细胞或肾小管细胞都可能是评估高血压患者细胞钾含量的理想细胞，但它们在人体研究中的应用并不实际。红细胞是研究高血压时细胞钾行为的一种特殊但非常常见的细胞。红细胞是一种非常特殊的细胞，尽管它没有细胞核，但它拥有所有的机制来响应和干预血压调节。因此，红细胞钾含量的降低与原发性高血压有关，它可能是参与血压调节的其他细胞钾变化的标志。红细胞钾含量降低在青少年中呈双峰分布。红细胞钾含量低的青少年血压水平高于红细胞钾浓度高的青少年。红细胞钾含量低的青少年比红细胞钾浓度高的青少年有高血压父母的可能性高三倍。在高血压家族中，高血压患者的红细胞钾显著低于高血压和血压正常对照组的后代，并且高血压患者的后代红细胞钾明显低于血压正常对照。在高血压患者及其后代中，低红细胞钾与舒张压呈显著负相关。这些研究表明，红细胞钾可能是参与血压调节的其他细胞钾变化的生化标志物。

综上所述，钾在血压调节中具有重要的作用。它在血管和肾脏中的功能至关重要，为研究血压调节机制打开了一扇新的大门。了解钾对内皮超极化因子、血管平滑肌细胞松弛和增殖、肾小管转运以及 NO 生成的影响，将有助于未来预防和治疗原发性高血压。因此，在饮食中补充钾也是通过膳食营养辅助高血压治疗的重要方式。

（三）脂肪酸与高血压

除了低钠和高钾是高血压营养治疗的原则以外，减少高脂饮食的摄入也是治疗高血压的重要途径。高脂饮食所导致的饱和脂肪酸的摄入增加是高血压患病风险上升的重要因素，而不饱和脂肪酸，尤其是 $\omega-3$ 不饱和脂肪酸的摄入可以显著降低高血压的风险。因此，本部分将主要阐述脂肪酸影响高血压的机制。

1. 脂肪酸的种类与转化

众所周知，不平衡的饮食倾向于脂肪的过多摄入。在不平衡的饮食中，脂肪摄入约占每日能量摄入的 45%（每天摄入 2000kcal，80~100g），而不是建议的 30%~35%（每天摄入 2000kcal，约为 65g）。除了脂肪摄入过多之外，这些脂肪的性质也是一个主要因素。饱和脂肪酸（saturated fatty acids，SFA）通常占高脂饮食脂肪酸摄入量的 50%，而它们只应占 10%。相反，多不饱和脂肪酸（polyunsaturated fatty acids，PUFA）的比例应该显著增加。

棕榈酸（C16：0）和硬脂酸（C18：0）是人类食物中的主要饱和脂肪酸，分别占总脂肪酸的 15%~20% 和 5%~10%。棕榈酸（而非硬脂酸）对血液胆固醇水平的增加有显著作用。对于大多数消费者来说，饱和脂肪酸意味着动物脂肪。大多数消费者认为饱和脂肪酸的摄入是由于肉类或乳制品的摄入，通常没有考虑到动物脂肪，例如牛油和动物脂肪，也可能提供 PUFA。同样，植物脂肪被认为是 PUFA 的供应来源，但它在很大程度上也是 SFA 的来源。另外，油酸（C18：1，$\omega-9$）是食物中主要的单不饱和脂肪酸（monounsaturated fatty acid，MUFA），也是人血液中主要的循环脂肪酸（占血浆脂肪酸的 30%~45%），而两类 PUFA（亚油酸 $\omega-6$ 和 $\alpha-$亚麻酸 $\omega-3$）是必须由食物提供的必需脂肪酸。$\omega-6$ 的主要来源是动物肝脏和鸡蛋，而 $\omega-3$ 主要由鱼类和海洋哺乳动物等海产品提供。

一些植物有机体含有一种 Δ12-去饱和酶，能够在油酸中生成一组两个非共轭双键，从而生成亚油酸。其他一些生物体可以通过 Δ15-去饱和酶进一步去饱和使其变为 a-亚麻酸。许多动物细胞可以通过一系列连续的延伸和去饱和步骤转化长链 PUFA，但这两个系列之间不会发生转移。包括人类在内的所有哺乳动物都具有 Δ6-去饱和酶和 Δ5-去饱和酶，因此能够产生具有生物活性的 PUFA 花生四烯酸（arachidonic acid，AA，20：4 ω-6）和二十碳五烯酸（eicosapentaenoic acid，EPA，20：5 ω-3）。在人类中，这种代谢活动在肝脏和肾上腺中效率很高，而在心脏、大脑和肾脏中效率低得多。相反，Δ4-去饱和酶只能在藻类和海洋动物种中找到。通向二十二碳六烯酸（docosahexaenoic acid，DHA，22：6 ω-3）等最终产品的 Δ4-去饱和步骤涉及一个额外的延伸步骤和更复杂的途径中的 Δ6-去饱和酶。然而，包括心脏和神经组织在内的几个器官无法实现这一 Δ4-去饱和步骤，这使得 DHA 的外源供应成为必要。这一整体转化过程受到多种因素的影响，包括生理因素［PUFA 供应、反式脂肪酸（trans fatty acids，TFA）、ω-6/ω-3 比率、胰岛素、儿茶酚胺和衰老］和病理因素（酒精、营养不良、炎症性肠病、糖尿病和神经衰弱）。

由于 ω-6-PUFA 来源的多样性，并且其是一种 Δ5-去饱和酶的产物，因此很容易预见 ω-6-PUFA 摄入量的增加将平衡人群的生物需求。相反，ω-3-PUFA 的情况有所不同，其主要生物活性脂肪酸（DHA）必须由食物提供。生物膜中理想状态下的 ω-3/ω-6 比率在几种组织中可以达到 1/2，例如心脏，而在高脂饮食中只有 1/15。因此，膳食中 ω-6/ω-3 比率是一个非常重要的因素。

2. 高血压与饱和脂肪酸

SFA 是指碳链中不含不饱和双键的脂肪酸，它是构成脂质的基本成分之一，多存在于牛、羊、猪等动物脂肪中。其摄入过量会抑制胆固醇的代谢，并引起血胆固醇、甘油三酯、低密度脂蛋白-胆固醇（low density lipoprotein-cholesterol，LDL-C）的升高，而胆固醇含量的升高会引起血液黏稠度的增加，并进一步通过增大血流阻力诱发高血压。这一现象具有显著的性别倾向，在男性个体或者高血压患者的女性后代体内趋势会更加明显。此外，SFA 的摄入还会增加儿茶酚胺的敏感性，并通过抑制内皮依赖性舒张增加高血压的患病风险。

3. 高血压与单不饱和脂肪酸和反式脂肪酸

MUFA 摄入量的增加可以起到保护血管的作用。在女性志愿者中，MUFA 和 PUFA 的摄入量每增加 5%，心血管风险分别降低 19% 和 38%，这表明，MUFA 有助于降低 LDL-C 的含量和增加高密度脂蛋白胆固醇（high-density lipoprotein-chelosterol，HDL-C）的含量（部分是通过降低 SFA）。与 MUFA 相反的是，膳食中 TFA 对健康并无益处，也不是人体所需要的营养素，反而会提高血浆中 LDL-C 的含量和降低 HDL-C 的含量，并进一步增加高血压等心血管疾病的患病风险。除此以外，母亲摄入 TFA 过多还会增加胎儿患上必需脂肪缺乏症的风险。目前，膳食中 TFA 的主要来源可以分为两类，天然来源和人工制造。天然的 TFA 主要存在于牛羊肉和牛羊乳中，含量并不高；而人工制造的 TFA 包括氢化奶油（主要用于烘焙业中的起酥油）和在油脂的加工或烹调过程中产生的 TFA。因此，减少食用含有 TFA 的产品，并适量增加 MUFA 的摄入可以有效地降低高血压的患病风险。

4. 高血压与多不饱和脂肪酸

目前，ω-6-PUFA 可以显著降低中度高血压患者的血压的结论已被科学界广泛接受。此外，长链 ω-3-PUFA 对预防心血管疾病也有好处。ω-3-PUFA（3.7g/d）的摄入可以显著降低血压，这种降压作用在>45 岁人群和高血压患者中更明显。与安慰剂组比较，服用 DHA 的患者舒张压显著降低，但对收缩压无明显影响，而 EPA 和 DHA 的共同干预可以同时降低收缩压和舒张压。相比于健康人，在高血压患者体内这一现象更加明显，这对一些倾向于饮食干预降压的高血压患者具有一定的指导意义。

5. 脂肪酸影响高血压的机制

在实验性高血压中，很容易确定高血压的病因，并研究动物发病前后导致高血压的机制。实验性高血压是由系统性高血压或主动脉缩窄引起的压力超载（收缩超载）或心输出量增加引起的容积超载（舒张超载）引起的。目前已经建立了许多高血压动物模型，特别是在大鼠中，包括继发性肾血管性高血压（Glodblat 综合征）、脱氧皮质醇一过负荷所致醛固酮增多症（DOCA 大鼠）、原发性高血压［（自发性高血压大鼠表现为中枢性高血压，或 NEDH 大鼠发展为自发性儿茶酚胺分泌嗜铬细胞瘤），盐敏感模型（Dahl 大鼠）和盐皮质激素中毒或糖皮质激素联合用药（库欣综合征模型）］。此外，在这些模型中，心肌肥厚与高血压的发展有关。通过对这些不同模型的比较，可以很好地解释所涉及的机理，其中一些模型已用于研究 ω-3-PUFA 的作用。对大鼠心理社会应激所致高血压的研究表明，EPA 和 DHA 可以延缓高血压的发病，改善相关的心功能损害，并增加自发性心率。其他研究也发现鱼油可以限制原发性高血压、肾血管性高血压和胰岛素抵抗患者的收缩压升高。

对 ω-3-PUFAs 特异性作用的深入研究表明，它们对血压的影响与长链 EPA 和 DHA 中的血浆磷脂组成有关。这些降压特性不仅与膜流动性的改变有关，还与它们影响前列腺素平衡的能力有关，因为前列腺素的平衡会影响动脉壁的收缩和扩张。尽管 α-亚麻酸的含量在普通饮食中更容易增加，但这种前体对血压的影响却很少有文献记载，而 ω-3-PUFA 对血压的有益影响则归因于其代谢物 EPA 和 DHA。在各种结构磷脂中，EPA 或 DHA 改变了功能性前列环素/血栓和血管舒张平衡。然而，这种已知的对前列腺素的影响并不是提出的唯一机制。研究表明，DHA 在心肌膜磷脂中的掺入会影响体外和体内的肾上腺素功能。在患有代谢综合征（轻度高血压、高胰岛素血症和高甘油三酯血症）的大鼠中，纯 DHA 补充剂（每天 200mg/kg）可以显著影响体内血压的升高。DHA 的作用机制也可能涉及肾上腺素功能的调节。这种高血压模型很复杂，涉及多种机制，包括儿茶酚胺的分配，这解释了为什么 DHA 和 EPA 可能作用于病理的不同成分。与代谢综合征高血压不同，在一种具有高儿茶酚胺作用的原发性高血压大鼠（自发性高血压大鼠）模型中，DHA 阻止了高血压的发展，而 EPA 则没有。因此，每个长链 ω-3-PUFA 都有一个特定的作用机制，并根据病因显示不同的抗高血压特性。尽管动物和人类的研究实际上在范围上有所不同，但是这些数据都证实了 ω-3-PUFAs 与高血压之间的关系。

综上所述，目前的研究表明，改善脂肪酸的摄入方式包括减少 SFA 的摄入和增加 PUFA 的摄入，都可以降低高血压的患病风险。但是，目前为止脂肪酸摄入方式影响高血压的具体分子机制还有待进一步的探究。

四、高血压的营养治疗

《成人高血压食养指南（2023 年版）》对高血压患者的日常食养提出 5 条原则和建议：①减钠增钾，饮食清淡；②合理膳食，科学食养；③吃动平衡，健康体重；④戒烟限酒，心理平衡；⑤监测血压，自我管理。具体来说，高血压患者的饮食中应该增加钾、果蔬、低脂乳制品、富含食用纤维的全谷物、植物来源的蛋白质等的摄入，并减少钠盐的摄入。同时，应该彻底戒烟，不饮或限制饮酒，适当进行中等强度运动。

除了"高血压相关营养素"部分提到的钠、钾和脂肪酸外，膳食纤维也是与高血压关系密切的另一大营养素。

根据其水溶性和在肠道菌群中的发酵程度，膳食纤维可以被分为两大类：一类是可以溶于热水，并在肠道菌群的作用下可以被完全分解的可溶性膳食纤维，包括果胶、树胶和黏液；另一类是无法溶于热水，在肠道菌群的作用下只能被部分分解的不溶性膳食纤维，包括纤维素、半纤维素和木质素。由于膳食纤维笼状的结构具有很好的吸附性，其不仅会降低心血管疾病发生的概率，而且可以改善胃肠道和其他代谢异常。同时由于膳食纤维作为非淀粉类多糖的一种，在胃和小肠中不会被分解，主要是在大肠中肠道菌群的作用下被释放，并产生短链脂肪酸（short-chain fatty acids，SC-FA）等代谢物。这些代谢物不仅可以改变肠道菌群的结构，还可以被释放到血液中影响远处器官，进一步发挥其生理作用。此外，由于膳食纤维在大肠中的靶向释放作用，其也可以抑制恶性肿瘤的发生和改善结肠健康。具体来说，膳食纤维的生理功能主要包括：

（1）降低血糖　为了支持合成代谢，血糖水平必须保持在空腹 70~80mg/dL 和餐后 140~160mg/dL 的生理范围内。餐后的血糖水平取决于许多因素，如饮食的组成、胃排空的频率和肠壁对葡萄糖的吸收。丰富的可溶性膳食纤维可以有效降低血糖。

（2）降低胆固醇水平　膳食纤维介导的降低胆固醇的机制包括：促进胆固醇的排泄；延迟胆固醇的吸收；抑制脂肪酶和淀粉酶的活性，以及 SCFA 导致脂肪生成减少和脂解增强。随着饮食质量的改善，以及水果、蔬菜和豆类等纤维摄入量的增加，急性心血管疾病的风险显著降低。

（3）大肠运动频率的增加　碳水化合物摄入的增加，会促进肠道菌群的繁殖，这有助于抑制便秘并延长结肠转运期。减少的转运期限制了腐活性物质的积累，而膳食纤维的发酵导致 3 种主要结肠 SCFA 的产生，即醋酸、丙酸和丁酸。SCFA 通过调节回结肠制动或防御结肠反流等生理过程来影响肠道运动。

（4）影响肠道中矿物质吸收　膳食纤维对肠道中矿物质吸收的影响目前存在争议。一方面，结肠中的 SCFA 使肠道酸化，从而阻止矿物质和带负电荷的代谢物之间的复合物的形成，并提高矿物质的吸收程度。另一方面，研究发现，在可溶性纤维摄入量增加后的 2 型糖尿病患者中可以观察到血清钙浓度的轻度降低，以及尿液中钙和磷水平降低。这说明，对于追求长期食用高纤维饮食的患者，需要提供更多的膳食矿物质。

（5）减少能量摄入　由于膳食纤维难以消化，其可能抑制脂肪和蛋白质等营养物质在大肠中吸收，膳食纤维（包括可溶性膳食纤维和不可溶性膳食纤维）没有热量价值，因此富含全谷物蛋白质、蔬菜和水果的饮食对于降低心血管疾病的发病风险是有益的。

此外，膳食纤维的摄入还与高血压的发病之间存在着密切的联系。DASH 饮食提倡在膳食中提高蔬菜、水果、碳水化合物、低脂乳制品、瘦肉制品、坚果和种子的比例。未加工的水果和蔬菜可以提供纤维和营养素，但一旦煮熟或油炸，它们也可能产生大量的脂肪和钠。木薯中的可溶性膳食纤维会增加食糜的黏度，从而延迟胃肠道对葡萄糖和营养素的吸收。这种现象有助于调节葡萄糖的释放，并改善全身胰岛素抵抗，而如果不对胰岛素抵抗加以控制，则会抑制内皮的功能，从而导致高血压。然而，仅仅在饮食中选择健康的替代品是不够的，需要外部膳食补充剂才能产生最大的健康效益。

据统计，摄入膳食纤维多的人不太可能患高血压及其相关后遗症，如冠状动脉疾病和中风。在开始终生用药前，尤其是首次高血压患者，应首先考虑饮食调整。在药店可以买到的银杏纤维是膳食纤维的一个极好来源，可以降低高血压患者的收缩压和舒张压。值得注意的是，饮食中缺乏营养纤维的人群，经常伴随着血压的升高。因此，在饮食中适当添加膳食纤维也可以预防和辅助治疗高血压。

至于膳食纤维缓解高血压的机制，除了抑制脂肪的消化和胆固醇的释放外，膳食纤维对肠道菌群的改善也可能与抑制高血压的发生有关。肠道菌群是一类主要分布于大肠和小肠的微生物群，包括了可以参与食物消化、促进肠道蠕动、抑制致病菌生长和分解有毒有害物质的有益菌（又称益生菌）和可能引发各种疾病甚至产生致癌物质的有害菌（又称致病菌）。维持健康的有益菌和有害菌之间的生态平衡，可以保持宿主正常的生理功能，如营养、免疫、消化等。此外，肠道菌群分解膳食产生的小分子代谢物，如 SCFA、色氨酸代谢物、胆汁酸等，也与维持肠道屏障有关。目前的研究表明，肠道菌群失调与高血压发病之间存在着密切的联系。高血压患者肠道微生物群的微生物多样性显著低于健康人的肠道微生物群。高血压发病的同时也常伴随着肠道屏障的泄露和炎症标志物的增多，并且肠道菌群-交感神经系轴也可能参与高血压的调节。因此，膳食纤维对肠道菌群的调节作用可能是其改善高血压的机制之一。

此外，膳食纤维在肠道菌群作用下的代谢物，SCFA 的免疫调节作用也可能与缓解高血压有关。目前的研究已经证明了免疫系统和过度炎症反应在高血压的发展过程中发挥着重要的作用，而 SCFA 具有良好的抗炎活性。例如，SCFA 中的丁酸能够通过调节炎症因子 IL-1β 的释放来影响白细胞的移行。此外，SCFA 可以激活 G 蛋白耦合受体（G-protein-coupled receptors，GPR）41 和 GPR43。这些受体的分布具有明显的组织特异性。其中 GPR43 主要在造血组织如脾脏、骨髓肝细胞和单核细胞等免疫细胞中高表达。因此 SCFA 可能通过激活免疫细胞的表面的 GPR43 受体调节机体的免疫作用，从而影响高血压的发病。

总之，高血压是一种常见的慢性病，属于心脑血管疾病。在高血压的治疗方面，除了药物治疗外，改善生活行为也是重要的一个部分，而在膳食中使用营养治疗的方式，例如减少钠盐的摄入、补充钾盐、减少饱和脂肪酸的摄入，并适当增加不饱和脂肪酸和膳食纤维的摄入可以对高血压产生有效的预防和辅助治疗效果。

第二节　冠状动脉粥样硬化性心脏病

一、冠状动脉粥样硬化性心脏病概述

冠状动脉粥样硬化性心脏病是由于冠状动脉血管发生动脉粥样硬化病变而引起血管腔狭窄或阻塞，造成心肌缺血、缺氧或坏死而导致的心脏病，俗称"冠心病"。WHO 将冠心病分为 5 大类：无症状心肌缺血（隐匿性冠心病）、心绞痛、心肌梗死、缺血性心力衰竭（缺血性心脏病）和猝死 5 种临床类型。根据不同的发病特点和治疗原则，冠心病也常分为慢性冠脉疾病和急性冠状动脉综合征。冠心病多发于 40 岁以上的成年人，男性发病早于女性，近年来呈现年轻化趋势。影响冠心病的危险因素众多，包括年龄、性别、遗传因素、吸烟、高血压、血脂异常、糖尿病、肥胖、缺乏体力活动、饮酒等。冠心病最常见的症状是胸痛，同时也可能出现心悸、不正常的呼吸短促等。冠心病的治疗方式主要有药物治疗、手术治疗以及生活方式改变。冠心病患者的日常生活管理尤其注意戒烟、控制血压、控制血脂、控制血糖、适量运动、清淡饮食、保持健康的体重等事项。

二、冠状动脉粥样硬化性心脏病的病因

临床上，冠心病是真正的终末期疾病，其起源于长期亚临床动脉粥样硬化。需要根据其发病机制的不同阶段来设计和解释其预防试验。虽然冠心病有很多有效的治疗措施，但是却无法根本治愈，因此需要长期的干预。冠心病的发病机理较为复杂，主要是由于脂质代谢异常，血液中的脂质沉着在原本光滑的动脉内膜上，在动脉内膜上

一些类似粥样的脂类物质堆积而成白色斑块。这些斑块渐渐增多造成动脉腔狭窄使血流受阻，导致心脏缺血而产生心绞痛。如果动脉壁上的斑块形成溃疡或破裂就会形成血栓，使整个血管血流完全中断发生急性心肌梗死甚至猝死。此外，还有部分的冠心病是由非动脉粥样硬化过程导致的。因此，本部分将主要从这两个方面阐述冠心病的致病机理。此外，本部分也简单介绍了冠心病的主要并发症急性心肌梗死的致病机理，以及造成动脉粥样硬化主要因素之一的炎症与冠心病的关系。

（一）炎症与冠心病

动脉粥样硬化是一种慢性炎症过程，先天免疫系统和适应性免疫系统在其起始和随后的进展中都起着核心作用。实验模型已经证明，炎症过程的特定靶向可以减弱斑块的形成，在某些情况下，甚至可以诱导疾病的消退。目前的研究认为，动脉粥样硬化是由内皮完整性丧失导致的载脂蛋白 B 脂蛋白沉积和滞留到内膜下间隙而引发的，而内皮完整性的丧失又是由剪切应力破坏引起的。这些脂蛋白的氧化修饰与内皮细胞的激活共同触发先天性和适应性免疫反应。随着大量细胞黏附分子［（胞间黏附分子1、P-选择素和血管细胞黏附分子-1（vascular cell adhesion molecule-1，VCAM-1）］的表达上调，骨髓和脾脏释放的循环单核细胞黏附并迁移至内膜下间隙。在这里，它们具有许多功能，包括分化为具有特定功能表型的组织巨噬细胞，或直接影响微环境。巨噬细胞表达的清道夫受体可吸收氧化的 LDL-C，导致脂质积聚和巨噬细胞衍生泡沫细胞的形成。病变生长在动脉壁内，无法有效排出胆固醇和细胞碎片，可能形成富含脂质的坏死核心。其他免疫细胞包括肥大细胞、嗜酸性粒细胞、自然杀伤细胞、中性粒细胞和血小板中性粒细胞聚集体也存在于人类动脉粥样硬化中，并且在实验模型中已证明通过其他机制促进动脉粥样硬化的形成。

此外，细胞因子在动脉粥样硬化的病理发生中也起着关键作用，由所有参与从早期内皮激活到斑块破裂的细胞产生并作用于这些细胞。这些炎症细胞因子包括肿瘤坏死因子-α（tumor necrosis factor-α，TNF-α）、整合素连接激酶-1（intergrin linked kinase-1，ILK-1）和白细胞介素-6（interleukin-6，IL-6）。TNF-α 和 ILK-1 信号由 p38 丝裂原活化蛋白激酶介导，并促进 VCAM-1 的表达，而 IL-6 的作用是由 IL-6 受体和一种称为 gp130 的信号转导蛋白介导的，它导致 Janus 激酶 1、信号转导子和转录激活子 1 和 3 的激活。其他几种细胞因子，包括转化生长因子-β（transforming growth factor-β，TGF-β）（一种与 T 调节细胞相关的具有免疫调节作用的细胞因子）也具有抗炎功能，并且可以促进损伤的修复。

（二）动脉粥样硬化的发病机制

动脉粥样硬化斑块的发生和发展通常分为两个不同的阶段。最初的缓慢进展期在很大程度上是由于动脉壁损伤的过度反应所致。研究表明早在 15 岁时，高危人群的血管系统中就有相当一部分"脂肪条纹"，早期病变主要由动脉内膜内的脂质丰富的巨噬细胞和淋巴细胞组成，这些动脉粥样硬化前体与常见的冠状动脉危险因素之间存在明确的关系。此外，年轻男性主动脉和冠状动脉的动脉粥样硬化程度与总胆固醇、LDL-C 和 HDL-C 的含量，以及吸烟直接相关。LDL-C 的氧化是动脉粥样硬化形成的主要刺激因素，它能够吸引单核细胞，并促进其局部黏附和随后转化为泡沫细胞。越来越多的数据表明，氧化 LDL-C 致动脉粥样硬化的特性也可能存在对内皮细胞的直接细胞毒性等其他机制。

在 19 世纪的时候，罗基坦斯基（Rokitansky）和魏尔肖（Virchow）提出了动脉粥样硬化形成的"硬化"和"浸润"理论。其中，Rokitansky 提出的是血栓形成学说。他认为动脉壁内层的沉积物，是源于纤维素和其他的血液成分，而不是化脓的结果。后来，由纤维素和其他血液中的蛋白质变性形成了粥瘤。最后这些沉积物被一种包含有胆固醇结晶和脂质颗粒的果肉样物质所修饰。Virchow 是认为动脉粥样硬化病变主要是因血浆脂质水平增高所引起，但具体是哪种血脂成分，当时人们并不清楚。在这两种理论中，动脉粥样硬化被认为不可避免地向血管闭塞发展。然而，现在有大量数据表明动脉粥样硬化存在第二个快速发展的阶段，即已形成的斑块突然破裂，随后潜在的脂质池暴露于循环。这种破裂可以严重破坏内膜表面，导致血小板迅速聚集和血栓形成。如果不检查，这个过程通常会导致完全闭塞和急性缺血。然而，由于内源性盐解作用的激活和前级水的恢复，通常不会发生完全闭塞。另外，某些类型的斑块比其他类型的斑块更容易破裂。容易破裂的斑块往往较小，不易破裂，细胞外脂质基质较软。

斑块破裂具有重要意义，有几个实际原因。首先，急性破裂可导致完全冠状动脉闭塞，这一事实大大有助于解释明显的临床悖论，即心肌梗死发生在潜在狭窄小于70%的血管中的频率高于阻塞较紧的血管。其次，由于斑块破裂的一个直接反应是血小板功能的激活以及随后的血小板和蛋白沉积，因此斑块破裂假说提供了一个概念框架，在一定程度上可以理解抗血小板治疗在心肌梗死一级和二级预防中的作用。此外，血小板的短期激活是血栓形成的关键过程。这一理论与临床观察一致，即预防性阿司匹林可抑制血栓形成，但不会减缓动脉粥样硬化过程本身。最后，斑块破裂假说也有助于解释这样一个事实，即急性血管阻塞不是随机事件，而是发生在可预测的昼夜变化中，因此症状的出现集中在清晨。由于几个生理指标，包括儿茶酚胺水平和血小板聚集，也在这段时间内达到峰值，因此推测血栓形成可能存在特异性"触发因素"，预防和治疗措施（例如 β 受体阻滞剂和抗血小板）可以通过减弱这些昼夜节律应激的影响来发挥其很大的益处。

虽然斑块破裂似乎是大多数急性缺血性事件的近因，但动脉粥样硬化的慢性发展具有更大的有害作用。动脉粥样硬化改变了血管内皮的正常功能。血管内皮除了作为血液元素和下伏平滑肌之间的渗透屏障外，还发挥着一些重要的抗血栓和溶盐功能。此外，内皮细胞合成了几种有效的血管扩张剂，例如内皮衍生舒张因子（endothelium-derived relaxing factor，EDRF）。当动脉粥样硬化局部改变时，EDRF 的产生会减少，并且在乙酰胆碱等物质存在的情况下产生的"功能失调"的内皮细胞通常无法适当扩张血管，从而常常表现出异常的血管收缩。

随着能够在急性缺血期间和之后恢复正常血管舒张的药理学策略的发展，内皮功能障碍的概念的演变具有重要意义。在这方面，初步数据表明，一氧化氮前体左旋精氨酸等物质可以恢复内皮功能。正在进行的试验对于辨别此类干预措施是否也能降低血管阻塞率和临床事件具有重要意义。

（三）非动脉粥样硬化性冠状动脉疾病

虽然动脉粥样硬化性冠状动脉疾病是冠心病最常见的病理生理机制，但是非动脉粥样硬化过程也可以导致心肌缺血。非动脉粥样硬化性疾病可能是由于先天性或后天性冠状动脉疾病，或遗传性结缔组织疾病伴冠状动脉受累所致。尸检研究表明，5%~10%的急性心肌梗死患者冠状动脉上没有明显的动脉粥样硬化狭窄，由于这不是冠心病的主要致病原因，因此在临床上常常被忽略。

（四）急性心肌梗死的病理变化

冠状动脉血流量显著的减少诱发了严重的心肌缺血，随着细胞缺血的发生，细胞中发生了重要的代谢变化（即从有氧代谢转变为无氧代谢），其特征是 ATP 含量减少、糖原耗竭和乳酸形成。即使这种情况只持续一小段时间，也会发生可逆性的心肌损伤。确切的持续时间尚不清楚，但根据现有的实验数据，预计大约为 20min。

随着不可逆细胞死亡开始后的时间推移，某些早期组织化学变化和组织学变化变得更加明显。例如，随着肌酸激酶等酶从细胞中泄漏，组织化学染色的能力逐渐减弱，导致坏死心肌区出现苍白或无色的部分。在光镜下观察可以发现，缺血几小时后即可检测到波形心肌。这些纤细的波状纤维可能代表收缩肌和非收缩肌交界处的拉伸和剪切。这一阶段的另一个组织学特征是融合肌节嗜酸性收缩带的形成，尤其在梗死区边缘可见。随后的组织学表现包括梗死中心的凝固性坏死和多形核白细胞的滤过。

心肌梗死引起的大体病理变化在 18~24h 开始变得突出，此时梗死部位出现紫绀和肿胀。然后，该区域开始呈现棕褐色或红紫色外观，随后在 8~10d 时形成淡黄色、变薄的心壁。在 2~3 个月的过程中，一个缩小的白色疤痕形成，导致梗死区心内膜进行性增厚。

从解剖学意义上讲，实验动物（狗）和人类心肌梗死的最终大小很大程度上取决于闭塞血管床的大小和缺血区域侧支血的强度。因此，通过改善冠状动脉血流量来保护缺血心肌和限制梗死面积的干预措施包括：减小被阻塞血管床的大小（如溶栓和/或机械再灌注）、增加冠状动脉灌注压（如预防低血压）、降低外血管压缩力（如硝酸诱导的心室容积减小）和降低侧支血管阻力（如硝酸盐）。改善冠脉血流量的干预，如心脏透析，如果在保护缺血心肌的关键"窗口"早期应用，可以大幅度提高成功率。大规模溶栓试验证明了其对生存率具有重要的时间依赖性影响。其他梗死面积限制性干预措施，如服用各种药物（如 β 受体阻滞剂），可能有助于延长心肌血流量恢复的时间。但是必须强调的是，一旦发生冠状动脉闭塞，心肌区就不会以统一的速度坏死。相反，缺血性细胞死亡波会从心内膜下区域向外扩散至心外膜中下区域，心肌节段挽救旨在延缓和/或中断缺血性波前的进展。

三、冠状动脉粥样硬化性心脏病相关营养素

由于高血压本身会对血管造成一定损伤，这种损伤主要是表现为高血压对血管内皮的长期的机械性损伤，而内皮损伤以后容易发生动脉硬化斑块，因此高血压患者患冠心病的风险会显著增加，所以防治高血压的营养干预措施也适用于冠心病的防治。此外，由冠心病的机理可得，降低胆固醇的摄入可以有效缓解冠心病，而膳食纤维可以通过吸附胆固醇抑制血胆固醇的提升，因此减少摄入胆固醇，并多食膳食纤维也可以有效缓解冠心病。其他营养素对冠心病的影响机理将在本部分进行详细阐述。

（一）脂肪酸

冠心病是世界范围内死亡的主要原因。冠心病的危险因素包括年龄、性别、吸烟、血压、总胆固醇和 HDL-C 和 2 型糖尿病。在营养方面，SFA 和 TFA 摄入量的饮食与冠心病发病率相关。本部分主要阐述了 SFA 和 TFA 与冠心病之间的关联及其影响机制。

目前的研究表明，胆固醇和脂肪酸之间存在着流行病学关联。SFA 摄入的增加会提高总胆固醇和 LDL-C 的含量，而 PUFA 和 MUFA 的作用则刚刚相反。当使用 MUFA 或 PUFA 替换 SFA 时可以显著降低 LDL-C 的含量，从而改变血浆中 LDL-C 和 HDL-C 的比例。相反，如果用碳水化合物代替 SFA 虽然可以降低 LDL-C 和 HDL-C 的含量，但是对两者的比值几乎没有影响，同时还会增加甘油三酯的含量。因此，这种改变只能在一定程度上降低冠心病的风险，并不是最佳的膳食改良方案。

然而，并不是所有的 SFA 都以相同的方式影响总浓度和 LDL-C 浓度。例如，硬脂酸对血浆胆固醇浓度的影响很小，这可能是因为硬脂酸在体内会迅速转化为油酸。此外，SFA 的链长也与其对 HDL-C 的影响有关。链长越长，其对 HDL-C 的影响越小。

另外，不饱和脂肪酸的生物学效应也取决于其是顺式还是反式构型。TFA 相对于顺式不饱和脂肪酸可以增加低密度脂细胞的数目，并降低高密度脂细胞的数目。此外，TFA 还可以增加血浆中脂蛋白和甘油三酯的水平。目前的研究已经证明了 TFA 摄入量与冠心病风险之间存在显著且很强的正相关关系，并在 20 年的随访后保持不变。其中主要的原因是因为 TFA 可以通过激活 NF-κB 信号通路，促进外周血中单核细胞中促炎因子 TNF-α、IL-1β 和 IL-6 的表达，并诱发炎症反应。

此外，TFA 还会引起细胞内的内质网应激和活性氧的产生增多。内质网应激是指细胞在受到损伤时会激活未折叠蛋白，并诱导细胞凋亡，而活性氧会破坏结缔组织的黏多糖体分子、脂肪的薄膜、细胞内的脂质、蛋白质、DNA 等物质，使细胞发生变异、

机能丧失和加速老化。同时，活性氧还会伤及免疫细胞，使其不易修复完善和补充新生免疫细胞，以致细胞死亡和免疫机能衰退。这两个机制的改变均会诱发动脉粥样硬化，并促进冠心病的发生。

综上所述，目前的研究表明，改变饮食中的脂肪酸组成包括减少 SFA 和 TFA 的摄入和增加不饱和顺式脂肪酸的摄入，可以通过降低血浆中 HDL-C 的含量，并进一步地降低冠心病的风险。

（二）维生素

1. 维生素 C

维生素 C，是一种主要的水溶性维生素，又称抗坏血酸，是一种结构类似于葡萄糖的多羟基化合物。维生素 C 作为一种有效的抗氧化剂和自由基清除剂，可以通过清除活性氧和自由基，保护细胞成分免受氧化应激的影响。此外，维生素 C 的抗氧化作用还可以维持其他抗氧化剂，例如谷胱甘肽的还原和再生。另外，由于维生素 C 是单加氧酶和双加氧酶的辅助因子，它也参与了胶原蛋白、L-肉碱、去甲肾上腺素和肾上腺素等物质的生物合成。此外，从食物或补充剂中摄入维生素 C 还可以通过改善非血红素铁的吸收来增加铁的生物利用度。

维生素 C 作为一种内酯（分子式为 $C_6H_8O_6$），可以以还原形式和氧化形式存在。由于其大小和电荷的影响，维生素 C 不容易渗透脂质双层。大多数肠道摄取、组织分布和肾脏再摄取是由钠依赖性维生素 C 转运体（sodium-dependent vitamin C transporter，SVCT，包括 SVCT1 和 SCVT2）介导的，它们可以同时跨膜运输钠和抗坏血酸。SVCT1广泛分布，而 SVCT2 是肾上腺和眼睛中的主要亚型。

摄入的维生素 C 由肠上皮细胞吸收，并通过 SVCT 转运体转运抗坏血酸，或者通过葡萄糖转运体（glucose transporter，GLUT）中的 GLUT1 或 GLUT3 转运体转运脱氢抗坏血酸。一旦进入细胞，脱氢抗坏血酸即转化为抗坏血酸或通过基底外侧膜的 GLUT1 和GLUT2 转运到血液。其中，SVCT1 主要位于肠上皮细胞的顶膜上，而 SVCT2 则在基底外侧表面上表达。SVCT1 也存在于近端肾小管的上皮细胞中，在那里它负责协调肾脏中抗坏血酸的主动重吸收。缺乏 SVCT1 的小鼠模型显示出肾脏排泄量显著增加（18倍），但肠道吸收没有减少，这表明肾脏 SVCT1 介导的维生素 C 重吸收在决定其系统稳态中至关重要。

在机体中，维生素 C 可以通过促进胆固醇转变为胆酸而显著降低血浆中的胆固醇水平。同时，维生素 C 还可以改善冠状循环、保护血管，以增强血管的抵抗力和血管壁的弹性，从而起到防治冠心病的作用。

2. 烟酸

与维生素 C 一样，烟酸也属于 B 族维生素，又称尼克酸和维生素 PP。它在动物体内可以转化为尼克酰胺，这是辅酶Ⅰ（NAD）和辅酶Ⅱ（NADP）的组成成分。在体内，这两种辅酶结构中的尼克酰胺成分，具有可逆的加氢和脱氢特性，故在氧化还过程中起到传递氢的作用。这一特性使烟酸可以通过促进铁吸收和血细胞的生成影响造血工程；维持皮肤的正常功能和消化腺的分泌；并改善中枢神经的兴奋性和心血管系统、网状内皮系统与内分泌功能。目前的研究表明，烟酸可以通过防止动脉粥样硬化来减低冠心病的发病风险。研究发现，烟酸能适度降低 LDL-C 的含量。此外，这种减少还伴随着低密度脂蛋白的亚类分布从更小、更致密的粒子向更大、浮力更强的粒子的转变。一些研究表明，这种亚类分布的变化可能与整体的 LDL-C 降低一样重要，因为较小的 LDL-C 颗粒比较大的 LDL-C 颗粒更容易导致动脉粥样硬化，从而导致冠心病的发生。另外，烟酸还能抑制 LDL-C 的氧化，这是促进动脉粥样硬化发展的关键早期步骤之一，同时增加 HDL-C 的水平，这些都使其具有良好的预防冠心病的功效。同时，如前所述，由于氧化 LDL-C 会诱发慢性血管炎症，并且通过抑制一氧化氮的合成和释放损害内皮功能、促进血管收缩、白细胞募集、血小板黏附和聚集，因此，烟酸对于 LDL-C 生成的改变也可以通过以上机制降低血液黏度并抑制动脉粥样硬化。

此外，尽管同型半胱氨酸与心血管疾病之间的确切联系机制尚不清楚，但同型半胱氨酸水平的升高与心血管疾病的发展和进展呈正相关。烟酸还可以增加同型半胱氨酸水平，然而，这种影响是否对动脉粥样硬化过程有负面影响尚不确定。

综上所述，烟酸对参与动脉粥样硬化血栓形成的各种成分都有许多有益的作用，并可以有效降低冠心病的患病风险。它可以显著降低血清中致动脉粥样硬化脂蛋白和血清中脂蛋白的浓度，并改变 HDL-C 的组成和分布。通过降低氧化 LDL-C 的产生，烟酸可以减轻血管炎症，改善内皮功能，并降低血小板的聚集、血液黏度和血栓形成的风险。由于烟酸具有各种直接和间接的抗动脉粥样硬化血栓形成特性，它可以在血脂异常患者的药物管理中发挥宝贵的作用，无论是作为单一治疗还是作为他汀类药物联合治疗的一部分。

3. 维生素 E

维生素 E，是一种脂溶性维生素，又称生育酚，是主要的抗氧化剂之一。天然存在的维生素 E 有四种生育酚和四种生育三烯酚共八种类似物，其中 α-生育酚含量最高，生理活性也最高。

本部分简要总结了维生素 E 作为一种抗氧化剂缓解冠心病等心血管疾病的作用及其机制。首先简要讨论其抗氧化作用，然后详细阐述其在血管系统中的非氧化分子功能。

（1）氧化机制　在体外研究中，维生素 E 被证明是过氧自由基（LOO·）的清除剂，它有助于抑制自由基的繁殖，从而抑制脂质氧化。在细胞中，维生素 E 存在于细胞膜的磷脂双分子层和脂质的碳链中，并保护 PUFA 不被氧化。在脂质过氧化的过程中，分子氧与脂肪酸、胆固醇、磷脂等多种有机分子的脂质碳中心自由基（L·）反应形成 LOO·，然后与 PUFA 反应形成脂质过氧化氢（LOOH·）和另一种 L·。抗氧化剂，包括维生素 E 可以清除自由基并破坏脂质超氧化链式反应。在 LOO· 存在时，α-

维生素 E 的酚羟基形成了维生素 E 氧化自由基，而 LOO·则形成了 LOOH。维生素 E 氧化自由基比过氧化物自由基更加稳定和无害。然而，目前为止，维生素 E 循环的程度和它抗氧化效果需要的条件尚不清楚。如前所述，LDL-C 在动脉内皮下的积累及其随后的氧化是导致动脉粥样硬化的主要原因。氧化后的 LDL-C 被巨噬细胞内化，并将其转化为泡沫细胞。泡沫细胞在动脉内皮下积聚，导致炎症和斑块的形成，进而增加冠心病的患病风险。因此，通过使用维生素 E 来抑制 LDL-C 的氧化可以有效抑制动脉粥样硬化的发展，并进一步达到防治冠心病的目的。

（2）其他分子机制　虽然维生素 E 的抗氧化机制在研究中十分普及，但其生物活性作用相对较少被了解。目前的研究表明维生素 E 的抗氧化作用并不能证明其对血管系统的所有影响。维生素 E 也能够调节基因表达，并参与信号传导、酶活性和脂质穿膜等过程，这些分子机制在下面进行阐述。

①调节脂质代谢　维生素 E 可以通过激活参与信号转导的磷脂酶 A2（phospholipase A2，PLA2）直接影响磷脂代谢，并调节溶血磷脂酰胆碱（lysophosphatidylcholine，LysoPC）的水平。LysoPC 具有促炎作用，它可以诱导血小板的活化和血管系统内皮功能障碍，并与维生素 E 形成复合物，从而稳定内皮细胞。维生素 E 能够调节妊娠 X 受体（pregnane X receptor，PXR）和类似的异二聚体核受体的基因表达，并防止 DHA 在培养细胞中的潜在细胞毒性作用引起的细胞凋亡。DHA 和维生素 E 之间的正协同作用也可以影响 DP-葡萄糖醛酸基转移酶 1A1（lucuronosyltransferase 1A1，UGT1A1）mRNA 在细胞解毒过程中的调节作用，并增加硬脂酰辅酶 A 去饱和酶（stearoyl-CoA desaturase，SCD）的水平，从而在脂质生物合成中发挥作用。另外，α-维生素 E 还降低了半胱天冬酶级联反应中 caspase-3 的产生，从而引导内皮细胞中氧化 LDL 和 ROS 激活的凋亡通路的下调。氧化 LDL 激活 VSMC 中的酶蛋白激酶 B（enzyme protein kinase B，PKB/Akt）。PKB/Akt 是一种负责控制各种细胞过程的主要酶，如细胞迁移、细胞凋亡、基因表达、脂质代谢、自由基生成等。在动脉粥样硬化斑块形成过程中，观察到 PKB/Akt 水平升高。维生素 E 抑制 PKB 关键调节位点 Ser473 的磷酸化，随后调节 PKB 酶的产生（与 PKC 调节无关）。此外，维生素 E 通过阻止氧化 LDL 诱导的 Ser473 磷酸化，降低 THP-1 巨噬细胞对氧化 LDL 的摄取，并进一步通过 ox-LDL/CD36/PKB/PPARγ 途径中的 PPAR 下调 CD36 清道夫受体。因此，它抑制了细胞中的整体脂质摄取和生物合成。另外，α-维生素 E 与生育酚相关蛋白（TAP 1/2/3）结合，抑制酶角鲨烯环氧化物酶和 3-羟基-3-甲基戊二酸单酰辅酶 A 还原酶（3-hydrony-3-methyl glutaryl coenzyme A reductase，HMG CoA 还原酶），从而阻止胆固醇生物合成和脂质交换。维生素 E 已被确定为保护 MUFA 和 PUFA 的抗氧化剂，它也可以间接调节由 MUFA 调控的脂质介质的基因表达和产生。MUFA 控制膜受体、膜脂质组成、信号转导酶、转录因子（包括 PPARγ、肝细胞核因子 HNF-4α、NRF2、LXRα/β 等）和脂质代谢酶。这些物质在调节细胞中胆固醇、碳水化合物和甘油三酯的代谢以及最终确定动脉粥样硬化、高脂血症和高胆固醇血症的风险方面发挥着重要作用。

②阻止泡沫细胞的形成　一项研究表明，维生素 E 可以诱导内源性抗氧化酶的表达，这些内源性抗氧化酶可以激活血管细胞中的 PPARγ 和 NF-κB 氧化还原敏感基因调节器，从而防止脂质过氧化。维生素 E 还可以通过抑制炎症细胞因子 IL-1β、IL-8 和 IL-6 的释放，减少巨噬细胞过度募集过程中产生的炎症。此外，维生素 E 的补充已被证明可以下调负责胆固醇摄取的 CD36 清道夫受体的表达，从而阻止泡沫细胞的形成。另外，维生素 E 上调 PPARγ、LXRα 和 ABCA1 通路的表达，并形成胆固醇转运和外排的转导通路。这导致胆固醇从巨噬细胞流出，并随后阻止泡沫细胞的形成。此外，所有基因都是在氧化 LDL-C 的存在下诱导的，这表明维生素 E 除了通过抗氧化途径外，还通过基因表达的改变与低密度脂素相互作用。由此也可以推断，补充维生素 E 可以预防高胆固醇血症的发病，这有助于早期动脉粥样硬化的发病。

③抑制蛋白激酶 C 的表达　VSMC 的增殖与血管疾病的风险相关，并可以诱导动脉粥样硬化病变、高胆固醇血症和高血压的形成。一般来说，蛋白激酶 C（protein kinase C，PKC）激活了一个重要的细胞转导途径，这一途径负责细胞生长、增殖、分化和分泌，而 α-维生素 E 是一种特异性 PKC 抑制剂，可通过多种方式阻止 VSMC 增殖。此外，巨噬细胞产生的 TNF-α 会导致 ROS 的产生和结缔组织生长因子（connective tissue growth factor，CTGF）的抑制。CTGF 在 VSMC 中是伤口修复、组织生长和动脉粥样硬化病变形成过程中斑块稳定所必需的。α-维生素 E 对 TNF-α 具有拮抗作用，有助于逆转其诱导的 CTGF 下调，并随后防止 ROS 生成、炎症和动脉粥样硬化斑块的形成。另外，α-维生素 E 的血管掺入可以阻断 PKC 的活化，从而保护内皮免受氧化 LDL-C 引起的变性。进一步研究表明，维生素 E 通过单核细胞释放超氧阴离子阻止 LDL 氧化。

④防止血栓的形成　α-维生素 E 可以通过抑制血小板对单核细胞（mononuclear cells，MNCs）的黏附来防止血栓形成。健康受试者口服维生素 E 可抑制 P-选择素表达、血小板与 MNCs 之间的相互作用、血小板 PKC 活性和整体激动剂诱导的体外血小板聚集。由于 P-选择素具有促进血栓形成的作用，而 PKC 可以促进血小板与 MNC 的相互作用，因此维生素 E 在血栓治疗中具有潜在的用途，并且可以降低动脉粥样硬化和冠心病的风险。补充维生素 E 在氧化 LDL 升高的情况下诱导的条件下下调了细胞间细胞黏附分子-1（intercellular cell adhesion molecule-1，ICAM-1）和 VCAM-1 的基因表达，随后降低了细胞血液成分对血管内皮内层的黏附能力。对人细胞系的体外研究也表明，α-维生素 E 下调了黏附分子 CD11b 和极晚期抗原-4（very late antigen-4，VLA-4）的表达，进而抑制了活化的单核细胞向内皮细胞的迁移和黏附。总之，通过 α-维生素 E 下调 ICAM-1、VCAM-1、CD11b 和 VLA-4，直接降低了血管系统中炎症和血栓形成的风险。另外，维生素 E 上调了 PLA2 和环氧合酶-1 的表达。这两种酶共同参与花生四烯酸级联反应并促进前列环素的释放。前列环素可以抑制血小板聚集，并防止血栓形成。高胆固醇血症动物实验表明，α-维生素 E 通过抑制血小板因子 4 和血栓烷 B2（thromboxane B2，TxB2）来下调血小板聚集。血凝块的形成也会增加动脉粥样硬化的发生率。凝血过程中释放的凝血酶激素，除血小板聚集外，对单核细胞募

集、内皮细胞衬里和平滑肌也有多种影响。此外，氧化 LDL-C 具有促凝血特性，并进一步提高凝血酶的生成速率。众所周知，血小板聚集会增加病变形成的速度。由于脂蛋白能进一步促进凝血酶的生成，因此可以推断维生素 E 对 LDL-C 氧化的调节作用是通过减少 LDL-C 引发的凝血酶的血浆生成来阻止其生成，从而提示 α-维生素 E 预防动脉粥样硬化的另一种机制。

⑤α-维生素 E 类似物 α-TP 的作用　新的研究进一步强调了 α-生育酚磷酸酯（α-tocopherol phosphate，α-TP）在调节基因表达方面的分子效应。α-TP 是 α-维生素 E 的天然类似物，广泛存在于食品和人体中。虽然 α-TP 没有已知的抗氧化作用，但它被证明是膜中的脂质介质、酶的辅因子以及 mRNA 的各种转录因子的受体。在减少 CD36 清道夫受体的表达和人类 THP-1 单核细胞的增殖方面，α-TP 比 α-维生素 E 更有效，从而降低炎症和动脉粥样硬化病变的形成。此外，α-TP 可以刺激人类的 TAP-1，从而与磷脂酰肌醇-3 激酶（PI3K/Akt）信号转导途径发生相互作用，并调节血管内皮生长因子（vascular endothelial growth factor，VEGF）基因的表达。研究表明，α-TP 对 VEGF 基因的刺激对细胞和伤口修复、组织重塑至关重要，并能够增加血管通透性和促进血管生成，从而在早期预防动脉粥样硬化区域的缺氧，血管平滑肌细胞中 α-TP 的产生可进一步促进 VEGF 的表达。

（三）无机盐与微量元素

碘可以抑制胆固醇在肠道的吸收，减少胆固醇在动脉壁的沉积，并能破坏钙盐在血管壁上的沉积，减少或阻止动脉发生粥样硬化。所以在调配饮食时要多吃富含碘丰富的食物，如：海产品中的海带、紫菜、海蜇、海鱼等。钙、镁、钠参与心肌酶系统代谢，冠心病患者血中铜、镁增高可作为心肌梗死早期发病现象之一。镁不足可使心肌缺钾导致冠心病患者突然死亡。此外，铬和锰也有利于脂质代谢。铬可以控制脂肪酸血清胆固醇的合成。根据流行病学调查，低铬与动脉粥样与动脉粥样硬化发病率有关。含铬丰富的食物为粗粮、肉类、酵母、啤酒、干酪、黑胡椒、可可粉。食物加工越精细，其中铬的含量越少，因此精制食品几乎不含铬。锰能促进生长发育，并参与蛋白质和核酸的合成和维持碳水化合物和脂肪的代谢。

（四）植物酚类成分

除了基本营养素对冠心病有作用外，其他营养成分也被证明可以有效降低冠心病的风险。其中主要的成分就是植物中的酚类物质。多酚是一种在植物性食物中具有潜在促进健康作用的化合物。它具有良好的抗氧化作用，可以通过抑制 LDL-C 的氧化，延长其他抗氧化剂，如维生素 C 和维生素 E 的作用时间，并通过促进血管舒张，降低炎症反应和血凝块的形成来达到预防心血管疾病的作用。尽管多酚广泛存在于植物性食品中，但是它在不同食物中的含量和结构有很大差异。因此，本部分将分别阐述不同植物中的多酚物质对冠心病的影响。

1. 大豆异黄酮

用大豆替代动物蛋白可以有效减低血脂含量。大豆异黄酮是大豆中的重要活性成分，可能在大豆对心血管疾病的影响中发挥着重要的作用。大豆中天然存在的大豆异黄酮共有 12 种，可以分为 3 类，即黄豆苷类、染料木苷类和黄豆黄素苷类。大豆异黄酮结构与雌激素类似，因此又称植物雌激素。在机体中，大豆中的染料木素和大豆异黄酮具有较弱的调节雌激素的作用，可能与雌激素受体相互作用，降低血清中胆固醇的浓度。染料木素作为酪氨酸激酶的特异性抑制剂，可以通过抑制细胞黏附和增殖及 LDL-C 氧化，并改变生长因子的活性来预防动脉粥样硬化的发展。除了大豆异黄酮外，大豆中的其他活性成分，如可溶性纤维、皂苷类和低聚糖也可以通过下调 LDL-C 受体的表达，进而起到防治冠心病的作用。

2. 茶多酚

茶是世界范围内被广泛消费的一种饮品。茶叶中有很多抗氧化的化学成分，如槲皮素、山奈酚和表没食子儿茶素没食子酸酯（epigallocatechin gallate，EGCG）等。这些茶多酚占到了茶叶干重的 35%。一些体外试验已经证明了茶叶水提物的潜在抗氧化活性，同时这些物质也可以起到抑制肿瘤生长的作用。此外，流行病学调查也表明，额外的茶叶水提物的补充可以有效地降低冠心病的死亡率，但是茶多酚对于冠心病的影响机制还有待进一步地研究。

3. 葡萄酒中的酚类物质

适度酒精摄入与心血管疾病死亡率之间的负相关关系的研究集中于酒精饮料中的成分，包括酒精本身的作用。被普遍了解的"法国悖论"是指尽管法国人会摄入很多饱和脂肪酸，同时也有其他的心血管疾病的高风险因素，如吸烟和高胆固醇水平，但是却保持着心血管病较低的死亡率。其中最可信的原因是红酒的摄入。因为红酒与其他酒不同的是，它具有很多的植物化学成分，其中大多数是天然形成的酚类物质，还有一部分是红葡萄通过高温下的自我保护机制所合成的。事实上，红酒中存在着很多影响风味的化学物质。其中很多物质都在体外表现出良好的抗氧化活性。然而，这些物质在体内的效果却并不一致。一部分研究发现红酒可以增加血浆的抗氧化水平和 LDL-C 的抗性，但是也有相反的结果被报道。此外，红酒和葡萄酒中的酚类物质也具有其他保护心血管疾病的性质，包括改善内皮功能、抑制血小板活性和血栓形成等。

除了红酒中的成分，反式白藜芦醇的生物活性也获得了广泛的关注。反式白藜芦醇是一种含有芪类结构的非黄酮多酚类化合物，也是一种天然的多酚类植物保卫素，具有抗肿瘤、抗炎、抗突变等生理活性。同时，它也是一种血小板聚集抑制剂、环氧合酶-2 抑制剂和人类多形核白细胞抑制剂。然而，目前只有体内试验注意到了反式白藜芦醇减轻动脉硬化的活性，体外的效果并未观察到。

但是，以上物质的生物活性均局限于轻度饮酒，重度饮酒并不会对人体健康产生益处，而且会造成很多严重的疾病，如肝硬化、胃炎、胰腺炎、高血压、心肌病、神经系统衰退及上消化道和肝脏癌症等。因此，酒精摄入量与总死亡率之间存在着 U 形的曲线。所有被观察到的酒类良好的生理活性都应被限制在轻度饮酒的范围内。

4. 橄榄油中的酚类物质

按照现行的标准，橄榄油可以被分为初榨橄榄油和精炼橄榄油两大类，五个类别（特级初榨橄榄油、优质初榨橄榄油、普通初榨橄榄油、普通橄榄油、特级橄榄杂质油）。由于橄榄油中存在一些次级物质，特级初榨橄榄油在味道上有别于"普通"橄榄油。事实上，在精炼的过程中，当油中的酸度超过一定限制，几乎所有的微量成分，尤其是酚类都会被破坏。在许多生产橄榄油的国家，特级初榨橄榄油仅占到总产量的 10%。

由于橄榄中几乎所有的油都来源于橄榄的中果皮，而少量的维生素 E 存在于其种子中，因此绝大多数维生素 E 都被残留在榨油后的固体废料中，故橄榄油相对于种子油具有更高的稳定性，主要是因为其中包含的多酚物质而不是维生素 E 的含量。

酚类的重要性也反映在橄榄油的感官品质上。高含量的酚类物质赋予了橄榄油一种非常苦和刺激性的风味。苦味和辛辣味的效果来自橄榄油中的化学成分和味蕾之间复杂的相互作用，酚酸，如苯酚和肉桂酸，负责苦味的感觉，可以被舌头的外侧和后部区域所检测，而仲环烯醚酮赋予了橄榄油独特的刺激性。因此，美食家们最喜欢的富含酚类物质的橄榄油能让人联想到辣椒或红辣椒的感官感觉。相反，口味偏甜的橄榄油几乎不含酚类。但是，要注意酚类物质含量过高可能导致过度和不愉快的苦味。因此，单独的酚类物质含量并不能直接反应橄榄油的质量。初榨橄榄油中高含量的酚类物质很可能会带来高稳定性和强烈的水果味，表明油的高感官质量。

近期，橄榄油中酚类物质的抗氧化性和其他生物活性的研究受到了广泛的关注。地中海地区居民的冠心病发病率较低可能就与其多食用橄榄油有关，并且橄榄油中酚类物质的抗氧化活性已经在细胞和动物模型中得到了验证。此外，橄榄油中的酚类物质还通过与相关的酶系统发生相互作用影响其生物活性。橄榄油中的酚类物质可以抑制血小板的聚集，通过激活人体白细胞抑制促炎因子血栓烷 B2 和白三烯 B4 的形成，抑制人体嗜中性粒细胞的呼吸爆发，并促进 NO 的生成，从而增强免疫应答，进而降低冠心病的发病风险。目前有证据表明，从喂食富含酚类物质的橄榄油的动物中分离出的脂蛋白比喂食等量油酸的对照动物的脂蛋白抗氧化性更强。因此，现有的数据表明，特级初榨橄榄油是食用油中的良好选择。

最后，值得注意的是，在橄榄油的精制过程中，有相当多的酚类物质随废水一起被丢弃。因此，目前处理的大量橄榄加工厂废水中含有大量的、未使用的抗氧化剂，可以回收用于化学防腐剂或作为抗氧化营养补充剂。

总而言之，本节阐述了冠心病的致病机理，表明冠心病主要是由动脉粥样硬化引起的，而粥样动脉硬化又与 LDL-C 的氧化、炎症反应、血小板聚集等因素有关。因此，在日常饮食中，调整脂肪酸的结构，多摄入一些与抗氧化相关的维生素和矿物质，如维生素 C、维生素 E 和烟酸，以及适当提高富含多酚的物质，如大豆、茶叶、红酒和橄榄油在膳食中的比例，可以通过多种机制抑制动脉粥样硬化的形成，进而降低冠心病的发病风险。

四、冠状动脉粥样硬化性心脏病的营养治疗

目前为止，冠心病的临床治疗方法主要有三种，分别为药物治疗、外科治疗以及介入治疗。而对于冠心病的营养治疗，需要结合冠心病的病因、冠心病密切相关的营养素对症治疗。冠心病主要是由动脉粥样硬化引起的，而粥样动脉硬化又与 LDL-C 的氧化、炎症反应、血小板聚集等因素有关。此外，糖尿病、吸烟、缺少体力活动等也是冠心病的重要危险因素。因此，冠心病营养治疗的总原则是：控制饮食能量摄入、保持合理体重，限制脂肪（尤其是饱和脂肪酸）、胆固醇、食盐、高糖的摄入，增加优质蛋白、维生素以及碘、钙、钾等重要营养素的摄入，戒烟限酒、适度运动。

（一）控制摄入总能量

以保持健康理想的体重为目标，控制饮食中总能量的摄入，尤其随着年龄增加，基础代谢率降低，每天所需的能量也需要随之降低。少量多餐，不要暴饮暴食。碳水化合物占总能量的 65%、脂肪小于总能量的 20%、蛋白质占总能量的 13%~15% 为宜。如果超重，则需要减少能量摄入并增加体力活动来降低体重。

（二）限制脂肪和胆固醇

脂类代谢是冠心病发病机制中的关键代谢，饮食中脂肪的量和质对血脂水平具有重要的影响。在日常饮食中，脂肪的摄入量应占总能量的 25% 以下，小于总能量的 20% 为宜。同时减少饱和脂肪酸和胆固醇的摄入，增加多不饱和脂肪酸的摄入。限制脂肪和胆固醇也要根据患者的病情进展进行调整，避免患者出现营养不良。

（三）适量的碳水化合物和蛋白质

在碳水化合物的饮食中，应更多选择多糖、减少单糖和双塘，碳水化合物的摄入量占总能量的 65% 及以下。以全谷物食品为主，搭配粗粮，纤维素、谷固醇等可以降低胆固醇。蛋白质的摄入量应占总能量的 15% 左右，增加植物蛋白在蛋白总量中的比重。要注意的是，蛋黄中胆固醇含量较高，冠心病合并有高脂血症患者不建议食用蛋黄。

（四）充足的维生素和矿物质

多摄入一些与抗氧化相关的维生素和矿物质，如维生素 C、维生素 E、烟酸、碘、镁等，对心血管系统具有保护作用。深色蔬菜富含维生素 C 和胡萝卜素，海藻类食物富含钾、镁、碘等矿物质。适当提高富含多酚的物质，如大豆、茶叶、红酒和橄榄油，它们可以通过多种机制抑制动脉粥样硬化的形成，进而降低冠心病的发病风险。

（五）其他

限制钠盐的摄入，尤其是合并有高血压、高脂血症的冠心病患者，每天食盐的摄入量不宜超过 6g。保持良好的生活作息，戒烟限酒，根据病情恢复情况进行适度运动。

第三节　脑血管疾病

一、脑血管疾病概述

脑血管病是由脑部血管病变或是脑部血流障碍引起脑功能障碍的一类疾病总称，是多种原因导致的一个或多个脑血管病变引起的短暂性或永久性神经功能障碍，包括由于脑动脉粥样硬化、脑血栓形成、脑血管狭窄或闭塞、脑血管破裂、脑动脉炎、脑动脉损伤、脑动脉瘤、颅内血管畸形、脑动静脉瘘等引起的一系列脑部疾病。

脑血管疾病是自古以来困扰人们的一种常见疾病，古时便有《肘后备急方》记载："救卒中恶死方"，称脑血管疾病为卒中；《伤寒论》中又将中风称为"桂枝汤症"。现代医学一般称脑血管病，俗称中风、脑卒中。脑血管病属于中医"中风"病，临床表现的主要特征为猝然昏仆而突然发生的口眼歪斜、半身不遂等，吞咽等日常性功能障碍，严重时，可能会危及生命。脑血管病具有高发病率、高致残率和高死亡率的特点，并且患病过程中会致使脑部细胞损伤且不可恢复，因此是一类非传染但难以治愈的疾病。

随着社会水平的不断进步，人们生活水平不断提高，饮食等生活习惯的改变似乎提高了患病的概率。近年来，心脑血管的发病率和致死率也在不断地上升。在这其中，脑血管疾病是我国成年人致残、致死的首要病因。随着我国老龄化进程加快，老年人口规模庞大，缺血性脑血管病的防治是我国面临的重大公共卫生问题。

二、脑血管疾病的病因

脑血管疾病发病的原因是多样的，但是通过多年来的研究，发现增加疾病的可能性因素的种类和作用较为明晰，这些可能因素被称为危险因素，其主要通过影响血管结构和功能来增加脑血管疾病的患病风险。目前存在的危险因素主要有以下几种：钙流失因素、高血压、动脉粥样硬化、糖尿病、血脂异常和肥胖等。

钙是人体内不可或缺的微量元素，在人体中，钙占我们体重的 1.5%～2%，1200～1500g，其中绝大部分存在于我们的骨骼、牙齿、头发等硬组织当中，这些被称为骨钙。另外的小部分存在于我们人体的血液及软组织当中，我们称为血钙，因为血液中的钙几乎全部存在于血浆中，所以血钙主要指血浆钙。血钙水平与人体内许多重要功能有关，如维持心脏跳动、参与神经传送、肌肉的伸缩和扩展、加强血液的凝固等参与细胞的多种功能。长期缺钙会造成血钙下降，这时我们人体自稳系统就会启动。甲状腺后侧有四个腺体称为甲状旁腺，当血钙缺乏时，甲状旁腺会立即分泌出一种甲状旁腺素，刺破骨膜，溶出骨钙，在我们的钙库中提职钙离子，以补充血钙的不足。血钙虽然不断得到骨钙的补充，但是骨骼的钙与血液中钙是不一样的，随着时间的推移，它会不断残存在血管壁和脑组织上造成钙沉积，脑组织上的钙沉积可能会造成老年痴呆，而血管壁上的钙沉积会使血管失去一定弹性，造成动脉硬化，动脉硬化容易造成高血压和脑血栓，引起脑血管疾病的发生。

高血压是脑血管病的潜在危险因素，同时也会导致中老年人身体功能低下和认知功能障碍。24h 血压与脑血管疾病或身体和认知功能不良密切相关。特定时间的血压异常，如夜间血压或早上睡眠时血压升高，已被证明是脑血管疾病的危险因素。夜间血压水平或夜间血压下降状态以及早晨血压升高是脑血管病潜在危险因素。

人体脂肪摄入过多也是引起血管疾病的重要因素。脂类是人体内重要的营养物质，难溶于水，往往分散在水中呈乳浊状，正常人体内的血浆中虽然含有脂类，但通常以与蛋白质结合的形式作为脂蛋白存在，人体内的脂蛋白大概分为四类：乳糜微粒，极低密度脂蛋白，低密度脂蛋白，高密度脂蛋白四种。其中极低密度脂蛋白（VLDL）在肝脏中合成，主要含有内源性的甘油三酯；低密度脂蛋白（LDL）主要含有胆固醇。这两种脂蛋白颗粒较小，易进入损伤的动脉壁，常把过多的胆固醇运载到动脉壁堆积起来，破坏性极大，人们认为它们是致动脉粥样硬化脂蛋白。高密度脂蛋白（HDL）的颗粒最小，但密度最大，能自由进出动脉壁，不会沉积于内膜，源源不断地把堆积在动脉壁上的胆固醇运送到肝脏去进行代谢，从而减慢或阻止动脉粥样硬化斑块的形成和发展。因此，这种脂蛋白越多，人们就越不容易得冠心病。随着人民生活水平的提高，摄入脂肪量也不断增高，造成血液内的胆固醇、甘油三酯、低密度脂蛋白增高。我们的血管壁是凹凸不平的，如果大量的油脂黏附到血管壁上，会造成大量的血小板来修复血管壁，从而发生血小板凝集，这已是心脑血管疾病的前兆。当人体的血管壁越来越厚，血管变得越来越狭窄，血液流动会越来越慢，长此以往将造成供血不足，引起脑血管疾病的发生。

当脑部供血不足时，就会出现头晕、恶心、眼前发黑、视物不清、麻木等现象，心脏供血不足就会出现心区疼痛、憋闷、间歇等现象。人体有一定的自我调节能力，为了供应肌体所需的血液，就会增加心脏的压力，使血压升高，形成高血压病。久而久之就会引起心肌劳损，当心脏推不动时就会心力衰竭。由于血管壁上堆积了大量的脂肪、游离钙、血小板以及纤维蛋白等杂质，真正的血管壁不能接触到新鲜的血液，接收的营养越来越少，血管壁出现"粥样硬化""玻璃样变"。因此，一般来说，患有高血压高血脂的人更容易患病，当血管中胆固醇和低密度脂蛋白密度长期处于一个偏高的水平，高密度脂蛋白处于一个偏低的水平，就会造成动脉粥样化，这就好似将我们的血管视作"水管"，而这些血脂犹如水管中的"水垢"，长期血脂的积存使得水管管壁僵硬甚至拥堵，从而导致血液流量减少甚至中断，脑部供血不足则致使人体缺血性脑血管疾病发生。

除此之外，在患有高血压人群的体内，血压对血管壁产生持续的压力和冲击，这样的作用使得血管内膜损伤，受损部位也有了更多的血细胞和其他物质的堆积，血管从而变窄甚至导致血栓，致使血管中的血流量减少甚至中断，导致缺血性的脑血管疾病的发生。另外，纤维肌肉发育不良、脑血管痉挛、血管炎都可能会导致脑血管变得狭窄并堵塞，甚至破裂，进而致使发病。

三、脑血管疾病的临床表现

脑血管疾病的种类多样，表现症状也各不相同，根据不同的血管分布可有不同的临床表现，一般在患病初期没有典型的症状，主要表现症状分为特异性脑部症状和全身症状两种，特异性脑部症状中患者主要表现为头痛、头晕、呕吐症状，除此以外，脑血管病的患者早期常伴有全身症状，如血压波动会造成血压突然升高，同时部分病人可能感到全身无力，还可能会出现心慌症状。

如果病情进一步发展，表现症状更为严重，可能会危及患者生命。此时期脑血管病的症状主要包括运动障碍、感觉障碍、视觉障碍、语言障碍、意识障碍等。运动障碍包括站立不稳、单瘫、偏瘫、四肢瘫等情况；感觉障碍包括患者无法感受肢体的存在，肢体在接触其他物品时触感不明显甚至丧失；视觉障碍包括视野变黑、视线模糊等；语言障碍包括语言不利、吐字不清、言不达意等，主要原因是脑动脉供血不足，影响了大脑皮质的语言中枢的正常功能；意识障碍多见于脑出血类型的患者，表现为精神萎靡甚至迅速昏迷。

部分脑血管病患者还具有一些伴随症状，如睡眠障碍、大小便功能异常、情绪异常如抑郁症和焦虑症。脑血管疾病种类繁多，引起疾病的病因也多种多样，因此仅根据症状无法判断确切诊断，需要结合多种辅助检查才可进行正确诊断，检查方式如颅脑 CT、MRI（磁共振）、脑血管造影、脑电图、脑超声波等。

四、脑血管疾病的营养治疗

脑血管疾病是对人类生命构成严重威胁的三大死亡原因之一，其发病率、残疾率和死亡率都很高。营养治疗对脑血管疾病的康复具有重要作用，其目的是提供全身营养支持，保护脑的功能，促进神经细胞结构和功能的恢复。对于不同病情程度的脑血管疾病患者，要给予精准化的营养治疗，提出不同的膳食营养治疗方案。急性期的营养治疗应努力让患者度过危险阶段，为病情好转创造条件；恢复期应以纠正营养不足或营养失调为主，防止病情复发，总体而言要注意以下几点：

（一）低脂饮食

脂肪和胆固醇摄入过多是脑血管疾病的重要危险因素，因此患者在日常饮食中要尽可能追求低脂。减少食用猪油、牛脂等含饱和脂肪酸高的食物以及脑髓、内脏、蛋黄、蟹膏等含胆固醇高的食物。但需要注意在低脂饮食的同时补充足量的优质蛋白，适当增加植物蛋白在蛋白质摄入中的比例，防止营养不良的发生。

（二）低盐饮食

高盐饮食与脑血管疾病的发生密切相关，脑血管疾病患者每天食盐的摄入量应<6g，重度患者必要时应采取无盐饮食。

（三）补充足量维生素

维生素 C 具有保护血管壁、增强血管柔韧性和弹性的作用，食用绿叶蔬菜、水果等富含维生素 C 的食物可以有效防治脑血管疾病。此外，叶酸可以保护血管内皮细胞，防止粥样硬化斑块的形成，因此脑血管疾病患者需要注重补充富含叶酸的食物如菠菜、胡萝卜、橘子、黄豆、核桃、松子等。

（四）其他

脑血管疾病患者还需注意戒烟限酒，少喝浓茶，少食多餐，切忌暴饮暴食，必要时联用降胆固醇的他汀类药物、降血压药物等进行强化治疗。

五、脑血管疾病的预防

脑血管病是世界范围内常见的死亡原因和主要致残原因。即使在无症状的情况下（如无症状的脑梗死、白质病变），脑血管疾病也会导致身体和认知损伤，从而大大影响日常生活活动。对于老年人来说，中风是世界范围内常见的死亡原因和主要致残原因，由于人口老龄化，未来 20 年的负担将增重。无症状脑血管疾病如无症状脑梗死（SCI）和白质病变（WML），也有报道称其与中风风险增加、步态和平衡障碍、跌倒倾向和认知障碍（包括注意力下降和精神处理速度下降）相关。因此，尽早采取行动，预防有症状的脑血管病和无声的脑血管疾病，已成为一项重大的公共卫生挑战。为此，明确导致脑血管病的危险因素已成为研究的首要任务。

随着社会水平的提高和人们生活水平的改变，脑血管疾病的发病人群越来越趋于年轻化，一旦得有脑血管疾病后，会给患者和患者家庭带来不便和负担，根据脑血管病的临床研究和致病性质，减少脑血管病带来的影响和危害最好的办法是预防脑血管病。因此在日常生活中，养成并保持良好的生活习惯是十分重要的。

根据目前的研究，已经有多种和脑血管疾病相关的危险因素被识别，若能及时规避这些危险因素，要养成良好的生活习惯，可以有效地降低患脑血管疾病的风险。首先，在致病因素中起着重要作用的就是高血压、高血糖、高血脂，对于中老年人来说可以定期检查体内血压、血糖、血脂的含量是否处于一个正常的水平。另外，烟酒会大大增加脑血管病的患病概率，因此建议吸烟者应当戒烟，不吸烟者也应当避免二手烟。除此之外，在日常生活中要勤加锻炼、改善饮食，多选择富含蛋白质、膳食纤维类食物，患者更应均衡饮食，保证水果蔬菜的摄入，坚持少食多餐，忌带刺激性及辛辣食物，达到调节胃肠，改善免疫功能的作用。当然，脑血管的致病因素是多样的，因此需要定期检查，结合自身的情况听取医生的专业指导，一旦患病，要及时就诊。

（一）日常预防方法

根据目前的研究，进行了以下简单总结：

（1）生活方式巧干预　做好日常健康管理，包括养成良好的生活习惯，规律运动、戒烟限酒、保证睡眠；培养兴趣爱好，保持乐观平稳的心态，积极参与社会活动，多学多用，在日常生活中有意识地锻炼记忆能力。

（2）营养摄入要平衡　在日常的生活中，要做到健康饮食，食物所含的膳食种类应多样化，并合理摄入所需营养能量，例如可以合理提高食物中谷豆类，水果、蔬菜的占比，选择低脂乳制品，减少胆固醇的摄入。除此之外，高钠、高钾也会提高患高血压的风险，因此要注意盐的摄入。

（3）吸烟喝酒需减少　研究表明，吸烟和喝酒都会在一定程度上增加脑卒中发病风险。因此吸烟者可通过多种方式戒烟戒酒；不吸烟者也应避免被动吸烟，总之要尽可能减少烟酒的摄入量。

（4）日常锻炼不可缺　根据相关研究，每周适当的运动可以有效降低脑血管患病的风险，个体应当结合自己的生活方式进行体育锻炼。对于健康成人每周应持续有 3～4 次 30min 以上的中等或以上强度的有氧运动例如慢跑、游泳、骑自行车、跳绳等；除此之外，对于日常工作以静坐为主的人群，建议每坐 1h 进行 2～3min 的简单短时活动，如散步、拉伸等；而对于老年人和脑卒中高危人群来说，应制订个体化运动处方进行锻炼，针对性的进行运动。

（5）体重血压应控制　从目前统计来看，超重和肥胖者更易患脑血管疾病，超重和肥胖者可通过健康的生活方式、良好的饮食习惯、增加身体活动等措施减轻体重。超重和肥胖者应努力减轻体重，可使血压下降，也可减少脑卒中风险。

（二）危险因素防治

（1）高血压　高血压是脑血管疾病中重要的危险因素，研究表明，脑血管疾病的风险与血压水平呈正相关。患有高血压的人群应当按照医嘱按时服用降压药，并养成良好的生活习惯以配合药物治疗，将血压控制在正常的范围内（目标值为小于 140/

90mmHg），这样不仅有利于预防脑血管疾病，而且还能减小由于血压升高导致的相关器官的损害，从而降低其他疾病的发生概率，如心力衰竭、冠心病及肾功能衰竭。因此，若患有高血压，需要积极治疗、改善病症。

（2）糖尿病　糖尿病是脑血管疾病中的独立危险因素，高血糖会使脑血管疾病中的脑卒中的发病风险增加数倍。统计显示，大约20%的糖尿病患者死于脑卒中。糖尿病患者在日常生活中要少吃糖类食物，保证充足睡眠，规律饮食等，养成良好的生活方式以降低血糖、血压，调节血脂和抗血小板治疗。糖尿病患者的血压控制水平应小于140/90 mmHg。

（3）血脂异常　血脂异常是动脉粥样硬化和脑卒中的重要危险因素之一。生活方式及饮食对血脂水平的影响是非常大的，要保持一个健康正常的生活方式，控制饮食，控制胆固醇和脂肪的摄入量。

（4）心房颤动　心房颤动（房颤）是导致脑栓塞的主要原因，房颤患者缺血性卒中的发病风险会比正常人增加4~5倍。房颤患者应该根据自己的卒中的风险评估，寻求医生针对性的治疗。

思考题

1. 高钠摄入导致高血压发生的具体机制有哪些？
2. 如何通过营养干预手段辅助治疗冠状动脉粥样硬化性心脏病？
3. 请阅读脑血管疾病相关的前沿文献，总结现阶段用于治疗该疾病药物的优势和不足。

育人课堂

中国当代心脏病学
奠基人——陈灏珠

第六章

消化系统与泌尿系统慢性病

学习目标

掌握慢性胃炎与消化性溃疡、炎症性肠病、慢性胆囊炎与胆结石、慢性肾炎与肾病综合征和慢性肾脏病五种常见慢性病的基本概念、病理生理过程和治疗与预后措施，学会根据患者的症状初步诊断所患慢性病的类型。

思维导图

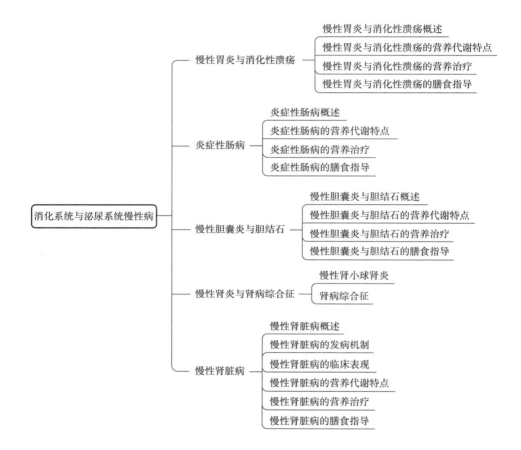

消化系统和泌尿系统是人体中较为容易发生慢性病的两大系统。①慢性胃炎和消化性溃疡是常见的消化系统慢病，与饮食、药物、遗传等因素密切相关，此外炎症性肠炎也是常见的消化道疾病，其病因复杂多变，临床症状也不尽相同。②慢性胆囊炎和胆结石是胆道系统常见的慢性病，与饮食习惯不良有很大关系。至于泌尿系统，相关慢性病主要为慢性肾炎、肾病综合征和慢性肾脏病，与肾小球的结构或功能异常有关。深入了解掌握消化系统与泌尿系统慢性病的病理机制、治疗方法以及营养干预手段可以有效控制疾病的发生及恶化，因此本章将针对几类慢性病的特点、病因和治疗等方面展开介绍。

第一节　慢性胃炎与消化性溃疡

一、慢性胃炎与消化性溃疡概述

胃炎（gastritis）是指胃内各种刺激因素引起的胃黏膜炎症反应。根据临床发病的缓急，可分为急性胃炎和慢性胃炎。不同病因引起的胃炎其病理改变也不同，通常包括三个过程即上皮损伤、黏膜炎症反应和上皮再生。其中，慢性胃炎是指胃黏膜呈非糜烂的炎性改变，如黏膜色泽不均、颗粒状增殖及黏膜皱襞异常等。慢性胃炎根据其病理改变可分为非萎缩性慢性、萎缩性慢性和特殊类型胃炎三大类。幽门螺杆菌感染是最常见的病因。大多数病人症状不明显，也有病人表现为中上腹不适、恶心、饱胀、食欲不振、吸气、钝痛、烧灼痛等。

消化性溃疡（peptic ulcer）是指胃肠道黏膜被自身消化而形成的溃疡，以胃、十二指肠球部溃疡最为常见。现阶段各项临床研究显示，引起消化问题的主要原因是胃酸较多、胃黏膜保护作用减弱、幽门螺杆菌感染等因素，也与药物、遗传、环境、精神等因素相关，还与胃排空减缓、胃肠肽作用、胆汁反流等因素相关。在导致胃炎的各种诱因持续作用下，胃酸、胃蛋白酶对黏膜不断侵袭，黏膜产生自我消化，糜烂进展为溃疡。消化性溃疡常以慢性中上腹痛反酸为典型病状，疼痛的特征为慢性、周期性、节律性。腹痛发生与餐后时间的关系是鉴别胃与十二指肠溃疡病的临床依据。胃溃疡的腹痛多发生在餐后 30min 左右，而十二指肠溃疡则发生在空腹时，制酸剂常能缓解疼痛。常见并发症有消化道出血、穿孔、幽门梗阻和癌，易合并贫血或营养不足。

二、慢性胃炎与消化性溃疡的营养代谢特点

（一）食物对慢性胃炎与消化性溃疡的胃炎和消化性溃疡发生的影响

饮食对胃分泌功能的影响主要源于某些食品或调味品具有刺激胃酸分泌的作用，如咖啡，浓茶、酒精、黑胡椒、大蒜、丁香、辣椒、肉汤和蛋白胨等，尤其能引起十二指肠球部溃疡和患者强烈的胃酸分泌。消化性溃疡的发生、发展与膳食因素密切相关。膳食中的脂肪能够抑制胃排空，使食物在胃中停留过久，促进胃酸分泌，加剧胆汁反流，进而诱发或加重溃疡。过分粗糙的、过咸的、过冷或过热的食物都会引起胃黏膜物理性和化学性的损伤。不规则进餐也可破坏胃分泌的节律，削弱胃黏膜的屏障作用。酒精对胃黏膜有直接损伤作用，并可消耗体内大量的能量引起胃黏膜的营养障碍和屏障功能削弱。除此之外，进食时的情绪变化也会导致胃功能紊乱而发生溃疡。

（二） 食物对抗胃炎和溃疡药的影响

H2-受体拮抗剂能抑制食物刺激的泌酸作用，该抑制作用取决于所用 H2-受体拮抗剂的剂量及用药时间。小剂量时，抑制作用可被食物刺激的泌酸作用所掩盖。相对而言，质子泵抑制剂的抑酸作用时间较长，可能是较少受到食物刺激的泌酸作用影响。进食期间，大量壁细胞被食物激活而泌酸，服用质子泵抑制剂能更充分地发挥其抑制作用。研究证明，餐前 15~30min 为最佳服药时间，因为食物刺激可使储备的质子泵进入分泌膜被激活。这一过程若与质子泵抑制剂的吸收峰相平行，则其抑酸效果最佳。也有研究报道，进餐同时添加一些酸性饮料如果汁或酸乳等，或许可以有促进营养素吸收的作用。

三、慢性胃炎与消化性溃疡的营养治疗

慢性胃炎与消化性溃疡的胃炎与消化性溃疡会影响进食量，以及营养素的消化、吸收和利用。应尽早去除病因，避免不利于胃肠道黏膜健康的因素，同时进食富有营养和易消化吸收的食物，摄取足够的能量和营养素，促进损伤黏膜的修复，缓解临床症状。

（一） 能量及其构成

慢性胃炎与消化性溃疡病人因长期消化道不适和疼痛，常伴有进食障碍，影响进食量和食物的消化吸收。病人的能量代谢可能长期处于负平衡，出现乏力、疲劳、体重偏轻或消瘦等症状。恶性贫血者常有全身衰弱、明显的厌食、体重减轻等症状，部分病人还有免疫功能低下。患者能量摄入建议在 25~35kcal/（kg·d），以维持适宜体重为目标，三大产能营养素配比合理。蛋白质每日的摄入量占总能量的 10%~15%，脂肪的每日摄入量占总能量的 20%~25%，碳水化合物产能占总能量的 55%~60%。

慢性胃炎病人应摄入富有营养且易消化吸收的食物，以富含碳水化合物为主。如轮换选用软饭、粥、面条、米粉、河粉、馒头、发糕等，则需重视蛋白质，尤其是优质蛋白质的摄入。全天能量根据病人的体重核定，可分 3~5 餐摄入。

（二） 蛋白质

胃炎和消化性溃疡病人由于消化道不适，存在动物性食物进食量减少和消化吸收不良等问题，容易发生低白蛋白血症、贫血，需要补充足量蛋白质才能满足人体的营养需求，维持蛋白质正常代谢，改善机体营养状态。但蛋白质消化产物具有增加胃酸分泌作用，要避免摄入过多。可选择易消化的蛋白质食品，如豆腐、瘦肉、鸡肉、鱼肉、鸡蛋、牛乳等。富含蛋白质的食物不仅能中和胃酸，还可促进溃疡面修复，溃疡病病人可按 0.8~1.0g/（kg·d）供给。

（三）脂肪

胃炎和消化性溃疡病人对脂肪的消化能力减弱，容易出现必需脂肪酸和脂溶性维生素的缺乏。在病人病情允许和消化能力尚可情况下，适量摄入脂肪，注重脂肪酸摄入平衡。但脂肪不宜摄入过多，因其有抑制胃酸的作用，但可刺激胆囊收缩素分泌，导致胃排空延缓和胆汁反流，引起胃胀痛。

（四）碳水化合物和膳食纤维

碳水化合物对胃酸的分泌没有明显的作用，是消化性溃疡患者能量的主要来源。因单糖和双糖可刺激胃酸分泌，建议少选用含单糖、双糖的食物。

膳食纤维在口腔中被充分咀嚼后可刺激唾液的分泌，可对胃黏膜起保护作用。因而，患者膳食纤维需求量与健康人基本一致，每天 20~35g。但在消化性溃疡发作期应减少膳食纤维摄入量。

（五）矿物质

胃炎和消化性溃疡病人可有不同程度的矿物质缺乏，如血钠、钾、铁、钙、锌等偏低。服用 H2-受体阻滞剂时会减少铁的吸收，故还应提供富含铁的食物。多选高钙食物，如牛乳、豆腐、鱼肉、虾肉等。控制盐的摄入，过多的钠会增加胃酸的分泌，每天保持在 3~5g 为宜。

（六）维生素

胃炎和消化性溃疡病人容易出现各种维生素缺乏和代谢异常，影响胃黏膜的修复再生功能。其中，维生素 C 缺乏直接影响胃黏膜及微血管的健康。胃体腺壁细胞能分泌一种被称为内因子的黏蛋白，黏蛋白能与食物中的维生素 B_{12} 结合，使后者不被酶消化，到达回肠后能被吸收。慢性胃炎时，体内如出现针对壁细胞或内因子的自身抗体，壁细胞总数减少，内因子不能发挥正常功能，导致维生素 B_{12} 吸收不良，会出现胃黏膜萎缩所致的巨幼红细胞性贫血，又称恶性贫血。

富含维生素 A、B 族维生素和维生素 C 的食物有助于修复受损的胃黏膜和促进溃疡愈合。慢性胃炎病人可选择各种不同颜色的蔬菜、水果，以补充维生素 C、β-胡萝卜素等。在选择蔬菜和水果时，注意适当减少膳食纤维的摄入，以降低对胃黏膜的损伤。切碎或剁成末的鱼类和肉类有利于消化吸收，提供丰富的维生素 B_{12}、维生素 E 等。避免摄入不易消化的畜、禽类食物，以及过热或过冷的食物，防止胃黏膜进一步损伤。食欲欠佳、进食不多的病人，可考虑补充复合维生素，改善胃肠营养。食补维生素仍缺乏者，可口服制剂，而恶性贫血则需终生注射维生素 B_{12}。

（七）补足饮水量

水的需要量与健康人基本一致，应保证每日饮水约 2000mL。胃炎和消化性溃疡病人由于胃肠道不适，会影响进水量，容易出现脱水和血容量不足，需多喝温开水。不能耐受者可少量多次补充，如先从约 50mL 开始，此后每隔 2h 补充 100~150mL。根据病的情况可在开水中加入适量盐或糖，但切忌喝咖啡或碳酸饮料，避免增加胃酸分泌，干扰胃肠的功能。必要时可以通过静脉营养，同时补充水、维生素和矿物质。

四、慢性胃炎与消化性溃疡的膳食指导

（一）营养教育

长期消化吸收不良、食物单一、营养缺乏均可使胃黏膜修复再生功能降低，炎症慢性化，上皮增殖异常及胃腺萎缩。应鼓励多选温和的、富有营养的、易消化和新鲜多样化的食物，提供给胃黏膜充足的营养，避免不利于胃肠道黏膜健康的因素，规律进食。

（二）科学的饮食习惯

食物在口腔充分咀嚼后可以减少食物对消化道的机械性刺激。建议规律饮食，少食多餐。每餐细嚼慢咽，有助于消化和吸收，减少胃黏膜的伤害。建议食物多样化，注意营养均衡。不吃霉变食物，少吃熏制、腌制、富含硝酸盐和亚硝酸盐的食物，多吃新鲜食物。少吃粗糙、浓烈、辛辣及过冷或过热的食物。

（三）科学烹调

烹调方法应以蒸、煮、汆、烩、炖、焖等为主，避免油炸或油煎，食物均应切细煮软。烹调食物避免偏生、偏硬，更不能选用生鱼片、醉虾、咸蟹及各种生的或半生的螺类、贝类。避免一切机械性刺激和化学性刺激，保护好胃黏膜。

（四）食物选择

慢性胃炎患者食物选择应以易消化、无刺激、富有营养为原则。主食可选用软饭、面条、米面、发糕等；副食可选用肉末、鱼丸、蒸蛋、鸡丝、虾泥等，与各种颜色多样化的新鲜蔬菜搭配，可把青菜叶、大白菜叶切成碎末，把菜梗切成菜丁，萝卜切成丝或片，清水煮后加少量油盐，或加肉末、鸡肉丝混炒。

对胃肠道黏膜有损伤的食物均不宜选用，忌酒精饮料与咖啡。酒精对胃有一定的刺激作用，喝高度酒或者喝较大量的低度酒，对胃部健康都有影响。慢性胃炎病人长期喝酒会持续损伤黏膜，促进糜烂或者溃疡的产生。喝大量浓咖啡会促进胃酸分泌，过多胃酸可刺激胃部出现不适或疼痛。忌用的食物还包括辛辣调味品、冷刺激食物、膳食纤维丰富的食物、油煎油炸类食物、糯米类食物、碳酸饮料、浓茶、腌制、熏制食物等。食用带骨带刺的食物要注意去骨去刺，坚硬的食物可以磨成粉，进食量不宜

过多；马铃薯、番薯、甜食等产酸食物和生葱、生蒜、蒜苗等产气食物也要少食。

（五）食谱举例

慢性胃炎与消化性溃疡恢复期参考食谱见表6-1。

表6-1　慢性胃炎与消化性溃疡恢复期参考食谱

早餐	青菜肉末粥（青菜100g，猪肉75g，大米30g），馒头（面粉50g）
加餐	西瓜汁200g
午餐	西蓝花鱼泥粥（西蓝花100g，草鱼100g，大米40g）
加餐	豆腐脑300g，蛋糕50g
晚餐	鸡蛋藕粉南瓜羹（鸡蛋50g，藕粉50g，南瓜100g）
加餐	酸乳200g
全日	烹调油10g，盐3g
	能量：1504.6kcal　　　　　　　　　蛋白质：70.4g（19%）
	脂肪：36.8g（22%）　　　　　　　　碳水化合物：223.0g（59%）

第二节　炎症性肠病

一、炎症性肠病概述

炎症性肠病（inflammatory bowel diseases，IBD）是一组病因未明的慢性非特异性肠道炎症的总称，可分为溃疡性结肠炎（ulcerative colitis，UC）和克罗恩病（crohn disease，CD）两个亚型。IBD病因不明，基因和环境因素均参与疾病发生。肠道菌群改变和通透性增加导致肠道免疫功能紊乱在IBD的发生过程中占十分重要的作用。饮食风险因素主要包括精制糖、含果糖的糖浆或软饮料、饱和脂肪酸、红肉等。IBD的诊断缺乏确定标准，诊断需结合临床表现、内镜、影像学以及病理组织进行综合分析。IBD的诊断缺乏确定标准，诊断需结合临床表现、内镜、影像学以及病理组织进行综合分析。IBD的临床表现以消化系统症状为主，最常见为腹痛、腹泻和腹部肿块或持续或反复发作的腹泻、腹痛和黏液血便；伴有里急后重和不同程度的全身症状。有些患者表现为不同程度的发热、消瘦和贫血。患者以年轻人居多，男女发病率无明显差异。饮食和营养不但与IBD患病相关，而且贯穿了疾病的治疗、诱导缓解和康复等各个阶段。

二、炎症性肠病的营养代谢特点

（一）能量代谢

缓解期 IBD 患者的能量需求与健康成年人并无明显差异。但活动期 IBD 患者代谢率是否增加尚存争议。疾病活动期的基础代谢较静止期增强，其原因与炎症反应、活动期体温升高和体温升高导致的心动过速有关。疾病导致的摄入量减少、消化吸收功能降低和肠道丢失增加均导致患者出现负能量平衡。利用间接测热法估算患者的能量需求仍然是最准确的方法。对于无法或没有条件进行间接测热法的患者，也可以利用能量预测公式进行估算。日均供能在 25~30kcal（105~125kJ）／（kg·d）能够满足绝大多数 IBD 患者的能量需求。

（二）蛋白质代谢

一般认为缓解期的 IBD 患者与普通人群的蛋白质需求无明显差异，日均蛋白质摄入量在 1.0g／（kg·d）即可维持氮平衡。而疾病活动期则要求增加至 1.2~1.5g／（kg·d）方可满足患者需要。

（三）糖代谢

中重度营养不良的 IBD 患者其糖代谢的调节功能降低。感染、使用激素时可导致 IBD 患者出现应激性高血糖。

（四）铁代谢

膳食铁摄入减少、肠道消化吸收铁能力减弱以及肠黏膜溃疡致慢性失血均是 IBD 患者铁缺乏的重要原因。除上述因素外，IBD 患者还存在铁的生物利用度降低以及维生素 B_{12} 和叶酸的缺乏，从而加重贫血症状。对于存在轻度缺铁性贫血的非活动性 IBD 患者，首选口服补充有机铁制剂；但对于不能耐受或者存在口服禁忌症、血红蛋白低于 100g/L 或需使用促红细胞生成素的患者，应考虑静脉补铁。静脉补铁可以使患者血红蛋白和铁储备更快地恢复正常。补铁剂量依据性别、基础血红蛋白水平和体重进行计算。但如果患者并无铁缺乏而盲目进行补铁可能增加患者感染性并发症的发生。如果患者同时存在叶酸和维生素 B_{12} 的缺乏可同步进行补充。

（五）维生素和微量元素代谢

应按成人日均需要量供给。建议对活动期或使用激素治疗的 IBD 患者常规测定血浆钙和维生素水平；对明确存在严重丢失或缺乏的患者应增加补充剂量。

三、炎症性肠病的营养治疗

IBD 病人可能会出现消瘦、水肿、维生素和微量元素缺乏等营养不良的症状，发生率可达 85%，CD 病人比 UC 病人更多见。IBD 病人营养不良的主要原因有：①进食可诱发腹痛、腹泻、梗阻和出血等胃肠道症状，造成病人进食恐惧，导致营养素摄入减少；②肠管炎症、溃疡和腹泻等症状会导致从肠黏膜表面丢失的营养物质增加；③肠外瘘、肠内瘘以及反复小肠（尤其是回肠）切除导致肠管吸收面积减少，肠内瘘形成的盲襻使细菌过度繁殖，不利于营养吸收；④活动期或合并感染时的高分解代谢状态，使能量消耗增加；⑤治疗药物（如激素、柳氮磺嘧啶等）对营养和代谢产生不良影响。

（一）营养治疗原则

1. 补充能量

成人 IBD 病人缓解期的能量供给可与一般健康人群类似，按照 25~30kcal/（kg·d）给予，但活动期能量需求增加，能量供给也应增加 8%~10%，体温升高或者合并脓毒症时还应再酌情增加。儿童和青少年病人处于生长发育期，摄入能量除满足正常代谢需要外，还要用于追赶同龄人身高体重，每日能量供给应比正常儿童多 10%~20%。部分病人由于活动量少以及使用糖皮质激素，缓解期也可表现为肥胖，尤其是儿童，这些病人应适当减少能量摄入，所以能量的供应应以体重为主要参考目标调整。

IBD 活动期，病人以进食流质饮食为宜，待病情好转后改富含营养的少渣饮食，病人可能存在乳糖不耐受，建议给予无乳制品配方饮食，必要时可考虑全肠外营养支持治疗。缓解期应选择富含营养、清淡、无刺激、细软、易消化的低渣食物，可以少食多餐，保证足够的能量摄入。

2. 适量蛋白质、脂肪、碳水化合物

高脂肪、高蛋白质饮食含有较多抗原，易诱发变态反应，还能促进肠道黏膜致炎因子的产生，抑制抗炎因子的产生，破坏肠黏膜免疫平衡，同时还会损伤肠黏膜屏障，有利于病原体及抗原诱导肠黏膜免疫系统和机体免疫系统产生过激的免疫应答，因此，不宜进食高脂肪、高蛋白质饮食。

IBD 病人常有消瘦、脂肪吸收不良，疾病后期还可伴水肿。因此，蛋白质、脂肪和碳水化合物供给量也不宜过少。能量供应以清淡易消化的碳水化合物食物为主，但蛋白质供给量可达到 1.0~1.5g/（kg·d）。根据氮平衡、白蛋白、总蛋白情况酌情增减。低脂制剂能够提高肠内营养诱导 CD 病人缓解的效果，但长期限制脂肪摄入可能导致必需脂肪酸缺乏，应注意控制使用时间。IBD 活动期建议减少膳食纤维的摄入。

3. 补充维生素和矿物质

IBD 病人维生素和矿物质缺乏很常见，病史长者尤其明显。比如回肠病变、回肠切

除、药物使用等常导致维生素 B_{12} 和叶酸缺乏。脂肪和脂溶性维生素吸收不良，血 25-羟维生素 D_3 浓度降低。腹泻造成不同程度的钾、镁、钙和磷丢失。维生素 D 不足加剧钙丢失，可出现骨质减少或骨软化，如使用激素更会加重骨质减少。另外，缺铁性贫血、儿童 CD 缺锌等也很普遍。建议病人根据检查结果补充维生素和矿物质，以弥补摄入的不足。

（二）营养支持疗法

营养支持疗法是指不能正常进食的患者提供适宜营养素的方法，包括日常饮食、肠内营养（enteral nutrition，EN）和肠外营养（parenteral nutrition，PN），是 IBD 治疗中的一个重要组成部分。营养支持疗法通常可采用经口营养补充或管饲肠内营养的方法补充足够的能量。当肠内营养不能满足需要时，可给予补充性肠外营养。确诊为肠道梗阻出血、严重腹泻无法使用肠内营养时，可考虑使用全肠外营养（TPN）。

根据"只要肠道有功能，就应该使用肠道，即使部分肠道有功能，也应该使用这部分肠道"的原则，首选 EN。目前，放置空肠营养管缓慢滴注营养素的方法得到越来越多的应用。EN 诱导儿童和青少年活动期 CD 的缓解率与激素相当，EN 还能促进深度缓解和肠黏膜溃疡愈合，并促进生长发育。因此，儿童和青少年 CD 诱导缓解推荐首选 EN。对生长发育迟缓或停滞的儿童，同样推荐以 EN 维持缓解。EN 能够诱导成人 CD 缓解，但疗效不如激素，且成人对 EN 依从性差，因此 EN 可作为成人活动期 CD 药物治疗无效或禁忌时（如激素无效、不耐受或骨质疏松）作为诱导缓解的替代治疗。不推荐使用 EN 诱导或维持 UC 缓解。

EN 存在禁忌时，应补充肠外营养，常见于不全性肠梗阻、肠动力障碍、围手术期、高流量肠外瘘或高位肠造口等病人。PN 输注可以通过经周围静脉向中心静脉置管或中心静脉穿刺置管，前者并发症少，应为首选。建议选择右侧锁骨下途径进行中心静脉置管。股静脉置管容易污染、形成静脉血栓；而高位颈内静脉置管不好护理，容易污染，都不推荐。中心静脉置管宜在 B 超引导下进行，置管成功后必须影像学检查，确定部位合适并排除并发症后方可使用。

PN 制剂配方中的氮量按照非蛋白质能量 100~150kcal/g 的比例提供。总能量构成中，脂肪应占非蛋白质能量的 30%~50%。不推荐使用 $n-6$ PUFA 作为唯一的脂肪来源，可选择中长链脂肪乳剂或含有 $n-9$ PUFA 的脂肪乳剂。

四、炎症性肠病的膳食指导

（一）营养教育

强调营养支持治疗的重要性。营养不良会降低 IBD 病人的抗感染能力，影响手术切口和肠吻合口的愈合，延长其住院时间，增加手术并发症发生率和病死率，降低生活质量。营养不良也是 IBD 儿童和青少年生长发育迟缓和停滞的主要原因。营养支持治疗能够改善病人营养状况，提高生活质量，减少手术并发症，还能改善 IBD 对药物治疗的反应性，诱导和维持 CD 缓解，促进黏膜愈合，改善自然病程。比如有手术指征的病人合并营养不良或有营养风险时，应先纠正营养不良，以降低手术风险和术后复发率。生长发育迟缓或停滞在儿童和青少年 CD 中相当普遍，营养支持治疗具有促进生长发育的作用，而激素不具备这一优势，因此营养支持治疗是基础。

营养评价和营养治疗并发症护理。IBD 病人常伴随营养不良，应重视 IBD 病人的营养风险筛查、营养评价和营养支持治疗。IBD 营养治疗过程中可能会产生一系列并发症，比如胃肠道并发症、导管相关并发症、感染并发症、代谢并发症、脏器功能损害如相关性肝损害等。PN 和 EN 的并发症都重在预防，操作过程中必须严格遵循相关规范。

（二）食物选择

保护性饮食因素主要为蔬菜、水果、鱼和膳食纤维。在摄入天然食物时应遵循"个体化"和"无伤害"原则。IBD 患者的饮食原则包括：自我监控和管理；规避可能加重症状的食物；补充新鲜的蔬菜和水果，适当限制饱和脂肪酸和 n-6 多不饱和脂肪酸。

（1）宜用食物　适量进食营养丰富、细软、易消化的食物。流质如米汤、少油的肉汤、蛋花汤、菜汤和富含维生素的果汁如番茄汁、橘子汁等，半流质如米粥、麦片粥、稿粉、馄饨、面条、鸡蛋羹等。根据病情可逐步过渡到软食和普食，恢复期食物宜多样化、富有营养，瘦猪肉、鸡、鸭、鱼等都可食用。

（2）忌（少）用食物　生冷、油腻及刺激性强的食物如生冷瓜果、凉拌菜、肥肉、高脂点心、油炸食物、辣椒、烈酒、芥末等；高膳食纤维食物如芹菜、笋等；坚硬食物和海鲜；豆乳、牛乳、红薯、萝卜、蔗糖等容易产气的食物；不洁净的食物。

（三）食谱举例

炎症性肠病缓解期参考食谱见表 6-2。

表 6-2　炎症性肠病缓解期参考食谱

早餐	菠菜肉泥小米粥（菠菜 75g，鸡肉 75g，大米 40g）
加餐	西瓜汁 200g，蛋糕 50g
午餐	西蓝花虾泥粥（西蓝花 100g，鲜虾 100g，大米 40g）
加餐	小馄饨（面粉 40g，猪肉 75g）
晚餐	番茄鸡蛋藕粉羹（番茄 100g，鸡蛋 50g，藕粉 60g）
加餐	酸乳 200g
全日	烹调油 10g，盐 3g

能量：1560kcal	蛋白质：76.4g（20%）
脂肪：39.0g（23%）	碳水化合物：225.8g（58%）

第三节　慢性胆囊炎与胆结石

一、慢性胆囊炎与胆结石概述

胆囊炎（cholecystitis）与胆结石（cholelithes）是胆道系统的常见病和多发病，二者常同时存在，且互为因果。胆囊炎常发生于有结石的胆囊，也可继发于胆管结石和胆道蛔虫等疾病。胆结石是指胆道系统包括胆管和胆囊在内的任何部位发生结石的疾病，目前已经由以往的以胆管的胆色素结石为主转变为以胆囊的胆固醇结石为主，胆石类型和部位的改变与饮食结构的变化以及胆道蛔虫和胆道感染发生率显著降低有关。胆管阻塞、化学性刺激和细菌感染是胆囊炎常见原因。胆结石发病的危险因素除了传统的危险因素（包括年龄、女性、肥胖、糖尿病、高血压和家族遗传倾向）外，还包括环境因素，主要为饮食结构及饮食习惯不良，特别是与喜食油腻食物有关。胆囊炎与胆结石的主要临床表现有腹痛、寒战发热、黄疸、恶心、呕吐、腹胀、食欲下降。

二、慢性胆囊炎与胆结石的营养代谢特点

适宜的蛋白质摄入对于维持氮平衡、修复受损的胆道组织、恢复其正常生理功能具有重要作用。有研究表明，低蛋白饮食易形成胆红素结石；而高蛋白饮食易发生胆固醇结石。因此，应摄取适量的蛋白质。高脂肪饮食刺激胆囊收缩素的分泌，使胆囊收缩，加剧腹痛。高脂肪高胆固醇饮食可引起胆汁中胆固醇浓度增加，易形成胆固醇结石，而低脂肪膳食与胆色素结石的形成密切相关。碳水化合物对胆囊的刺激作用较脂肪和蛋白质弱，适量摄取能增加糖原储备，具有节约蛋白质和保护肝脏功能的作用。但高碳水化合物，尤其是简单糖类摄取过多将引起超重或肥胖，致葡萄糖转化为脂肪的过程增强，易形成胆红素结石。近年来，人类流行病学调查和临床观察资料表明，绝大多数胆囊炎和胆石症病人存在肉类蛋白质和草酸摄取过量，而膳食纤维和水分摄取量明显不足的情况。由此可见，草酸和肉类蛋白是导致胆结石的重要潜伏因子，而膳食纤维可与胆汁酸结合，使胆汁中胆固醇溶解度增加，减少胆结石形成。

三、慢性胆囊炎与胆结石的营养治疗

慢性胆囊炎与胆结石是可防可治的慢性疾病，病人调整膳食结构，适当限制脂肪和胆固醇的摄入，保证每天摄入足量的水和膳食纤维，有助于减轻症状、缓解病情发展。

（一）限制能量的摄入

长期能量摄入过多可致超重或肥胖，胆结石多见于肥胖、血脂异常的病人。一般来说，体重增加，肝脏胆固醇的合成也增加。人体不能将过剩的胆固醇转化为胆汁酸，而是仍以胆固醇的形式存在胆汁中，这可能是胆结石形成的主要原因，因此，平时限制能量摄入非常重要。根据情况可给予正常或稍低于正常所需的能量，肥胖者更应严格限制能量摄入，减轻体重。

蛋白质摄入过多会增加胆汁分泌，影响病变组织恢复，同时很可能脂肪和胆固醇摄入量也增加，容易发生胆固醇结石。蛋白质摄入过少不利于受损胆管组织的修复，而且容易发生胆红素结石。建议蛋白质按标准体重 $1.0 \sim 1.2 g/$（$kg \cdot d$）摄入，既可以保证人体内的正氮平衡，又能间接预防胆囊炎与胆结石。蛋白质供给应以生物价高但脂肪含量低的优质蛋白质为宜，如鱼虾类、瘦猪肉、兔肉、鸡肉以及富含磷脂对预防胆结石有一定作用的大豆及其制品。

（二）限制脂肪和胆固醇的摄入

脂肪的摄入量和胆囊炎、胆结石的病情直接相关。高脂饮食能促进胆汁分泌，具有很强的刺激胆囊收缩的作用，病人因胆汁分泌障碍，胆囊收缩功能差，脂肪消化吸收受到影响，摄入过多的脂肪特别是动物性脂肪，会促进缩胆囊素分泌，使胆囊收缩，诱发胆囊炎与胆结石的急性发作。因此，应该改变喜食油腻食物的习惯，清淡饮食，多选用植物性食物，减少烹调油用量，烹调油宜选植物油，不用动物油。烹调方式以蒸、煮、炖、小炒为主，避免用油炸、油煎方法。如鸡蛋可选鸡蛋羹或水煮蛋，而不宜选荷包蛋。膳食胆固醇能够对肝的胆固醇分泌量产生直接的影响，胆固醇摄入过多则胆汁中胆固醇浓度增高，易发生胆道胆固醇结石，因此应控制摄入量，特别是血胆固醇水平偏高的病人，应少食高脂肪、高胆固醇的动物性食物，如猪油、肥猪肉、肥鹅、动物内脏等。增加摄入富含磷脂的食物或口服卵磷脂，提高胆汁中磷脂/胆固醇的比值，可能有助于预防结石的形成。

（三）保证碳水化合物和维生素的供给

碳水化合物摄入过多会导致超重、肥胖，特别是已经超重或肥胖的病人，应该减少主食和游离糖的摄入。但碳水化合物能增加糖原储备、保护肝脏和节约蛋白质，而且易于消化和吸收，对胆囊的刺激作用较脂肪和蛋白质弱，胆囊炎和胆结石病人由于限制了脂肪摄入，在维持理想体重的前提下应增加碳水化合物供能的比例，特别应多摄入富含膳食纤维的多糖类食物，如大米、面粉、玉米、马铃薯、蔬菜、水果等，单糖和双糖如砂糖、葡萄糖等应限制，合并高脂血症、冠心病、肥胖的病人更应严格限制。

维生素 A 有助于预防胆结石，也有助于病变胆道的修复，平时可多摄入富含 β-胡萝卜素的食物。维生素 K 对内脏平滑肌有解痉镇痛作用，不仅能缓解胆囊、胆管痉挛和胆结石引起的疼痛，还能促进胆汁排泄。B 族维生素、维生素 C 也有利于胆道的功能康复。病人因限制脂肪的摄入，可能会影响脂溶性维生素的吸收与储存，可酌情补充。

（四） 增加水和膳食纤维的摄入

胆囊炎与胆结石病人每日应多饮水，以稀释胆汁，促使胆汁排泄，这是预防胆囊炎与胆结石发生和复发的关键。日饮水量以 1500~2000mL 为宜，推荐以白开水或茶水为主，不喝或少喝含糖饮料。膳食纤维能促进胆盐排泄，抑制胆固醇吸收，同时还能刺激肠蠕动，促使肠内产生的吲哚、粪臭素等有害物质排出，减少胆结石的患病率和复发率。平时应多食用新鲜的蔬菜和水果以及香菇、黑木耳等以增加膳食纤维的摄入。

（五） 节制饮食、定时定量

暴饮暴食、进食高脂肪餐是胆结石或胆囊炎发作的主要诱因；不按时进餐，或全天只吃 1~2 餐，空腹时间过长，胆汁在胆囊内过度浓缩，也是胆石形成的一个重要原因；不清洁的饮食易引起肠道蛔虫病引发胆道梗阻，也可促进胆石的形成；食用辛辣刺激性食物、调味品和饮酒可促使缩胆囊素产生，促进胆囊收缩，使胆总管括约肌不能及时松弛排出胆汁、引发胆结石或胆囊炎。因此，饮食要有规律，定时定量，避免过饱或过饥。除一日三餐规律进食外，还可适当加餐，以刺激胆道分泌胆汁，防止胆汁淤积，但加餐量应从三餐总能量中分出。食物应清洁卫生，预防因不洁食物摄入导致肠道寄生虫感染。同时还需戒酒，少食用辛辣刺激性食物、调味品。

四、慢性胆囊炎与胆结石的膳食指导

（一） 营养教育

1. 鼓励低脂饮食

我国胆囊炎、胆结石发病率增高与家庭膳食倾向于"西方化"或"富裕化"有关。胆囊炎与胆结石可防可治，关键是平时要低脂清淡饮食。少食油腻食物，特别是少食动物脂肪如肥肉、猪油等，可有效减少胆囊炎与胆结石的急性发作，烹调油用量也需控制，不能选用动物油，在食用禽、畜等肉汤时，上层油脂应冷冻后弃去。护士应耐心与病人沟通、鼓励病人纠正喜好油腻食物的习惯，鼓励多吃植物性食物或间断性吃素。

2. 树立正确的生活方式

除了低脂饮食，病人还应规律进食，特别是每日定时进食早餐，节假日时特别要注意不暴饮暴食，不过多喝酒或酗酒。调整膳食结构、改变生活习惯、加强运动锻炼、维持正常体重都是防治胆囊炎与胆结石的重要措施。

（二）食物选择

1. 宜用食物包括粗粮、新鲜果蔬和菇类等

粗粮如马铃薯、红薯与玉米等；豆类及其制品如豆腐、豆腐干等；新鲜的深色蔬菜如菜心、西蓝花、西芹、胡萝卜、番茄、青椒、茄子等；水果如香蕉、苹果等；菌菇类如香菇、鸡腿菇、黑木耳等；鱼虾类、瘦肉类可酌情选用。

2. 忌（少）用食物包括高脂肪高胆固醇和刺激性强的食物等

高脂肪食物如肥肉、动物油和油煎、油炸食品；高胆固醇食物如动物脑、肝、肾等内脏和蛋黄、鱼子、蟹黄等；辛辣和刺激性强的食物如辣椒、胡椒、咖喱、芥末、浓茶和咖啡等；少进食过酸食物，如山楂、杨梅、醋等，以免诱发胆绞痛。戒酒；限制烹调油用量，选用植物油；烹调时以蒸、煮、汆、烩、炖、焖等方式为宜，禁用油煎、油炸、爆炒、滑熘等烹调方式。

（三）食谱举例

胆囊炎与胆结石参考食谱见表6-3。

表6-3 胆囊炎与胆结石参考食谱

早餐	牛乳250mL，玉米50g，红薯200g，苹果100g
午餐	米饭（大米75g），香干炒芹菜（香干50g，芹菜150g），清蒸鲈鱼（鲈鱼50g），香梨75g
晚餐	米饭（大米75g），黑木耳炒瘦肉（黑木耳20g，猪肉50g），虾仁炒莴笋胡萝卜（鲜虾25g，莴笋100g，胡萝卜100g）
全日	烹调油20g，盐5g

能量：1587kcal	蛋白质：60.1g（15%）
脂肪：40.5g（23%）	碳水化合物：245.6g（62%）
胆固醇：189.3mg	

第四节 慢性肾炎与肾病综合征

一、慢性肾小球肾炎

（一）慢性肾小球肾炎概述

慢性肾小球肾炎（chronic glomerulonephritis，CGN）简称慢性肾炎，是指以慢性肾炎综合征（包括蛋白尿、血尿、高血压、水肿）为基本临床表现，病情迁延，病变缓

慢，并有不同程度的肾功能减退，最终发展为慢性肾衰竭的一组肾小球疾病。主要是免疫介导炎症，非免疫因素也占有一定地位。

（二）慢性肾小球肾炎的危险因素及临床表现

慢性肾小球肾炎病理类型多样，包括系膜增生性（IgA 及非 IgA）、系膜毛细血管性、膜性肾病及局灶节段性肾小球硬化，最终转化成硬化性肾小球肾炎。慢性肾小球肾炎起病缓慢、隐匿，主要临床表现为水肿、高血压、蛋白尿、血尿及肾功能减退，渐进性发展为慢性肾功能衰竭。不典型的症状包括乏力、疲倦、腰酸痛、纳差，水肿等。CGN 治疗的目的在于防止和延缓肾功能进行性恶化，改善临床症状及防治并发症。在疾病治疗全程中，要及时做好饮食营养治疗，有利于缓解病情和促进康复。

（三）慢性肾小球肾炎的营养治疗

1. 能量

慢性肾炎病程长，每日的总能量应根据病人的标准体重、生理条件、劳动强度、工作性质而定。成年休息者每日每千克体重 25~30kcal、轻体力或脑力劳动为主者 30~35kcal、中度体力劳动者 35~40kcal、重体力劳动者 40kcal。

2. 蛋白质

原则上以提供优质蛋白质为主，结合病情与尿蛋白状况来制定每天膳食蛋白质的供应量。肾功能正常病人，蛋白质不需严格控制，按 1.0g/（kg·d）；如尿蛋白量较多，同时血白蛋白偏低者，以 1.0g/（kg·d）加上尿蛋白丢失量（g/d）作为蛋白质供给参考量；对肾功能减退，已出现氮质血症时，需要严格优质低蛋白饮食，每天蛋白质摄入量 30~40g，以 0.6~0.8g/（kg·d）标准供给，其中 50%~60% 为含必需氨基酸多的食物如鸡蛋、牛乳、鱼、瘦肉等，同时要仔细观察临床指标，及时作合理的调整。

3. 脂肪

每天脂肪摄入量控制在总能量的 20%~30%，正常人每天膳食胆固醇供给量一般为 300mg；高胆固醇血症病人采用低胆固醇饮食，每天胆固醇供给量应少于 200mg。对部分合并高血压病人，要适度限制动物脂肪的摄入，可选富含不饱和脂肪酸的食物，少食动物油脂多及煎炸食品。

4. 碳水化合物

碳水化合物是主要能源物质之一，能维持人体器官的能量代谢，当肾功能异常需控制蛋白质摄入量时，应适当提高碳水化合物的供给量，以满足病人尤其是儿童病人的生理能量的需求。碳水化合物占饮食总热量的 60%~70%。

5. 维生素和矿物质

病人由于平时摄食受到一定的限制，部分病人出现维生素 A、B 族维生素、维生素 C、维生素 D 的缺乏，在配制膳食营养餐时，要根据病人个体情况，及时针对性给以补充。根据病人的不同病情，采用低盐或无盐饮食，同时有水肿与高血压病人，日食盐用量要控制在 2~3g；严重水肿病人，日食盐用量要控制在 2g 或必要时短期内给予无盐饮食，但需注意有无合并低钠血症。对并发高血压病人在血压控制正常后，仍要坚持清淡饮食，每日食盐用最要控制在 3~5g，对部分病人处于多尿期时，应及时检测血钠、血钾，酌情作相应的膳食营养调整，必要时要静脉补充缺乏的营养素。由于病人因肾脏的损伤程度不相同，体内的重要元素，如血钾、钠的水平相差甚大，必须根据病人瞬时检测的血钾、血钠水平酌情处理。贫血病人，应多补充 B 族维生素和铁丰富的食物，如绿叶蔬菜等。鼓励多选食物补充，必要时口服药物或静脉用药。

（四）慢性肾小球肾炎的膳食指导

1. 营养健康教育

（1）做好个性化健康教育　病人病情不仅复杂而且多变，必须加强与病人良好沟通，全面了解病人的饮食习惯；对于不良的饮食行为，及时给以教育与指导。特别对病情较重、心理问题严重的病人，要全面给予病人该病的预防知识、临床症状的由来、膳食营养治疗的重要性、心理应对的正确方法及病情的观察和随访指标等健康教育。

（2）协助营养师工作　病人的病情与实验室指标要及时与营养师沟通，虚心向营养师学习有关营养干预与治疗的原则，及时了解病人对营养配餐的认可度，对临床病情的变化及时与营养科协调以调整食谱。

2. 食物的选择

（1）宜选食物　主食类如米饭、面条、馒头、面片；淀粉类如藕粉、山药、芋头、粉丝等；新鲜蔬菜与水果类，如青菜、白菜、花菜、蚕豆、黄瓜与苹果、猕猴桃、梨、橘子等。选用食物要根据当时的病情酌情注意用量及食用后的不良反应。

（2）忌（少）用食物　各类腌渍食品，如榨菜、酸菜、咸菜、咸鱼、咸肉、腊肉、酱肉等；各类烧烤制品，如熏肉、熏鱼、烤羊肉、烤牛肉、烤鱼等；各类辛辣调味品和各类油炸食品，如油条、油饼、炸鸡腿、炸鱼干等；禁酒及含酒精性饮料。烹调时需限制盐、酱油、味精的用量，必要时可用平衡盐。

3. 食谱举例

慢性肾炎病人参考食谱见表 6-4。

表 6-4　慢性肾炎病人参考食谱

早餐	牛乳 250mL，麦淀粉蒸饺（胡萝卜 100g，麦淀粉 100g），色拉油 5g，盐 0.5g
午餐	低蛋白米 150g，冬瓜鸡丝（鸡胸脯肉 50g，冬瓜 200g），小白菜 100g，色拉油 15g，盐 1g
晚餐	低蛋白米 150g，瘦猪肉 50g，茄子 150g，色拉油 15g，盐 1.5g
加餐	苹果 200g

能量：2172.8kcal　　　　　　　　　　　　蛋白质：32g（5.9%）

脂肪：50.5g（21.0%）　　　　　　　　　碳水化合物：403.2g（73.1%）

钠：1536mg

二、肾病综合征

（一）肾病综合征概述

肾病综合征（nephrotic syndrome）是指由不同病因、多种病理变化所致的具有类似临床表现的一组肾小球疾病。肾病综合征还可见于肾脏微血管疾病，如小血管炎、血栓性微血管病等。

（二）肾病综合征的危险因素及临床表现

本病的基本特征是大量蛋白尿（≥3.5g/d）、低白蛋白血症（≤30g/L）、水肿和高脂血症，合并感染、血栓/栓塞、营养不良和肾损伤等并发症。肾病综合征分为原发性和继发性，前者多见于儿童，后者常见于系统性红斑狼疮、过敏性紫癜、乙肝、糖尿病及某些药物所致。引发原发性肾病综合征的病理类型以微小病变肾病、膜性肾病、IgA 肾病、局灶节段性肾小球硬化症及系膜毛细血管性肾炎 5 种病理类型最为常见。在治疗全过程中要十分重视营养治疗，通过合理的饮食营养调理，可以减轻临床症状，改善全身营养与缓解病情，节约医疗支出，提高生命质量。应采用高能量、高生物价蛋白质、低脂膳食，同时限制水、钠。

（三）肾病综合征的营养治疗

1. 能量

每日的总能量应根据病人的标准体重、生理条件、劳动强度、工作性质而定。基本按每日每千克体重 30~35kcal，总量为 2000~2500kcal。由于病人多有消化道症状，进食量会受到一定的影响，需要提高一日三餐主食的质量与品种，做到多样化合理搭配，副食要做到色、香、味、形、养齐全。必要时可安排适量加餐。

2. 蛋白质

优质蛋白正常量饮食，避免高蛋白膳食引起的高滤过、高灌注和低蛋白饮食引起的血浆胶体渗透压过低而使水肿难以纠正并导致营养不良，通常 0.8~1.0g/（kg·d）+24h 尿蛋白丢失量（g），其中优质蛋白>60%，以纠正低白蛋白血症，改善水肿程度。由于优质蛋白质摄入后还存在人体吸收的程度差异，故应注意对病人的肾功能与人体的白蛋白水平进行评估。发生氮潴留时应限制蛋白质摄入。儿童病人的膳食蛋白质供给量要兼顾其生长发育的需要，可适当增加 30%~50%，但应密切观察相关指标。

3. 脂肪

脂肪供热比<20%，正常人每天膳食胆固醇供给量一般为 300mg；高胆固醇血症病人采用低胆固醇饮食，每天胆固醇供给量应<200mg。对部分合并高血压病

人，要适度限制动物脂肪的摄入，可选富含不饱和脂肪酸的食物，少食动物油脂及煎炸食品。

4. 碳水化合物

糖对血脂的影响与其种类密切相关。精制糖如蔗糖、果糖等可使血甘油三酯含量增高，特别是肥胖或已有甘油三酯增高者更明显；当蛋白质缺乏时，过量摄入的糖易在肝脏中转化为甘油三酯而堆积起来，从而形成脂肪肝。因此，要严格限制碳水化合物的摄入量。以多糖为主，减少单、双糖摄入。

5. 维生素和矿物质

保证足量维生素和矿物质。严格限制钠盐摄入量，通常摄入钠 1000～2000mg/d，水肿严重者限制为 500mg/d，禁食含钠高食品（如咸菜、咸蛋、腐乳等）、含碱主食及含钠高蔬菜（白萝卜、菠菜、小白菜、油菜等）。选择富含 B 族维生素、维生素 A 和维生素 C 的食物。长期大量蛋白尿，易使钙磷缺失，导致骨质疏松，需注意钙和维生素 D 的补充。

（四）肾病综合征的膳食指导

1. 营养健康教育

开展肾病综合征的营养与健康教育，提高病人及其家属对饮食营养治疗重要性的认识。学会做好疾病的预防方法和疾病康复的相关技巧。

（1）仔细观察病情　每日关注病人的尿量和体重，定期检测尿蛋白。学会观察眼睑双下肢的水肿和腹水的程度，指导病人准确记录 24h 尿量，提高病人对摄水量和钠盐摄入量与肾病综合征关系的认识。

（2）加强与营养师沟通　主动关心病人病情变化，全程了解病人的病况，及时与营养师沟通，虚心学习营养相关知识，协助做好病人对营养治疗的依从性，努力完善营养治疗方案。

（3）科学指导膳食营养　仔细了解病人的摄食习惯与行为以及用膳情况，耐心指导病人严格采用低盐、低脂、优质蛋白质和富含维生素、矿物质饮食，注意控制饮水量，可采用小讲堂、一对一的交流与指导方式，提高病人的膳食营养管理能力。

2. 食物选择

（1）宜用食物　谷类如米饭、米面、米线、面条、馒头等；蛋类，如鸡蛋、鸭蛋、鹌鹑蛋等；畜禽瘦肉、蔬菜和水果以及各种植物油等均可选用。

（2）忌（少）用食物　如咸菜、泡菜、咸蛋、松花蛋、醋大蒜、什锦菜等腌渍食品；如干辣椒、芥末、白胡椒、黑胡椒等辛辣食物；富含饱和脂肪酸和胆固醇的食物，如油渣、动物脑、鱼籽、蟹黄等。

3. 食谱举例

肾病综合征病人参考食谱见表 6-5。

表 6-5 肾病综合征病人参考食谱

早餐	牛乳冲藕粉（牛乳 250g，藕粉 25g，糖 5g），花卷（面粉 50g），香蕉 200g
午餐	米饭（大米 50g），白菜粉丝炖豆腐（豆腐 100g，粉丝 50g，大白菜 150g），蒸茄子 150g，盐 1g
晚餐	米饭（大米 50g），土豆烧鸡（鸡胸脯肉 50g，土豆 150g），炒苋菜 150g，盐 1g
全日	烹调油 25g

能量：1696kcal　　　　　　　　　　蛋白质：52.7g（12.4%）

脂肪：42.4g（22.5%）　　　　　　　碳水化合物：275.6g（65.1%）

钠：1438mg

第五节　慢性肾脏病

一、慢性肾脏病概述

慢性肾脏病（chronic kidney disease，CKD）的定义包括以下两种情况：①肾脏损伤（结构或功能损害）超过三个月，伴或不伴有肾小球滤过率（GFR）下降，临床上表现为病理学检查异常或肾脏损害（血、尿成分或影像学检查异常）；②GFR < 60mL/min，超过三个月，有或无肾脏损害证据。我国部分报告，慢性肾脏病的患病率为 8%~10%。2006 年经国际肾脏病学会与国际肾脏基金联盟联合提议，决定将每年 3 月份的第二个星期四确定为世界肾脏日。

CKD 进行性进展引起肾单位或肾功能不可逆性地丧失，导致以代谢产物或毒物储留、水电解质、酸碱平衡紊乱以及内分泌失调为特征的临床综合征称为慢性肾衰竭（chronic renal failure，CRF）。CRF 病因多样、复杂，包括：肾小球肾炎、肾小管间质性疾病、肾血管性疾病、代谢性疾病和结缔组织性疾病肾损害、感染性肾损害以及先天性和遗传性肾脏疾病等多种疾病。在我国以 IgA 肾病为主的原发性肾小球肾炎最为多见，其次为高血压肾小动脉硬化、糖尿病肾病、狼疮性肾炎、慢性肾盂肾炎以及多囊肾等，但近年糖尿病肾病、高血压肾小动脉硬化的发病率有明显的提高。广义慢性肾衰竭（chronic renal failure，CRF）指为各种慢性肾脏病持续进展的共同结局。近 20 年来慢性肾衰在人类主要死亡原因中占第五位至第九位。

二、慢性肾脏病的发病机制

（一）肾小球血流动力学

改变各种病因引起的肾单位减少，导致健存肾单位代偿性肥大，单个肾单位的肾小球滤过率增加，肾小球出现高压力、高灌注和高滤过，即所谓"三高"。这是机体为适应大部分功能性肾单位丢失的一种自身调节。肾小球内"三高"可引起肾小球上皮细胞足突融合，系膜细胞和基质显著增生，肾小球肥大，发生硬化；肾小球内皮细胞损伤，诱发血小板聚集、微血栓形成，肾小球硬化；肾小球通透性增加，蛋白尿增加损伤肾小管、间质。上述过程形成恶性循环，使肾功能不断恶化。

（二）肾小管间质损害

肾小管间质炎症、缺血及大量蛋白尿均可以损伤肾小管间质，引起：肾小管萎缩产生"无小管"肾小球，导致肾小球萎缩。肾小管周围毛细血管床减少引起肾小球毛细血管内压升高，导致肾小球硬化。浸润的炎性细胞和肾小管上皮细胞分泌的细胞、生长因子加重肾组织炎症和纤维化。肾小管上皮细胞在各种细胞、生长因子刺激下发生转分化，分泌细胞外基质而促进肾组织纤维化。引发肾小管重吸收、分泌和排泄障碍，导致球管失衡、肾小球滤过率降低。

（三）蛋白尿学说

蛋白尿的程度和慢性肾衰竭的发展速率密切相关。蛋白滤过增多，近端肾小管回吸收增加超过了回吸收能力时，在远端肾小管形成管型，导致小管阻塞和扩张，小管压力继续上升，小管基底膜破裂。远端肾小管产生的 T-H 糖蛋白（Tamm-Horsfall）蛋白经小管裂隙进入间质，启动间质炎症反应，释放生物活性因子，导致间质纤维化和肾小管萎缩，以致肾单位功能丧失。

（四）肾素血管紧张素-醛固酮系统作用

肾脏富含肾素-血管紧张素-醛固酮系统成分，血管紧张素Ⅱ的含量比血液循环中高 1000 倍，血管紧张素Ⅱ升高可上调多种细胞、生长因子的表达，促进氧化应激反应，刺激内皮细胞纤溶酶抑制因子的释放，从而促进细胞增殖、细胞外基质积聚和组织纤维化。

（五）脂质代谢紊乱脂质肾毒性

脂质代谢紊乱能损伤内皮细胞及肾小球基底膜，诱导血小板聚集，引起系膜细胞增殖，合成基质增多，导致肾小球硬化。脂质代谢紊乱会诱导单核巨噬细胞浸润及泡沫细胞形成，释放多肽生长因子和前列腺素等介质，参与肾小球损伤。脂质代谢紊乱还可使血液黏滞度增高，循环动力学异常，促进凝血、血栓形成和炎症反应，加重肾小球损害和硬化。

三、慢性肾脏病的临床表现

目前国际公认的慢性肾脏病分期是美国肾脏病基金会的肾脏病预后质量倡议

（KDOQI）工作组对慢性肾脏病（CKD）的分期方法，分为 5 期。该分期方法将 GFR 正常（≥90mL/min）的肾病视为 1 期 CKD，同时将终末期肾脏病（end stage renal disease, ESRD）的诊断放宽到 GFR<15mL/min。单纯肾小球滤过率轻度下降（GFR 60~90mL/min）而无肾损害其他表现者，不能认为有明确 CKD 存在；只有当 GFR<60mL/min 时，才可按 3 期 CKD 对待。根据 GFR 水平一般分为 5 期（表 6-6）。1 期及 2 期是早期，其特征为血尿、蛋白尿及组织病理损伤；3 期与 4 期是进展期；5 期 CKD 如不进行透析或肾移植将致死。狭义慢性肾衰竭则代表慢性肾脏病中 GFR 下降至失代偿期的那一部分群体，主要为 CKD4~5 期。

表 6-6　慢性肾脏病分期

分期	肾功能不全程度	GFR/（mL/min）	分期	肾功能不全程度	GFR/（mL/min）
1	正常或增加	>90	3b	中~重度	30~44
2	轻度	60~89	4	重度	15~29
3a	轻~中度	45~59	5	晚期（ESRD）	<15

按其病因，CKD 可分为原发性和继发性，其发病机制包括：肾单位血流动力学改变、肾小球基底膜通透性改变、脂质代谢紊乱、肾小管的高代谢以及尿毒症毒素影响。CKD 早期临床表现可不典型，后期可涉及多个系统，包括胃肠道、神经系统心血管、造血、呼吸系统以及代谢性酸中毒、水和电解质失衡和矿物质代谢异常，主要症状有疲倦、乏力、厌食、恶心、呕吐、头疼、嗜睡、抽搐、瘙痒、出血倾向等。

四、慢性肾脏病的营养代谢特点

（一）内分泌代谢紊乱

肾脏本身内分泌功能紊乱：如 1, 25-二羟维生素 D，红细胞生成素不足和肾内肾素-血紧张素过多。外周内分泌腺功能紊乱：大多数患者均有继发性甲状旁腺功能亢进、胰岛素受体障碍、胰高血糖素升高等。约 1/4 患者有轻度甲状腺素水平降低，部分患者可有性腺功能减退，表现为性腺成熟障碍或萎缩、性欲低下、闭经等，可能与血清性激素水平异常等因素有关。

（二）代谢性酸中毒

成人每日蛋白代谢将产生 $1mmol/kg$ H^+。肾功能衰竭患者由于肾小管产氨、分泌 NH_2 功能低下，每日尿中酸总排泄量仅 30~40mmol；每日有 20~40mmol H^+ 不能排出体外而在体内潴留。长期的代谢性酸中毒加重慢性肾衰竭患者的营养不良，肾性骨病和心血管并发症，严重的代谢性酸中毒是慢性肾衰竭患者的重要死亡原因。

（三）水、电解质平衡失调

1. 水钠平衡失调

肾衰竭时由于浓缩功能不良，夜尿增多、多尿，加上进食减少、呕吐、腹泻，易引起失水。由于肾排水能力差，多饮水或补液不当，易发生水潴留，表现为水肿、高血压、心力衰竭，甚至发生肺水肿、脑水肿等严重后果。由于呕吐、腹泻，钠丢失过多，肾小管对钠重吸收减少，易发生低钠血症。如突然增加钠摄入时，易出现水钠潴留，发生高血压、水肿和心力衰竭等高钠血症。

2. 钾平衡失调

CRF 患者远端肾小管和皮质集合管排钾的能力无明显障碍，除非 GFR<10mL/min，并有明显的钾负荷，否则临床上明显的高钾血症并不常见。发生高钾血症的主要原因是钾摄入增加、蛋白分解增强、溶血、出血及输入库存血。CRF 患者体内钾含量常不足，但低钾血症并不多见。低钾血症主要原因是钾摄入过少，肾外钾排出增多，肾脏排泄钾增多。

3. 低钙血症

肾衰竭时肾脏维生素 D 的 25 羟化障碍，活性维生素 D 合成减少，小肠钙吸收减少导致低钙血症。但由于晚期 CRF 患者多伴有酸中毒，掩盖了低钙引起的神经肌肉症状，而常在纠正酸中毒后使游离钙降低而发生手足抽搐等低钙症状。

4. 高磷血症

当 GFR<20mL/min 时血清磷开始升高，出现高磷血症。高磷血症是造成继发性甲状旁腺功能亢进的主要原因。

（四）营养代谢特点

因病人食欲低下，蛋白质及热量摄入不足而出现负氮平衡及低蛋白血症。尿毒症患者中必需氨基酸降低，而苯丙氨酸升高，酪氨酸降低。尿毒症患者可能由于高胰岛素血症而促进肝脏对甘油三酯合成增加，同时组织清除脂蛋白酶的活力降低而易发生高脂蛋白血症。CKD 时内分泌紊乱，出现胰岛素抵抗，胰高血糖素增加、继发性甲状旁腺功能亢进。胰高血糖素和甲状旁腺激素则可增进氨基酸分解代谢和糖异生。同时，甲状旁腺功能亢进本身可以抑制胰岛 β 细胞分泌胰岛素。

五、慢性肾脏病的营养治疗

营养治疗的目的在于延缓肾功能衰竭的进展，推迟开始透析的时间，减少体内毒素，减轻病人症状、改善生活质量，纠正各种代谢紊乱，减少并发症，改善营养状况，提高病人生存率。根据 CKD 不同分期可采取不同营养治疗方案，营养治疗是 CKD 一体化治疗的重要环节，直接关系到 CKD 的三级预防。一级预防是指通过饮食和生活方式的调整，预防 CKD 的发生；二级预防是指通过饮食和生活方式的调整，延缓 CKD 进展和肾功能的恶化，预防 CKD 的并发症发生；三级预防是指及时检出其营养不良并给予适当的干预措施，减少因营养不良导致的死亡。一旦饮食和营养指导不能给病人提供充分营养，就应考虑补充营养物质，营养物质补充途径有口服、管饲、静脉。

（一）能量

CKD 病程长，每日的总能量应根据病人的标准体重、生理条件、劳动强度、工作性质而定，一般按 30~35kcal/（kg·d）供能。充足能量对于预防 CKD 相关风险均至关重要。一方面要求符合中国居民膳食推荐摄入量，满足营养需求，防止营养不良的发生；另一方面需要控制相应的能量摄入，以期达到良好的体重以及代谢控制。能量摄入的标准，目标体重可以参考国际推荐适用于东方人的标准体重计算方法：（男性）标准体重（kg）=［身高（cm）-100］×0.9；（女性）标准体重（kg）=［身高（cm）-100］×0.9-2.5。当体重下降或出现其他营养不良表现时，还应增加能量供给。最理想的基础能量需要量测定为间接能量测定法，并结合患者的活动强度、疾病应激状况确定每日能量需要量。但由于间接能量测定法仪器受环境等因素的限制，可以采用通用系数方法，每人按照 30~35kcal/（kg·d）计算能量摄入推荐。

（二）蛋白质

倡导优质低蛋白饮食是 CKD 治疗的一个重要环节，根据 CKD 的分期标准（表 6-7），基础病是否为糖尿病肾病以及不同的透析方式予以相应量的蛋白质（表 6-8）。其中优质蛋白质占 50%~60% 以上，选用牛乳、鸡蛋等高生物效价蛋白质；采用低蛋白淀粉作为主食，如麦淀粉、玉米淀粉、藕粉、粉皮、低蛋白米和粉等。

理论上讲，摄入蛋白质越多，随尿排出的尿素氮就越多，肾脏的负担就越重。低蛋白饮食是由肾脏科医生和营养师处方一并监控的，一种限制饮食中的蛋白质，补充或不补充酮酸/氨基酸，同时保证足够能量摄入的饮食治疗方法。低蛋白饮食根本目的在于降低患者机体不能排泄废物的过多积聚；维持一个相对良好的营养状态；尽可能改善尿毒症的有关症状。在实行低蛋白饮食，尤其极低蛋白饮食治疗时，应严密监测营养指标，防止营养不良发生。可同时给病人同时补充复方 α-酮酸制剂或必需氨基酸制剂。已有的证据表明低蛋白饮食加复方 α-酮酸制剂治疗有如下益处：①减轻氮质血症，改善代谢性酸中毒；②补充机体必需氨基酸，改善蛋白质代谢；③减轻胰岛素抵抗，改善糖代谢；④提高脂酶活性，改善脂代谢；⑤降低高血磷，改善低血钙，减轻继发性甲状旁腺功能亢进；⑥减少蛋白尿排泄，延缓 CKD 进展。

根据各国指南推荐情况，在本标准中推荐，CKD 1~2 期患者，不论是否患有糖尿病，蛋白质摄入推荐量为 0.8~1.0g/（kg·d）［其中包含 0.8g/（kg·d）］。对于 CKD 3~5 期没有进行透析治疗的患者，蛋白质摄入推荐量为 0.6~0.8g/（kg·d）。血液透析及腹膜透析患者，蛋白质摄入推荐量为 1.0~1.2g/（kg·d），当合并高分解代谢急性疾病时，蛋白质摄入量推荐增加到 1.2~1.3g/（kg·d）。其中至少 50% 来自优质蛋白质，可同时补充复方 α-酮酸制剂 0.075~0.12g/（kg·d），实施优质低蛋白治疗可参考 2005 年《中国慢性肾脏病蛋白营养治疗专家共识》（表 6-8）。

表 6-7 CKD 的分期标准

分期	GFR/（mL/min）	治疗重点
1	≥90	改善生活方式，减少危险因素
2	60~89	评估、延缓 CKD 进展
3a	45~59	治疗各种并发症，延缓 CKD 进展
3b	30~44	
4	15~29	准备肾脏替代治疗
5	<15	透析和肾移植替代治疗

表 6-8 《2005 中国慢性肾脏病蛋白营养治疗专家共识》

类别	分期	蛋白质/[g/（kg·d）]	酮酸/[g/（kg·d）]	热量/[kcal/（kg·d）]
透析前 非 DN	CKD1 和 2 期	0.8	—	
	CKD3 期	0.6	0.12	30~35
	CKD4 和 5 期	0.4	0.2	
透析前 DN	显性蛋白尿	0.8	—	30~35（2 型 DM 肥胖病人
	GFR 开始下降	0.6	0.12	热量适当减少）
透析后	维持性血液透析	1.2	0.12	30~35
	维持性腹膜透析	1.2~1.3	0.12	

（三）脂肪

强调低脂饮食，即减少饱和脂肪酸和胆固醇的摄入。由于患者因低蛋白饮食造成的能量摄入不足的情况，推荐 CKD 患者每日接取脂肪的供能比应占：总能量的 25%~35%，其中饱和脂肪不超过 7%~10%，多不饱和脂肪酸供能达到总能量 10%，单不饱和脂肪酸供能达到总能量 10%，胆固醇摄入低于 200mg/d，反式脂肪酸不超过 1%，并适当提高 n-3 脂肪酸和单不饱和脂肪酸摄入量。

（四）碳水化合物

碳水化合物是主要能源物质之一，能维持人体器官的能量代谢，当肾功能异常需控制蛋白质摄入量时，应适当提高碳水化合物的供能比例，以满足病人尤其是儿童病人生理能量的需求。碳水化合物占饮食总热量的 60%~70%。然而，由于 CKD 患者容易出现胰岛素抵抗，因此在具有糖代谢异常的患者不建议以精制糖作为能量补充的主要来源。

（五）膳食纤维

通过膳食补充膳食纤维可增加粪便中的氮质排泄，从而降低 CKD 病人的血清尿素氮水平。高膳食纤维食物具有能量密度低脂肪含量低、而体积较大的特点。膳食纤维的摄入量为 20~30g/d。

（六）维生素

CKD 患者常伴有维生素缺乏，这一方面与饮食限制有关，另一方面与疾病引起的代谢异常有关。补充维生素 D 可以通过多种途径减少蛋白尿，降低 PTH 水平，抑制肾脏纤维化，延缓慢性肾脏病向终末期肾脏病的发展及调节免疫的作用等。

（七）矿物质

限制钠摄入，对于 CKD 病人，不论其 GFR 如何，均应将摄钠量定为低于 100mmol/d，即约 6 g 食盐。钠摄入包括食盐、碳酸氢钠、静注生理盐水及其他一些含钠的调味剂、营养添加剂和保健品；有水肿和高血压者，限盐 2~3g/d，水肿严重时，<2g/d 或无盐饮食。从 CKD3 期起，应限磷 600~800mg/d，因为高磷是 CKD 死亡率的危险因素，要避免含磷高的食物。当 CFR 降至 20~25mL/min 或更低时，肾脏排钾能力逐渐下降，此时易出现高钾血症。少食高钾蔬菜和水果，如紫菜、香菇、木耳、冬笋、盐腌制的菜、榨菜、雪菜、泡菜、哈密瓜、奇异果、香蕉、番茄、草莓、榴莲等。补充适量维生素和矿物质。钙摄入不超过 2000mg/d。当出现肾性贫血时，应补充含铁量高的食物。其他微量元素常规补充以维持血液中正常范围为宜，避免发生血液电解质异常。

（八）水

摄水量的标准应是个体化的，它取决于原发病的不同、肾功能受损程度和个体非尿排泄水的途径差异等，但"量出为入"的原则是统一的，对每一个病人均应先评估其排水量，才能制定入水量。当 CKD 患者出现少尿（每日尿液量小于 400mL）时或合并严重心血管疾病、水肿性疾病时需限制水的摄入量，以维持出入量平衡，并推荐使用护腿长筒袜。

六、慢性肾脏病的膳食指导

（一）营养健康教育

建立以病人为中心的医生、护士和营养师"三位一体"的 CKD 管理团队。定期对病人进行肾脏病相关知识宣教。

（1）加强与营养师沟通　主动关心病人病情变化，全程了解病人的病况，及时与营养师沟通，虚心学习营养相关知识，协助做好病人对营养治疗的依从性，努力完善营养治疗方案。

（2）科学指导膳食营养　仔细了解病人的摄食习惯与行为以及用膳情况，耐心指导病人严格采用低盐、低脂、优质蛋白质和富含维生素、矿物质饮食，注意控制饮水量，可采用小讲堂、一对一的交流与指导方式，提高病人的膳食营养管理能力。

（二）膳食指导原则

慢性肾脏病患者的食物选择往往依据病情不同而有较大变化，应根据疾病需要选择食物。

（1）CKD 患者宜选食物　麦淀粉、玉米淀粉、马铃薯粉、澄粉、藕粉、南瓜、地瓜、马铃薯、芋艿、山药等富含淀粉的食物替代普通主食，也可选用低磷、低钾、低蛋白质的米类、面类食品替代普通主食。将适量的乳类、蛋类、瘦肉、鱼肉、大豆蛋白等优质蛋白质的食品，作为蛋白质的主要来源。选用含钙丰富的食物，如牛乳等。

（2）CKD 患者慎用食物　当 CKD 病情需要限制含磷高的食品时，应避免含磷高的食物，如发酵乳、动物内脏（肝、心、肠、脑、肾）、坚果类（花生、核桃）、菌类（香菇、蘑菇）、全麦面包、全麦饼干、薏米仁、汽水、可乐等。当 CKD 病情需要限制含钾高的食品时，应避免含钾高的食物，如海产品（紫菜、虾米）、香菇、木耳、冬笋、盐腌制的菜、榨菜、雪菜、泡菜、哈密瓜、奇异果、香蕉、番茄、草莓、榴莲等。可通过减少水果的摄入量、蔬菜焯水等方法去除饮食中部分磷、钾。

此外，慢性肾病患者常因促红细胞生成素的减少而并发贫血症状，补充适量维生素和矿物质。这些维生素大多存于水果蔬菜中，如番茄、油菜、韭菜、柑橘、山楂等，应在每日饮食中添加新鲜蔬菜和水果。当患者能量摄入不足时，可在食物中增加部分碳水化合物及植物油摄入以达到所需能量。

（三）膳食指导食谱的制定

采用五步法，根据患者身高、体重、活动强度、CKD 分期等，计算患者每日需要总能量及蛋白质，并计算出以食物蛋白质为基础的交换份的份数，最终分配至全日各餐。

为了便于理解，标准中以病例的形式对于制定方法进行分别描述。

举例：张先生，67 岁，男，公务员，慢性肾脏病 CKD4 期，身高 172cm，现体重 60kg，无下肢水肿，采用饮食治疗，未出现明显并发症。

制定膳食指导处方的步骤：

第一步　计算标准体重为（172−100）×0.9＝64.8（kg），实际体重 60kg，职业属轻体力劳动，低于标准体重 7.7%，BMI＝20.8kg/m^2，判断为正常。

第二步　计算每日所需总能量。每日应摄入能量标准为 126～146kJ（30～35kcal）/kg，全天所需总能量为 8190～9490kJ（1950～2275kcal）/kg。

第三步　计算每日蛋白质推荐摄入 0.6～0.8g/kg，要求 50%～70% 来自优质蛋白质。张先生每日应摄入蛋白质标准为 39~52g。

第四步 计算每日所需以食物蛋白质为基础的交换份份数。蛋白质按照 0~1g/份，4g/份，7g/份进行分配，其中谷薯类 2 份（100g，约合蛋白质 8g），瓜类蔬菜 250g（0~1g 蛋白质），叶类蔬菜 200g（1g 蛋白质），水果 1 份（0~1g 蛋白质，肉、蛋、乳、大豆类 4 份（28g 蛋白质），总计 42g 蛋白质。

第五步 达到充足总能量，根据目标蛋白质食物所提供的能量值，不足部分以植物油和淀粉类食物补充，如增加油脂类 4 份（近 40g 植物油），淀粉 8 份（200g）。根据上述标准结合患者的饮食习惯和嗜好，以及参考食物钾、钠、磷选择并安排餐次及交换食物。

（四）食谱举例

慢性肾脏病人参考食谱见表6-9。

表6-9 慢性肾脏病人参考食谱

早餐	牛乳 100mL，麦淀粉馒头（麦淀粉 100g），西蓝花 100g，盐 0.5g
午餐	低蛋白米 150g，山药肉片（瘦肉 25g，山药 200g），盐 1.0g
晚餐	低蛋白米 150g，番茄炒蛋（番茄 250g，蛋 50g），盐 1.0g
加餐	苹果 200g
全日	烹调油 35g

能量：9.2MJ（2182.5kcal） 蛋白质：31.41g（5.8%）

脂肪：46.0g（19.5%） 碳水化合物：377.6g（69.2%）

钠：1620mg

思考题

1. 为慢性胃炎患者设计一套膳食恢复菜谱（注明具体用量以及主要营养素含量）。

2. 请查阅相关文献，总结慢性肾脏病的研究历史、主要治疗手段以及营养干预建议。

育人课堂

中国胃镜之父
——杨英福

附　录

附录一　中国居民膳食营养素参考摄入量（DRIs，2023）相关表格

附表 1-1　中国居民膳食能量需要量（EER）、宏量营养素
可接受范围（AMDR）、蛋白质推荐摄入量（RNI）

人群	EER/（kcal/d）*		AMDR				RNI	
	男	女	总碳水化合物/%E	添加糖/%E	总脂肪/%E	饱和脂肪酸U-AMDR/%E	蛋白质/（g/d）	
							男	女
0 岁	90kcal（kg·d）	90kcal（kg·d）	—	—	48（AI）	—	9（AI）	9（AI）
0.5 岁	75kcal（kg·d）	75kcal（kg·d）	—	—	40（AI）	—	17	17
1 岁	900	800	50~65	—	35（AI）	—	25	25
2 岁	1100	1000	—	—	—	—	25	25
3 岁	1250	1150	—	—	35（AI）	—	30	30
4 岁	1300	1250	50~65	<10	20~30	<8	30	30
5 岁	1400	1300	—	—	—	—	30	30
6 岁	1600	1450	—	—	20~30	<8	35	35
7 岁	1700	1550	50~65	<10	20~30	<8	40	40
8 岁	1850	1700	—	—	—	—	40	40
9 岁	1950	1800	50~65	<10	20~30	<8	45	45
10 岁	2050	1900	—	—	—	—	50	50
11 岁	2200	2000	—	—	20~30	<8	55	55
12 岁	2600	2200	50~65	<10	20~30	<8	70	60
15 岁	2950	2350	50~65	<10	20~30	<8	75	60
18 岁	2550	2100	50~65	<10	20~30	<10	65	55
30 岁	2500	2050	50~65	<10	20~30	<10	65	55
50 岁~	2400	1950	50~65	<10	20~30	<10	65	55
65 岁~	2300	1850	50~65	<10	20~30	<10	72	60
75 岁~	2200	1750	50~65	<10	20~30	<10	72	62
孕妇（早）	—	+0	50~65	<10	20~30	<10	—	+0

续表

人群	EER/（kcal/d）*		AMDR				RNI	
	男	女	总碳水化合物/%E	添加糖/%E	总脂肪/%E	饱和脂肪酸U-AMDR/%E	蛋白质/（g/d）	
							男	女
孕妇（中）	—	+250	50~65	<10	20~30	<10	—	+15
孕妇（晚）	—	+400	50~65	<10	20~30	<10	—	+30
乳母	—	+400	50~65	<10	20~30	<10	—	+25

注：①"—"表示未制定或未涉及，"+"表示在相应年龄阶段的成年女性需要量基础上增加的需要量；②%E 为占能量的百分比；③EER：能量需要量；④AMDR：可接受的宏量营养素范围；⑤RNI：推荐摄入量；⑥*6 岁以上是轻身体活动水平。

附录二　等值食物交换份

附表 2-1　等值谷薯类食物交换份

食品	重量/g	食品	重量/g
大米，小米，糯米，薏米	25	绿豆，红豆，芸豆，干豌豆	25
高粱米，玉米糁	25	干粉条，干莲子	25
面粉，米粉，玉米粉	25	油条，油饼，苏打饼干	25
混合面	25	烧饼，烙饼，馒头	35
燕麦面，莜麦面	25	咸面包，窝窝头	35
荞麦面，苦荞面	25	生面条，魔芋条	35
各种挂面，龙须面	25	慈姑	75
通心粉	25	马铃薯，山药，藕，芋头	125
荸荠	150	凉粉	300

注：每份提供能量 90kcal、蛋白质 2g、碳水化合物 20g、脂肪可忽略不计。

附表 2-2　等值蔬菜类食物交换份

食品	重量/g	食品	重量/g
大白菜，圆白菜，菠菜，油菜	500	芥蓝菜，瓢儿菜，塌棵菜	500
韭菜，茴香，茼蒿，鸡毛菜	500	空心菜，苋菜，龙须菜	500
芹菜，莴苣笋	500	绿豆芽，鲜蘑，水浸海带	500
西葫芦，番茄，冬瓜，苦瓜	500	白萝卜，青椒，茭白	400
黄瓜，茄子，丝瓜，莴笋	500	芋头	100

续表

食品	重量/g	食品	重量/g
鲜豇豆，扁豆，四季豆	250	毛豆，鲜豌豆	70
胡萝卜，蒜苗，洋葱	200	百合	50
山药，凉薯	150		

注：每份提供能量90kcal、蛋白质5g、碳水化合物17g。

附表 2-3　等值肉类食物交换份

食品	重量/g	食品	重量/g
熟火腿，瘦香肠，肉松	20	鸭蛋、松花蛋（1枚，带壳）	60
肥瘦猪肉	25	鹌鹑蛋（6枚，带壳）	60
熟叉烧肉（无糖），午餐肉	35	鸡蛋清	150
熟酱牛肉，酱鸭，肉肠	35	带鱼，鲤鱼，甲鱼，比目鱼	80
瘦猪、牛、羊肉	50	大黄鱼、鳝鱼、黑鲢、鲫鱼	80
带骨排骨	70	河蚌	200
鸭肉，鸡肉，鹅肉	50	对虾，青虾，鲜贝，蛤蜊肉	100
兔肉	100	蟹肉，水浸鱿鱼	100
鸡蛋（1枚，带壳）	60	水浸海参	350

注：每份提供能量90kcal、蛋白质9g、脂肪6g。

附表 2-4　等值乳、豆类食物交换份

食品	重量/g	食品	重量/g
全脂乳粉	20	酸牛乳，淡全脂牛乳	150
豆浆粉，干黄豆	25	豆浆	200
脱脂乳粉	25	牛乳	150
嫩豆腐	150	北豆腐	100
豆腐丝，豆腐干	50	油豆腐	30

注：每份提供能量90kcal、蛋白质9g、碳水化合物4g、脂肪4g。

附表 2-5　等值水果类食物交换份

食品	重量/g	食品	重量/g
西瓜	750	李子，杏	200
草莓，杨桃	300	葡萄，樱桃	200
鸭梨，杏，柠檬	250	橘子，橙子	200

注：每份提供能量90kcal、蛋白质1g、碳水化合物21g。

附表 2-6　等值油脂类食物交换份

食品	重量/g	食品	重量/g
花生油，香油（1 汤匙）	10	猪油	10
玉米油，菜籽油（1 汤匙）	10	羊油	10
豆油（1 汤匙）	10	牛油	10
红花油（1 汤匙）	10	黄油	10
核桃仁	15	葵花籽（带壳）	25
杏仁，芝麻酱，松子	15	西瓜子（带壳）	40
花生米	15		

注：每份提供能量 90kcal、脂肪 10g。

参考文献

［1］孙长颢. 营养与食品卫生学［M］. 北京：人民卫生出版社，2017.

［2］周芸. 临床营养学［M］. 北京：人民卫生出版社，2017.

［3］中国营养学会. 中国居民膳食营养素参考摄入量：2023 版［M］. 北京：人民卫生出版社，2023.

［4］中国就业培训技术指导中心. 公共营养师（国家职业资格三级）［M］. 北京：中国劳动社会保障出版社，2012.

［5］中国营养学会. 中国居民膳食指南科学研究报告（2021）［M］. 北京：人民卫生出版社，2021.

［6］张爱珍. 医学营养学［M］. 北京：人民卫生出版社，2009.

［7］GBD 2017 Diet Collaborators. Health effects of dietary risks in 195 countries，1990−2017：a systematic analysis for the Global Burden of Disease Study 2017［J］. Lancet，2019，393（10184）：1958−1972.

［8］He Y，Li Y，Yang X，et al. The dietary transition and its association with cardiometabolic mortality among Chinese adults，1982−2012：a cross−sectional population−based study［J］. Lancet Diabetes Endocrinol，2019，7（7）：540−548.

［9］Medina−Remón A，Kirwan R，Lamuela−Raventós RM，et al. Dietary patterns and the risk of obesity，type 2 diabetes mellitus，cardiovascular diseases，asthma，and neurodegenerative diseases［J］. Critical Reviews Food Science and Nutrition，2018，58（2）：262−296.

［10］杨月欣，葛可佑. 中国营养科学全书［M］. 北京：人民卫生出版社，2019.

［11］国家卫生健康委员会疾病预防控制局. 中国居民营养与慢性病状况报告（2020 年）［M］. 北京：人民卫生出版社，2021.

［12］顾景范，杜寿玢，郭长江，等. 现代临床营养学［M］. 北京：科学出版社，2017.

［13］于康. 临床营养支持治疗［M］. 北京：中国协和医科大学出版社，2021.

［14］范蓝鸽，王晓黎，张亚捷，等. 各国（地区）营养师职业能力标准简介［J］. 营养学报，2020，42（2）：111−114.

［15］中国营养学会注册营养师工作委员会. 2016—2020 年我国注册营养师发展报告［J］. 营养学报，2022，44（1）：6−9.

［16］吴国豪. 实用临床营养学［M］. 上海：复旦大学出版社，2006.

［17］王蔚，王小钦. 缺铁性贫血的病因诊断［J］. 诊断学理论与实践，2021，20（6）：529−532.

［18］蔡威．复旦博学．临床营养学［M］．上海：复旦大学出版社，2012．

［19］Lopez A，Cacoub P，Macdougall IC，et al. Iron deficiency anaemia［J］. Lancet，2016，387（10021）：907-916．

［20］沈悌，赵永强．血液病诊断及疗效标准［M］．北京：科学出版社，2018．

［21］季坚卫．当代儿科诊疗研究［M］．南昌：江西科学技术出版社，2018．

［22］Huang J Q，Ren F Z，Jiang Y Y，et al. Selenoproteins protect against avian nutritional muscular dystrophy by metabolizing peroxides and regulating redox/apoptotic signaling［J］. Free Radical Biology and Medicine，2015，83：129-138．

［23］张亚萍，王文英，刘增加，等．硒与内分泌疾病的关系研究进展［J］．西北国防医学杂志，2019，40（8）：524-529．

［24］胡平，黄恩勇，康振兴，等．硒营养与健康［M］．武汉：湖北科学技术出版社，2017．

［25］刘建群．硒与健康［M］．南昌：江西科学技术出版社，2018．

［26］曾果．营养与疾病［M］．成都：四川大学出版社，2017．

［27］孙桂菊，李群．护理营养学［M］．南京：东南大学出版社，2020．

［28］陈贵廷，杨思澍．实用中西医结合诊断治疗学［M］．北京：中国医药科技出版社，1993．

［29］Oparil，S，et al. Hypertension［J］. Nature Reviews Disease Primers，2018，4：18014．

［30］Mills K T，Stefanesca A，He J. The global epidemiology of hypertension［J］. Nature Reviews Nephrology，2020，16（4）：223-237．

［31］Poulter，N R，Prabhakaran，et al. Hypertension［J］. Lancet，2015，386（9995）：801-812．

［32］Marques，F Z，Mackay C R，et al. Beyond gut feelings：how the gut microbiota regulates blood pressure［J］. Nature Reviews Cardiology，2018，15（1）：20-32．

［33］Wallert，M，Schmölz L，Galli F，et al. Regulatory metabolites of vitamin E and their putative relevance for atherogenesis［J］. Redox Biology，2014，2：495-503．

［34］Brigelius-Flohe，R. Vitamin E research：Past，now and future［J］. Free Radical Biology and Medicine，2021，177：381-390．

［35］Howard，A C，McNeil AK，et al. Promotion of plasma membrane repair by vitamin E［J］. Nature Communications，2011，2：597．

［36］Renaud S K，lorgeril M D. Renaud，De Lorgeril，M. Wine，alcohol，platelets，and the french paradox for coronary heart-disease［J］. Lancet，1992，339（8808）：1523-1526．

［37］Kondo K，Matsumoto A，Kurata H，et al. Inhibition of oxidation of low-density-lipoprotein with red wine［J］. Lancet，1994，344（8930）：1152-1152．

［38］Duthie G G，Pedersen M W，Gardner P T，et al. The effect of whisky and wine consumption on total phenol content and antioxidant capacity of plasma from healthy volunteers ［J］. European Journal of Clinical Nutrition，1998，52（10）：733-736.

［39］Derijke Y B，Demacker P N，Assen N A，et al. Red wine consumption and oxidation of low-density lipoproteins ［J］. Lancet，1995，345（8945）：325-326.

［40］Friedman，G D，A L. Is alcohol good for your health ［J］. New England Journal of Medicine，1993，329（25）：1882-1883.

［41］国家心血管病中心：中国心血管健康与疾病报告2021概要［J］. 心脑血管病防治，2022，22（4）：20-36.

［42］权威发布——数据"说"脑血管病［J］. 实用心脑肺血管病杂志，2021，29（3）：4.

［43］吴江. 中国脑血管疾病分类2015［J］. 中华神经科杂志，2017，50（3）：168-171.

［44］中华医学会神经外科学分会. 脑动静脉畸形介入治疗中国专家共识［J］. 中华神经外科杂志，2017，33（12）：1195-1203.

［45］中华医学会神经病学分会，中华医学会神经病学分会脑血管病学组. 中国脑血管病一级预防指南2019［J］. 中华神经科杂志，2019，52（9）：684-709.

［46］Mendelson，S J，Prabhakaran S. Diagnosis and Management of Transient Ischemic Attack and Acute Ischemic Stroke：A Review ［J］. JAMA The journal of the American Medical Association，2021，325（11）：1088-1098.

［47］Mehanna，R，Jankovic J. Movement disorders in cerebrovascular disease ［J］. The Lancet Neurology，2013，12（8）：733.